全国高等医药卫生管理案例与实训精品规划教材

全国高等学校教材配套教程

供卫生管理及相关专业用

卫生监督学案例与实训教程

Cases and Practical Training Course of Health Supervision

U0165980

主　编　陈仕学

编　委（以姓氏笔画为序）

王小合（杭州师范大学医学院）

李宇阳（杭州师范大学医学院）

余庆君（浙江大学医学院附属邵逸夫医院）

陈仕学（杭州师范大学医学院）

徐晔珊（杭州师范大学体育与健康学院）

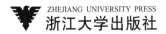

ZHEJIANG UNIVERSITY PRESS

浙江大学出版社

全国高等学校卫生管理专业
第二轮规划教材配套教程编审委员会名单

顾 问

张 亮

主任委员

郭 清 王小合

委 员

（以姓氏笔画为序）

及崇岩　马海燕　王大辉　任建萍　李宇阳

何华明　汪 胜　张 萌　张良吉　陈仕学

周 银　孟凡莉　黄仙红　熊 军

序 言

　　自1985年招收第一届卫生管理专业本科生开始,我国的卫生管理本科教育已发展三十余年。围绕卫生管理本科层次的人才培养,我国几代卫生管理学者在教材建设方面做出了不懈的努力,形成了比较完整的卫生管理专业教材体系,为卫生管理人才的培养做出了重要贡献。随着我国全面深化医药卫生体制改革、建立覆盖全民基本医疗卫生制度、推进国家卫生治理体系和治理能力现代化建设、促进实现"健康中国"战略目标等各项事业的不断发展,国家对卫生管理人才的专业素养和能力的要求日益提高。为及时提升卫生管理专业本科人才培养与国家转型发展需求的耦合程度,在教育部、国家卫生和计划生育委员会的领导和支持下,由全国高等医药教材建设研究会规划,"全国高等学校卫生管理专业第二届教材评审委员会"审定,全国各医学院校知名专家教授编写,人民卫生出版社于2013—2015年陆续修订或新增出版的卫生管理专业单独使用的第二轮规划教材,已普遍用于全国高校。然而,纵观我国卫生管理教育的发展历程,仍普遍存在以教师为中心的课堂单向讲授的传统教学模式,这种模式重理论知识、轻实践操作,重知识记忆、轻独立思考,特别是缺乏运用所学理论主动发现、分析和探究解决实际问题的应用和创新能力,导致教与学、知与行、理论教学与管理实践脱节,难以达到新时期卫生管理本科专门人才培养的目标和要求。为此,近年来,全国各高等医学院校卫生管理专业在教育部《关于全面提高高等教育质量的若干意见》精神的指引下,均不同程度地开展了相关课程案例及实训教学的改革与探索。

　　杭州师范大学医学院卫生事业管理系作为中国医药卫生管理学院(系)院长(主任)首届论坛最早发起的6所院校及核心成员单位之一,针对上述问题并结合近年来自身卫生管理专业课程建设和教学改革的实践,在浙江省重点及优势专业"公共事业管理(卫生事业管理)"建设项目(浙教高教〔2009〕203号、〔2012〕70号)的支持和资助下,针对强化培养本专业学生敏于理论联系实际、勤于观察和学习、善于思辨和分析、勇于发现并解决卫生管理问题的综合能力和素质等方面进行了积极探索。自2014年起,该系规划、牵头并组织国内二十余所高等医学院校及相关机构活跃在本专业教研一线的中青年骨干教师,在全国第二轮卫生管理专业31门规划教材目录中首批遴选了"卫生管理与法规类"7门主干核心课程及新增目录外1门实训主干核心课程,以"案例分析与实训项目"为内容设计,编写了这套与全国卫生管理专业"十二五"规划教材的章节和知识体系相配套的 8 本教程:《管理学基础案例与实训教程》《社会医学案例与实训教程》《卫生事业管理学案例与实训教程》《卫生法学案例与实训教程》《卫生监督学案例与实训教程》《医院管理学案例与实训教程》《健康管理学案例与实训教程》《公共事业管理专业五大能力实训教程》(含组织协调、沟通表达、公文写作与处理、信息收集与统计分析、办公自动化五大核心技能)。

在本系列教程的编写过程中,教程编审委员会研究并确定的【学习目标】→【导入案例】→【主要知识点】→【导入案例评析】→【能力和知识拓展】→【实训与指导】的编写结构及体例,既符合学生自主学习的思维逻辑,体现学生知识和能力循序渐进、不断提升的教学及人才培养规律,又兼顾全国规划教材的章节和知识体系并加以巩固发展,同时也注重学科专业与管理技能前沿动态的扩展。其中,【学习目标】中"巩固""培养"的要求与本章主要知识点密切相关,侧重于应具备的基本能力或素质;"扩展"的要求则侧重于学科专业知识及技能、职业素养与发展、综合思辨与应用、视野与思维等方面能力的培养和提升。【主要知识点】为全国规划教材对应章的学习目标中要求"掌握"和"熟悉"的内容。【导入案例】及【导入案例评析】立足于有关课程的重点知识及其实践应用进行问题设计,联系本章主要知识点进行逐一评析、讨论并思辨解答。有些案例还预留了让学生根据具体案例材料提出若干思考问题,并进行自我评析和讨论的空间。【能力和知识拓展】侧重于拓展学生在本章知识体系框架范围内的学科专业知识与管理技能及前沿视野,提高学生的自学能力。【实训与指导】包括实训目标、实训内容与形式、实训要领、实训要求与考核等方面的指导性内容。根据本章主要知识点和能力训练与拓展内容的适宜性,该部分设计提供了案例分析材料、管理情境模拟、管理者角色扮演、开展相关调查研究或策划组织某项具体管理活动等灵活多样的实训或实战练习项目。

这套系列教程的构思及组织编写,是杭州师范大学医学院卫生管理专业近年来在课程建设、教学改革及人才培养等方面积极探索的重要结晶。该校卫生管理专业自创办以来,一直传承该校"师范教育"的教学优势和"文理渗透、艺体兼备,人文素养与科学精神和谐结合"的人才培养特色。该校在国内高校中率先启动"本科教学创一流'攀登工程'项目(2011—2015 年)",稳步实施《浙江省高校课堂教学创新行动计划(2014—2016 年)》,积极推进《杭州师范大学应用型人才培养提升计划(2015—2020 年)》等教学改革。在这一系列教育教学改革的推动下,该校公共事业管理(卫生事业管理)专业依托浙江省 A 类一流学科"公共管理"建设平台,探究建立起以"教师为主导、学生为主体",课内与课外、长学期与短学期、课堂理论与实践(训)教学相结合,"宽口径、厚基础、多方向、强技能"的课程体系及新型教学模式;率先在国内高校中设置了本专业"组织协调、沟通表达、公文写作与处理、信息收集与统计分析、办公自动化"五大核心技能的实训课程群;改造升级建有"办公自动化模拟与管理实务""卫生信息技术与管理"实验(训)室;构建了"暑期一社会实践、暑期二临床见习、暑期三专业见习、暑期四专业实习",以及在校期间创业实践教学和管理体系;以培养学生成长和综合素质发展为中心,探索形成"课内任务驱动、课外科创项目带动","专业师资与学生班团、社团、学工办、教管办及校外实践教育基地交叉、融合、支撑、协同参与育人"的人才培养工作新机制。这些实践及探究为这套系列教程的编写及应用提供了基础和发展条件。

这套全国规划教材配套系列案例和实训教程按计划编写并出版,不仅是杭州师范大学卫生管理专业建设近年来部分成果的体现,更是抛砖引玉,供全国高等医学院校卫生管理及相关专业建设相互借鉴与分享。参与编写的这批年富力强的卫生管理教育学者不畏困难、勇于开拓、承前启后、继往开来,为广大卫生管理教育工作者和学生自主学习提供了难得的卫生管理实践教学案例和实训体系。其出版发行与应用,必将有助于推动全国各高校卫生管理及相关专业或方向,努力探索和实践以"学生为主体、学生自主学习、提升学生实践和探究能力"为核心的课程及教学方式的深入改革,促进形成"以教导学、以学促教、教学互动、教学相长"的教学理念及共同行动,为我国复合型、应用型及创新型卫生管理专门人才的培养发挥积极的作用和做出应有的贡献。

全国高等学校卫生管理专业第二届教材评审委员会主任委员

2016 年 1 月

目　录

卫生监督概述

通过本章案例分析与实训练习：

巩固 卫生监督的概念、特征和作用，卫生监督行为的概念、种类、效力、撤销、废止、变更和消灭，卫生监督原则。

培养 运用卫生监督的概念和特征、卫生监督行为的概念和效力、卫生监督的原则等本章知识分析案例和解决实际问题的能力。

扩展 运用现代法治理念分析认识卫生监督领域的现象和问题。

导入案例

案例1

某省卫生厅办公室与省物价局办公室
共同作出"调查处理意见"败诉案

患者刘某因怀疑某医院乱收费，投诉至省卫生厅，谁知省卫生厅办公室、省物价局办公室共同调查结果却是医院还少收了"3983元"，引起刘某不满并告上法庭。审理此案的某区人民法院作出一审判决：支持患者"撤销调查结果"的请求。某省卫生厅相关负责人当场表示要上诉。

2005年3月16—29日，刘某因患高血压在某三甲医院住院治疗，13天花费万余元。刘某认为医院"乱收费"，遂于4月份向省卫生厅、省物价局反映。7月5日，两单位以各自办公室的名义共同作出"调查处理意见"，责令某医院对错收费和收费证据不足的"淋浴费"、"空调费"、"抽血费"等255.84元予以退还。但对CT扫描的检查费，"调查处理意见"认为："院方应收费7113元，实际收费3130元。"对少交的钱是否需要患者补交，"请医院协商后自定"。刘某认为省卫生厅查处乱收费不力，遂将省卫生厅告上法庭，请求撤销该"调查处理意见"。10月21日，此案审理时，法院将省物价局和某医院列为第三人参与诉讼。法院认为，省卫生厅、省物价局分别是管辖区域内医疗机构、医师和价格的主管部门，两单位办公室只是各自内部机构，虽可作出政策性和规范性的抽象行政行为和内部行政行为，但不具有执法主体资格，无权以自己名义直接对外作出涉及公民、法人权利义务的具体行政行为。据此，法院认为省卫生厅办公室作出"调查处理意见"属于"超越职权"，遂判决撤销"调查处理意见"，并责令省卫生厅针对举报重新作出具体行政行为。（来源：新华网）

笔记

问题：

1. 案中是否涉及卫生监督行为，为什么？

2. 法院受理行政诉讼是否影响"调查处理意见"的法律效力，为什么？

3. 某省卫生厅如果真的上诉，有胜算吗，为什么？

案例 2

娃哈哈转产乳制品行政审批一度陷入死循环

"我做食品行业近 30 年，碰到的审批麻烦太多了。"身为全国人大代表的中国首富宗庆后，在参加 2013 年全国"两会"时如是说。

"一个食品企业，至少要花三四个月去申领食品生产许可证，有些小企业审批时间更长；如果是同一设备生产另一类产品又要进入新一轮申领程序，比如'营养快线'换个口味后用同一条生产线生产，也得重新审批，又是一两个月，耗时又耗力。

换个口味为什么要审批呢？要是它不好喝，消费者会抛弃；要是卫生不合格，政府可以查处。这审批能保证产品质量安全、保护消费者吗？

政府部门以事先审批代替事后监管，这就好像'只管能不能生小孩'，一旦孩子生出，是好是坏、今后养得好不好，现在的审批制度是不管的，也管不了。近年，中央和地方政府相继取消大量审批事项，简化了很多审批程序，但很多完全可以通过市场调节、企业和个人自行解决的事项，至今仍然通过审批制度实现，直接加重了企业和个人负担。

目前，乳制品质量安全是全国关注的焦点，各地对乳制品生产证卡得非常严。企业申请生产许可证要经过两个步骤：首先要取得当地经信委、经贸委的审批，证明符合乳制品产业政策，再拿着这个批文，向当地质监部门申请许可证。有些地方怕出问题、担责任，就不顾企业符不符合要求，索性一律不发放。还有些地方简化审批变成半拉子工程，各部门之间互相不通气，你改我不改，让企业无所适从。

比如，娃哈哈在某个省的一条饮料生产线想转产乳制品，找经信委办批文，经信委经办人员说：'你们这种情况不需要我们批啦，直接找质监部门办生产许可证。'娃哈哈找到质监部门，对方一脸惊讶：'我们不知道他们取消审批了，按照规定，没有他们的批文，我们不能办理许可证。'

于是，许可证的办理就陷入了'死循环'，娃哈哈至今已干着急了两个多月。好在娃哈哈是举足轻重的大企业，当地还是重视此事的，最近传来消息：问题就要解决了。

但是在有些地方，我们也办不出许可证。产品质量不是政府'许可'出来的，而是企业生产出来的，在市场竞争中显现出来的。"（来源：都市快报）

问题：

监管部门的做法是否符合卫生监督原则的要求，为什么？

主要知识点

一、卫生监督的概念、特征和作用

(一)卫生监督的概念

卫生监督是指卫生监督主体依据卫生法律、法规的规定对个人、法人和其他组织从事与卫生有关的事项进行行政管理,并对其行为作出处理的行政执法活动。卫生监督的目的是通过行使卫生行政执法职权,实现对社会卫生事务的行政管理,保护人民的健康。

卫生监督属于国家监督,是行政执法的重要组成部分,也是国家卫生行政管理的重要环节。同时,卫生监督又具有较强的技术性,有赖于卫生标准和相应的检验检测技术等卫生技术手段才能够有效实施。

(二)卫生监督的特征

1. 健康目的性

保护人体健康,防止各种有毒有害的因素对人体健康的影响和危害是我国卫生行政管理的根本目的之一,卫生监督正是使这一目的得以实现的执行过程。目前,卫生监督已成为国家行政管理活动的重要组成部分,在保障卫生活动的依法进行等方面起着不可替代的作用。

2. 主体特定性

卫生监督作为国家行政执法的重要组成部分,只能由卫生监督主体作出。在我国,有权实施卫生监督的主体包括行政机关和法律、法规授权组织,比如卫生和计划生育行政部门、食品药品监督管理部门。

3. 行政性与技术性

卫生监督是对卫生行政管理、卫生法律法规等社会人文科学知识与预防医学理论和技术等自然科学知识的综合运用。其行政性与技术性主要表现在:在专业知识上表现为社会科学知识与自然科学技术的综合;在手段上表现为行政法制手段与预防医学技术的综合;在方式上表现为行政执法、业务管理、专业指导等措施的综合;在依据上表现为有关卫生法律、法规、卫生标准和卫生技术规范的综合。

4. 法定性

卫生监督作为行政执法的重要组成部分,必须依照卫生法律、法规的规定进行。

5. 强制性

卫生监督是卫生监督主体依法实施行政管理的行为,具有强制性,一旦实施监督,执法对象必须接受和服从。

6. 广泛性与综合性

卫生监督事项几乎涉及社会生活的一切领域,卫生监督适用的法律规范纷繁复杂,且互相渗透。

(三)卫生监督的作用

1. 保护人体健康,提高健康水平

一方面,卫生监督通过监管保护与促进人体健康的医疗活动、其他与健康相关的产

 笔记

3

品与活动,控制和改善生产环境的卫生状况,防止各种有害因素对人体健康的危害;另一方面,卫生监督通过与其他卫生工作和其他行政管理工作相结合,使公众生活在安定、安全和卫生的社会中,从而使人们的健康水平得以提高。

2.严格依法行政,打击违法行为

卫生监督作为政府行政管理的重要手段之一,已成为政府法治工作不可缺少的组成部分,是严格依法行政的必然要求。卫生监督可以对违反卫生法律、法规的行为给予必要的制裁,是打击卫生违法行为的基本途径。

二、卫生监督行为

(一)卫生监督行为的概念

卫生监督行为又可称为卫生行政执法行为或卫生具体行政行为,是指卫生监督行为主体在实施卫生监督活动、行使卫生监督职权的过程中,针对特定行政相对人所作出的、影响行政相对人的权利义务的行为。

(二)卫生监督行为的种类

1.以卫生监督的过程为标准,卫生监督行为可以分为预防性卫生监督行为和经常性卫生监督行为

(1)预防性卫生监督行为,是指卫生监督主体依据卫生法律、法规对新建、改建、扩建的建设项目所开展的卫生审查和竣工验收。开展预防性卫生监督旨在使工业企业和公共场所、学校、医院以及放射性工作场所等生产经营活动或场所达到卫生要求,从源头上消除可能对公共卫生秩序、从业人员和人民群众健康损害的潜在隐患或风险。预防性卫生监督行为是卫生监督主体实施卫生行政许可的前提条件。

(2)经常性卫生监督行为,是指卫生监督主体定期或不定期地对管辖范围内的企事业单位、个人或有关社会组织遵守卫生法律、法规的情况进行的日常性监督活动。经常性卫生监督行为属于事中监督或事后监督,可以是定期的,也可以是不定期的。监督的重点是了解监督对象守法情况,以便及时发现问题、查明情况、找出原因,进而采取措施并及时予以纠正。对于查出的严重违法行为,卫生监督主体有权进行查处,对其中触犯刑律的,则移送公安司法机关依法追究刑事责任。

2.以卫生监督受卫生法律、法规和规章拘束的程度为标准,卫生监督行为可以分为羁束卫生监督行为和自由裁量卫生监督行为

(1)羁束卫生监督行为,是指卫生法律、法规对行为的内容、形式、程序、范围、手段等做了详细、具体和明确的规定,卫生监督主体只能严格依法实施的卫生监督行为。卫生监督主体实施羁束性卫生监督行为时,必须严格依法作出。

(2)自由裁量卫生监督行为,是指卫生法律、法规对卫生监督行为的内容、形式、程序、范围和手段等做了规定,同时又留有一定的选择余地或幅度,或者对卫生监督行为的内容、形式、程序、范围和手段等只做原则规定,给卫生监督主体预留了自由选择和决定的空间,卫生监督主体可以依据法律规定,结合实际情况作出卫生监督行为。

3. 以卫生监督是否可以主动作出为标准,卫生监督行为可以分为依职权卫生监督行为与依申请卫生监督行为

(1)依职权卫生监督行为,是指卫生监督主体依据卫生法律、法规赋予的职权主动作出的行为。绝大多数卫生监督行为都属于依职权卫生监督行为。

(2)依申请卫生监督行为,是指卫生监督主体根据相对人的申请条件作出的卫生监督行为。典型的依申请卫生监督行为是卫生行政许可。

4. 以卫生监督是否必须具备一定的法定形式为标准,卫生监督行为可以分为要式卫生监督行为与非要式卫生监督行为

(1)要式卫生监督行为,是指卫生监督主体必须采取法定方式实施的卫生监督行为。

(2)非要式卫生监督行为,是指卫生监督主体根据实际情况自行选择适当方式或形式作出的卫生监督行为。非要式卫生监督行为有利于提高行政效率,但是只有在卫生法律法规对卫生监督行为方式没有做出明确规定或限制的条件下才可以采用。

(三)卫生监督行为的效力

1. 卫生监督行为的合法要件

卫生监督行为的合法要件又称有效要件,是指卫生监督行为合法生效所需具备的法定条件。

根据行政法理论,卫生监督行为的合法要件包括四个方面,即主体合法、职权合法、内容合法、程序合法。

(1)主体合法即卫生监督行为主体应当具备法律、法规赋予的卫生监督主体资格。卫生监督主体通常是县级以上卫生和计划生育行政部门、与卫生有关的其他行政机关和法律、法规授权的组织。同时,具体实施执法行为的卫生监督人员也应具有合法的身份,必须是合法取得公职人员身份的人员。

(2)职权合法即卫生监督行为主体必须在法定职权范围内作出卫生监督行为。被授权组织必须在授权范围内,被委托组织必须在委托范围内作出卫生监督行为。任何行为主体不得超越职权或滥用职权。

(3)内容合法即卫生监督行为的实体内容要符合法律、法规的规定,包括具有事实根据,适用法律、法规正确,权利和义务符合法律、法规规定,行为的目的符合立法本意,而不能曲解立法意图或背离法律的宗旨和原则等要求。此外,内容适当也是内容合法的应有之义。

(4)程序合法是指卫生监督行为要符合法定程序要求。卫生监督行为既要符合行政程序的基本原则(如先取证、查明事实,后裁决、作出处理决定的顺序原则等),又要符合行政程序的制度(如信息公开制度、听证制度、回避制度等)。程序合法要求卫生监督行为在行为的方式(形式)、步骤、时限等方面都要合法。

2. 卫生监督行为的效力

卫生监督行为的效力包括四个方面的内容,即公定力、确定力、拘束力和执行力。

(1)公定力是指卫生监督行为一经作出就推定为合法、有效的法律效力,即卫生监督行为一旦成立,除法律规定的无效情况外,在被有权机关撤销之前,都被推定为合法而

笔记

要求所有机关、组织或个人予以尊重的一种法律效力。卫生监督行为的公定力是出于保障公共利益和维护行政权威的需要,并不意味着卫生监督行为一定合法。

(2)确定力又称不可变更力,是指卫生监督行为一旦有效成立和生效后,非依法定程序不得随意改变其内容。而且一经生效,非依法定原因和非经法律程序不得随意更改和撤销。在行政复议和行政诉讼期间,卫生监督行为一般不停止执行;超过行政复议或起诉时限的,不得再对其提起行政复议和行政诉讼。

(3)拘束力是指卫生监督行为一经作出,其内容对卫生监督主体和行政相对人产生的法律上的约束与限制效力。卫生监督行为的拘束力既针对卫生监督主体,又针对相对人以及有关组织或人员。就卫生监督主体而言,卫生监督行为一经生效,卫生监督主体必须履行该卫生监督行为所确定的义务,并且任何卫生监督主体在原卫生监督行为未被依法撤销或变更之前,不得作出与原卫生监督行为相抵触的其他卫生监督行为;就行政相对人而言,相对人必须接受该卫生监督行为,并履行该卫生监督行为所确定的义务;有关组织或人员也应维护该卫生监督行为。

(4)执行力是指已经生效的卫生监督行为要求卫生监督主体和相对人对其内容予以实现的法律效力。卫生监督行为的执行力是对卫生监督主体和行政相对人双方同时存在的一种法律效力:其一,对相对人而言,当相对人不自觉履行卫生监督行为所确定的义务时,卫生监督主体可依法直接强制执行或申请人民法院强制执行;其二,对卫生监督主体而言,当卫生监督主体不履行其法定义务时,相对人可依法申请行政复议或提起行政诉讼。

(四)卫生监督行为的撤销、废止、变更和消灭

1. 卫生监督行为的撤销

卫生监督行为的撤销是指卫生监督行为在作出之后,发现存在不符合合法要件的情况或行为不适当时,由卫生监督主体、上级行政机关或者人民法院依法作出撤销决定而使之失去法律效力。撤销的效力通常自行为作出之日起即失去效力,但在作出撤销决定之前,有关卫生监督主体和相对人要受该行为的约束。而且,可撤销的行为不一定必须撤销,如果相对人在法定期间内没有提起复议或诉讼,则不能申请人民法院撤销该行为。

2. 卫生监督行为的废止

卫生监督行为的废止是指因形势或法律、法规的变化,使原来合法、适当的卫生监督行为已不符合现行法律、法规的规定,而由原卫生监督主体或其上级行政机关依法终止该行为的效力。卫生监督行为具有确定力,一经作出即不得随意废止,只有在符合法定情形的条件下,才能依法定程序废止。

3. 卫生监督行为的变更

卫生监督行为的变更是指卫生监督主体或其上级行政机关对已经发生效力的卫生监督行为,发现其合法但是不合理或者因情况变迁,使原行为变得部分不适用,对卫生监督行为加以改变或使部分内容失去效力。

4. 卫生监督行为的消灭

卫生监督行为的消灭是指卫生监督行为效力完全停止,不复存在。卫生监督行为的撤销、废止、履行完毕等都可能导致卫生监督行为的消灭。

三、卫生监督原则

(一)合法性原则

合法性原则是指卫生监督必须依据法律,符合法律,不得与法律相抵触。合法性原则主要包括三个方面的内容:①任何卫生监督职权都必须基于法律的授予才能存在。任何卫生监督主体都不得自己设定卫生监督权力,也不得超越自己的职权范围行事。②任何卫生监督职权的行使都应依据法律、遵守法律,不得与法律相抵触。不仅要遵守实体法规范,而且要遵守程序法规范。③任何违法卫生监督行为都必须予以追究,违法行为主体及其工作人员应承担相应的法律责任。

(二)合理性原则

合理性原则是指卫生监督主体作出卫生监督行为时在合法的前提下应尽可能合理、适当和公正。

合理性原则的具体要求为:卫生监督的动机应当符合目的;卫生监督应当手段适度、结果公平;违反合理行政原则也要承担相应的法律后果。

(三)程序正当原则

程序正当原则是指卫生监督主体作出监督行为,必须遵守正当法律程序。程序正当原则的主要内容有:依法办事,不偏私;平等对待相对人,不歧视;合理考虑相关因素,不专断;不做自己的法官;不单方接触;不在事先未通知和听取相对人申辩意见的情况下作出对相对人不利的监督行为等。

(四)诚实守信原则

现代社会以信用为本,诚实守信是法治社会对政府行政管理的必然要求。诚实守信原则的主要内容有:作为卫生监督依据的卫生法律规范具有稳定性与不可溯及性;卫生监督活动具有真实性与确定性;卫生监督主体恪守诺言;信赖保护。

导入案例评析

案例 1

1. 案中涉及卫生监督行为,即某省卫生厅办公室与物价局办公室共同作出的"调查处理意见"属于卫生监督行为。

卫生监督行为是指卫生监督行为主体在实施卫生监督活动、行使卫生监督职权的过程中,针对特定行政相对人所作出的、影响行政相对人的权利义务的行为。本案中,刘某认为某医院"乱收费",遂向省卫生厅、省物价局反映,两单位以各自厅、局办公室的名义共同作出"调查处理意见"。省卫生厅办公室与物价局办公室共同作出的"调查处理意见"发生在其分别代表省卫生厅和省物价局共同实施"卫生监督"活动、行使"卫生监督职权"的过程中,影响了刘某和某医院的权利义务——责令某医院对错收费和收费证据不足的"淋浴费"、"空调费"、"抽血费"等 255.84 元予以退还。CT 扫描的检查费"院方应收费 7113 元,实际收费 3130 元",对少交的钱是否需要患者补交,"请医院协商后自定",也即医院有权要求刘某补交"少交"的 CT 扫描

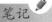

的检查费。因此属于卫生监督行为。

2.法院受理行政诉讼并不影响"调查处理意见"的法律效力。

卫生监督行为的效力包括四个方面的内容,即公定力、确定力、拘束力和执行力。公定力是指卫生监督行为一经作出就推定为合法、有效的法律效力,即卫生监督行为一旦成立,除法律规定的无效情况外,在被有权机关撤销之前,都被推定为合法而要求所有机关、组织或个人予以尊重的一种法律效力。本案中,虽然某省卫生厅办公室、省物价局办公室共同作出的"调查处理意见"存在严重瑕疵,但并无法律规定为无效情形,因此仍然具有公定力。确定力是指卫生监督行为一旦有效成立和生效后,非依法定程序不得随意改变其内容,在行政复议和行政诉讼期间,卫生监督行为一般不停止执行;超过行政复议或起诉时限的,不得再对其提起行政复议和行政诉讼。拘束力是指卫生监督行为一经作出,其内容对卫生监督主体和行政相对人产生的法律上的约束与限制效力,就卫生监督主体而言,在原卫生监督行为未被依法撤销或变更之前,不得作出与原卫生监督行为相抵触的其他卫生监督行为;就行政相对人而言,相对人必须接受该卫生监督行为,并履行该卫生监督行为所确定的义务。执行力是指已经生效的卫生监督行为要求卫生监督主体和相对人对其内容予以实现的法律效力。本案中,因其具有公定力,某省卫生厅办公室、省物价局办公室共同作出的"调查处理意见"同样具有确定力、拘束力和执行力。总之,法院受理行政诉讼只是启动了对相应卫生监督行为的司法审查程序,在法院作出撤销、确认无效等判决之前,某省卫生厅办公室、省物价局办公室共同作出的"调查处理意见"具有公定力、确定力、拘束力和执行力等法律效力,无论是卫生监督行为主体还是行政相对人都应当予以尊重。

当然,以上主要是立足于现行卫生法律、法规和其他有关法律的成文法规定对案中某省卫生厅办公室、省物价局办公室共同作出的"调查处理意见"的法律效力以及法院受理行政诉讼是否影响某省卫生厅办公室、省物价局办公室共同作出的"调查处理意见"的法律效力的分析,如果偏重从行政法理论尤其是无效行政行为理论的角度进行分析,因为在行为主体及其职权上存在的严重瑕疵,"调查处理意见"是否真的有法律效力大可存疑,此不赘述。

3.某省卫生厅如果真的上诉并无胜算。

在本案中,某省卫生厅办公室、省物价局办公室共同作出的"调查处理意见"虽然具备卫生监督行为的形态,但是至少并不符合卫生监督行为合法要件中的主体合法和职权合法两个要件。正如法院判决认为的,省卫生厅、省物价局分别是管辖区域内医疗机构、医师和价格的主管部门,两单位办公室只是各自内部机构,虽可作出政策性和规范性的抽象行政行为和内部行政行为,但不具有执法主体资格,无权以自己名义直接对外作出涉及公民、法人权利义务的具体行政行为(即卫生监督行为)。省卫生厅办公室和省物价局办公室共同作出"调查处理意见"实际上是"超越职权"的违法行为。因此,即便某省卫生厅办公室、省物价局办公室共同作出的"调查处理意见"符合内容合法与程序合法的要求,但是因为在主体合法和职权合法方

笔记

面存在的致命瑕疵，某省卫生厅如果真的上诉并无任何胜算。

案例2

监管部门的做法不符合卫生监督原则的要求。

卫生监督原则主要有四个：合法性原则、合理性原则、程序正当原则和诚实守信原则。本案中监管部门的做法违反了合法性原则、合理性原则、程序正当原则的要求。首先，合法性原则是指行政权力的设立、行使、运用必须依据法律，符合法律，不得与法律相抵触。合法性原则主要包括三个方面的内容：任何行政职权都必须基于法律的授予才能存在，任何卫生监督主体都不得自己设定行政权力，也不得超越自己的职权范围行事；任何行政职权的行使都应依据法律、遵守法律，不得与法律相抵触；任何违法行政行为都必须予以追究，违法行为主体及其工作人员应承担相应的法律责任。正如本案所指出的，企业申请生产许可证要经过两个步骤：首先要取得当地经信委、经贸委的审批，证明符合乳制品产业政策，再拿着这个批文，向当地质监部门申请许可证。有些地方怕出问题、担责任，就不顾企业符不符合要求，索性一律不发放。根据合法性原则，向符合要求的企业发放生产许可证既是卫生监督主体的职权，也是其职责，因为怕出问题、担责任，就不顾企业符不符合要求，索性一律不发放违反了合法性原则。其次，合理性原则是指行政机关作出行政行为在合法的前提下应尽可能合理、适当和公正。合理性原则的主要内容为：卫生监督的动机应当符合目的；卫生监督应当手段适度、结果公平；违反合理行政原则也要承担相应的法律后果。在本案中，宗庆后指出食品企业至少要花三四个月去申领食品生产许可证，有些小企业审批时间更长；如果是同一设备生产另一类产品又要进入新一轮申领程序，比如娃哈哈营养快线换个口味后用同一条生产线生产，也得重新审批，又是一两个月，耗时又耗力等，并且揭露娃哈哈在某个省的一条饮料生产线想转产乳制品，许可证的办理陷入死循环，最终因为娃哈哈是举足轻重的大企业，当地非常重视此事，还是得到了解决。毫无疑问，从案情表述所揭示的卫生监督效率低下、对相对人区别对待等无疑是违反了合理性原则中关于手段适度、结果公平的要求。最后，程序正当原则是指卫生监督主体作出监督行为，必须遵守正当法律程序。程序正当原则的主要内容有：依法办事，不偏私；平等对待相对人，不歧视；合理考虑相关因素，不专断；不做自己的法官；不单方接触；不在事先未通知和听取相对人申辩意见的情况下作出对相对人不利的监督行为等。如上所述，监管部门对大企业与其他企业不一视同仁当然违反了程序正当原则中平等对待相对人、不歧视的要求，因此也是违反了程序正当原则的。

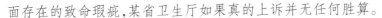

法条链接

一、《医疗机构管理条例》

第五条　国务院卫生行政部门负责全国医疗机构的监督管理工作。

9

县级以上地方人民政府卫生行政部门负责本行政区域内医疗机构的监督管理工作。

中国人民解放军卫生主管部门依照本条例和国家有关规定,对军队的医疗机构实施监督管理。

第四十条 县级以上人民政府卫生行政部门行使下列监督管理职权:

(一)负责医疗机构的设置审批、执业登记和校验;

(二)对医疗机构的执业活动进行检查指导;

(三)负责组织对医疗机构的评审;

(四)对违反本条例的行为给予处罚。

二、《中华人民共和国价格法》

第五条 国务院价格主管部门统一负责全国的价格工作。国务院其他有关部门在各自的职责范围内,负责有关的价格工作。

县级以上地方各级人民政府价格主管部门负责本行政区域内的价格工作。县级以上地方各级人民政府其他有关部门在各自的职责范围内,负责有关的价格工作。

第三十三条 县级以上各级人民政府价格主管部门,依法对价格活动进行监督检查,并依照本法的规定对价格违法行为实施行政处罚。

三、《中华人民共和国行政许可法》

第十三条 本法第十二条所列事项,通过下列方式能够予以规范的,可以不设行政许可:

(一)公民、法人或者其他组织能够自主决定的;

(二)市场竞争机制能够有效调节的;

(三)行业组织或者中介机构能够自律管理的;

(四)行政机关采用事后监督等其他行政管理方式能够解决的。

第三十七条 行政机关对行政许可申请进行审查后,除当场作出行政许可决定的外,应当在法定期限内按照规定程序作出行政许可决定。

第三十八条 申请人的申请符合法定条件、标准的,行政机关应当依法作出准予行政许可的书面决定。

行政机关依法作出不予行政许可的书面决定的,应当说明理由,并告知申请人享有依法申请行政复议或者提起行政诉讼的权利。

第四十二条 除可以当场作出行政许可决定的外,行政机关应当自受理行政许可申请之日起二十日内作出行政许可决定。二十日内不能作出决定的,经本行政机关负责人批准,可以延长十日,并应当将延长期限的理由告知申请人。但是,法律、法规另有规定的,依照其规定。

依照本法第二十六条的规定,行政许可采取统一办理或者联合办理、集中办理的,办理的时间不得超过四十五日;四十五日内不能办结的,经本级人民政府负责人批准,可以延长十五日,并应当将延长期限的理由告知申请人。

第四十五条 行政机关作出行政许可决定,依法需要听证、招标、拍卖、检验、检测、

笔记

10

检疫、鉴定和专家评审的,所需时间不计算在本节规定的期限内。行政机关应当将所需时间书面告知申请人。

实训与指导

实训项目名称　医药回扣现象案例分析与问题研究

一、实训目标

1.检验对卫生监督的概念和特征、卫生监督行为的概念和效力、卫生监督的原则等知识的理解和掌握程度。

2.训练查找资料尤其是检索实训涉及的有关法律法规并进行分析归纳的能力。

3.培养应用本章基本知识和有关法律规定分析案例和解决实际问题的能力。

二、实训内容与形式

要求根据以下材料进行案例分析和问题研究。

实训材料　医生自爆回扣潜规则　相同疗效高回扣药受青睐

《半岛都市报》报道,随着医药行业的竞争越来越激烈,为了多卖药,给"好处"是最直接、最有效的办法。根据记者2013年对东部沿海某市的调查采访,对于回扣的比例问题,不同类药物不同药企相差较大。有行业人士披露:"一些中小型药企普遍是20%左右,大型药企因为出货量大、渠道成熟,比例要低一些,为10%～15%。"这些回扣会以现金、购物卡等形式送到相关医生手里,再由医生牵头或者是医药代表直接对部门领导、药剂科人员等利益链上的人员予以打点。为了确保药物使用量,药厂在某地推广前,会耗费大量财力、物力成本将药品列入该地《基本药品目录》,确保根据相关医保政策能够报销,进而保证医生在开具该种药品时,患者不会有太大怨言。"很多药企是先做这项工作,如果进不了药品目录,企业干脆就不在该地设点。"另有医生告诉媒体记者:"我们科室涉及的药品种类非常多,进口药、国产药、西药、中成药都有,治疗同一种病的药物售价能差十多倍,医生给患者开药的基本原则都是根据患者的具体病情和经济承受能力,但在相同疗效的情况下,回扣高一些的药肯定是更受青睐。"与之形成强烈反差的是,多年来医疗机构因为医药回扣被卫生监督执法机关查处的却寥寥无几。

问题:

1.案中所述事实是否涉及卫生监督,为什么?

2.多年来医药回扣泛滥成灾,但是医疗机构因为医药回扣被卫生监督主体查处的却寥寥无几是否符合卫生监督的原则,为什么?

3.你是如何认识案中类似现象的成因和法律对策的?

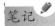

三、实训要领

1. 了解案情涉及的社会背景和基本事实。

2. 学习和掌握实训涉及的本章主要知识。

3. 检索并找出实训涉及的主要法律法规及其具体规定。

4. 查找文献资料,必要时进行调查研究,根据卫生监督原理和有关法律制度,研究医药回扣现象的成因和法律对策。

四、成果要求和评分

1. 分组或独立完成。如果以分组形式完成,应当对实训过程实行任务分解,即分别以 1 名同学为主分段承担资料查找、分析研究和归纳总结、撰写书面报告等工作。研究过程应当在充分发挥所有成员主动性、积极性的基础上实现同学间的互助、交流和协作。

2. 提交书面报告。要求:(1)列出作为实训依据的主要法律法规的规定;(2)分析研究部分的字数 1000 字左右,观点明确、说理清楚,既要讲清楚作为理由和依据的基本知识和法律规定,更要针对案情事实进行分析并得出明确的结论。

3. 分组完成的实训报告由组长根据小组成员在参与资料查找、小组讨论、分析研究、报告撰写等过程中的贡献度进行初步评分,最后由老师根据评分规则打分。独立完成的实训报告由老师根据评分规则打分。

附件:书面作业

实训报告

一、案情

_____

_____

_____

_____

_____

二、法律规定

_____

_____

_____

_____

_____

_____

 笔记

三、分析和研究

1. 案中所述事实是否涉及卫生监督,为什么?

_____

_____

_____

_____

_____

_____

_____

2. 多年来医药回扣泛滥成灾,但是医疗机构因为医药回扣被卫生监督执法机关查处的却寥寥无几是否符合卫生监督的原则,为什么?

_____

_____

_____

_____

_____

_____

_____

_____

3. 你是如何认识案中类似现象的成因和法律对策的?

_____

_____

_____

_____

_____

_____

_____

(陈仕学)

笔记

第二章

卫生监督法律关系

学习目标

通过本章案例分析与实训练习：

巩固 卫生监督法律关系的概念和特征,卫生监督法律关系的构成要素,卫生监督法律关系的变动。

培养 运用卫生监督法律关系基本知识和有关法律规定分析案例的能力。

扩展 认识卫生监督法律关系的工具性价值,能较为熟练地运用于分析实际案例。

导入案例

案例

张某不服卫生行政部门未审核医疗事故技术鉴定提起行政诉讼案

张某是某搬家公司的工人。2013 年 5 月,张某因搬运重物时手腕扭伤,到某区人民医院进行对症治疗和功能锻炼,后因认为效果不佳转到市第一人民医院就医。市第一人民医院诊断为"左腕下尺桡关节分离",决定择期行左尺骨小头切除术。就在做手术的前 1 天,经治医师李某结束进修离开了市第一人民医院,于是在没有进行术前谈话和签字的情况下,张某被送上了手术台。不过手术进展顺利,术后张某手术切口甲级愈合,医院嘱咐张某出院后要根据要求进行功能锻炼。3 个月后张某因症状没有明显改善再次入院复查。市第一人民医院检查后认为张某肌电图无异常,症状没有明显改善的原因是术后功能锻炼不够,要求张某加强功能锻炼。张某认为医院在手术过程中损伤神经,以疼痛为由拒绝功能锻炼。经治医师王某认为张某不配合功能锻炼,却找医院的麻烦。最终张某前臂肌肉废用性萎缩,双方发生医疗纠纷。

张某认为,市第一人民医院的医疗行为存在以下主要问题:(1)术前未谈话,未经本人同意切掉尺骨小头;(2)手术适应症掌握不严;(3)经治医师不负责任;(4)术中损伤神经。要求医院赔礼道歉,并赔偿经济损失。市第一人民医院则认为,张某反映的术前未谈话、未签手术同意书问题属实,但有手术适应症,手术方法合理;经物理检查和肌电图检查不支持术中损伤神经;造成术后腕关节活动恢复不满意是因为缺少功能锻炼所致。因此,建议张某加强功能锻炼,争取早日康复,对其有关赔偿要求予以拒绝。

张某对市第一人民医院的答复不满意,情绪激动,向卫生行政部门投诉,要求定性为医疗事故。因协商无果,张某和市第一人民医院在卫生行政部门劝说下共同委托市医学会进行医疗事故技术鉴定。鉴定结论为医疗行为不构成医疗事故,但存在"无术前小结和谈话签字"等不足。张某认为市医学会的医疗事故技术鉴定结论不正确,再次向卫生行政部门投诉,卫生行政部门委托省医学会进行了再次鉴定,鉴定结论仍为市第一人民医院的医疗行为不构成医疗事故。张某继续向卫生行政部门投诉,要求审核医疗事故技术鉴定书,履行保护人身权、财产权的法定职责,同时确认医疗机构及其医务人员有关行为违反诊疗护理常规。卫生行政部门在给张某的书面回复中称:卫生行政部门经过审核,认定参加鉴定的人员资格和专业类别、鉴定程序等均符合卫生法律法规的规定;医疗事故技术鉴定是医学会的法定权力,既然省医学会已经进行再次鉴定,张某应该尊重鉴定结论,如果对鉴定结论不服的,只能向人民法院提起民事诉讼。张某不服,认为卫生行政部门没有依法履行法定职责,向当地政府申请了行政复议,复议机关作出了维持卫生行政部门行政行为的行政复议决定。张某不服,于2015年7月向人民法院提起了行政诉讼。对于医疗损害赔偿问题,经市第一人民医院、张某及其所在公司领导共同协商,最终于2015年8月达成和解协议。

问题:

1. 本案发生哪些卫生监督法律关系,其主体、客体、内容分别是什么?

2. 法院应当如何处理,为什么?

主要知识点

一、卫生监督法律关系的概念和特征

(一)卫生监督法律关系的概念

卫生监督法律关系是指由卫生法律规范调整的,在卫生监督过程中形成的卫生监督主体与相对人之间的权利和义务关系。

(二)卫生监督法律关系的特征

卫生监督法律关系在性质上既属于卫生法律关系,也属于行政法律关系,除了卫生法律关系的一般特征以外,还具有行政法律关系的基本特征。

1. 主体的恒定性与不可自由转化性

卫生监督法律关系主体中必有一方主体是行政主体,只有作为行政主体的卫生监督主体拥有作出监督行为的权力。同时,与行政主体一方相对,也必有一方是作为行政相对人的国家机关、企事业单位、社会团体或公民个人,而且行政主体与行政相对人是不能相互转化或互换位置的。

2. 内容的法定性、不对等性与不可自由处分性

法定性是指卫生监督法律关系主体必须依据法律规范取得权利并承担义务,不能相互约定权利义务,不能自由选择权利和义务。

不对等性是指卫生监督法律关系主体双方的权利义务不对等。首先,卫生监督法律

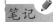

关系中行使行政职权的卫生监督主体往往处于主导地位,在卫生监督法律关系中起着主动、积极、决定性的作用,而行政相对人处于受支配的地位,只能被动地适应或服从有关命令或规定。其次,卫生监督法律关系的产生、变更和消灭大多取决于卫生监督主体的单方行为,无须以双方协商一致为前提。最后,卫生监督法律关系一旦形成,行政相对人一方必须履行作为或不作为的义务,当行政相对人不履行行政义务时,卫生监督主体可以运用强制力对其予以制裁或强制其履行。

不可自由处分性是指卫生监督法律关系中的权利义务不可自由处分。对卫生监督主体而言,其行使法律赋予的每一项职权,既是权利又是义务,"权力与职责相对应,职务上的责任是公权力的义务,法律要求权力变为职责,职责是不能放弃的,弃置权力将构成渎职"。对行政相对人而言,有些权利也是义务,因此行政相对人也不能抛弃或转让这些权利,否则就应承当相应的法律后果。

二、卫生监督法律关系的构成要素

(一)卫生监督法律关系的主体

卫生监督法律关系主体是指卫生监督法律关系的参加者,即相互之间发生卫生监督法律关系,享有权利和承担义务的个人或组织。从理论上讲,凡是能够参与某种法律关系的法人和自然人都是法律关系主体。卫生行政机关、其他与卫生有关的行政机关和组织、其他国家机关、企业、事业单位、社会组织和个人等都可以成为卫生监督法律关系主体,其中行使卫生监督职权的卫生行政机关、其他与卫生有关的行政机关和组织被称为行政主体,作为监督对象的其他国家机关、企业、事业单位、社会组织和个人等则称为行政相对人或监督相对人。

行政主体,又称卫生监督主体,是指享有卫生监督职权,能以自己的名义从事卫生监督活动,并独立承担由此产生的法律责任的组织。我国卫生监督主体主要包括卫生行政机关、其他与卫生有关的行政机关、法律、法规授权组织等。

行政相对人,又称卫生监督管理相对人,简称监督相对人,是指在卫生监督法律关系中与行政主体相对应的另一方当事人,即卫生监督主体作出的监督行为指向的个人或组织。行政相对人可以是国家机关、企事业单位或社会团体等组织,也可以是个人。

(二)卫生监督法律关系的内容

卫生监督法律关系的内容是卫生监督法律关系的主体依法所享有的权利和承担的义务。权利和义务对立统一,当事人在卫生监督法律关系中往往既是权利的享有者,又是义务的承担者。

1.卫生监督主体的权力和义务

卫生监督主体的权力,又称为卫生监督职权,是指法律赋予卫生监督主体为实现国家行政职能所实施的管理卫生监督事务的权力。卫生监督主体主要有以下三个方面的权力:对作为相对方的公民、企事业单位和其他社会组织施以行政管理或指导的权力;对卫生监督管理相对人的命令权、决定权;对违反卫生法律、法规的行为依法作出处罚的制裁权等。具体表现形式有:

笔记

16

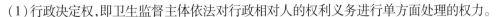

（1）行政决定权，即卫生监督主体依法对行政相对人的权利义务进行单方面处理的权力。

（2）行政许可权，即卫生监督主体依法准予行政相对人从事特定活动或是某种行为的资格的权力。

（3）行政处罚权，即卫生监督主体对违反行政法律规范的行为人给予行政处罚的权力。

（4）行政强制权，即卫生监督主体对拒绝履行行政法义务的行政相对人实施强制性措施的权力。

（5）行政裁决权，即行政机关依法裁判有关争议的权力。等等。

卫生监督主体的义务，又称为卫生监督职责，是指法律规定的卫生监督主体为实现国家行政职能而承担的责任。卫生监督主体的义务主要是依法行使国家法律赋予的卫生监督管理的职责，接受被管理者的监督等。具体表现形式主要有以下几个方面：

（1）依法行政，即依法进行卫生监督，保护行政相对人的合法权益。

（2）合理行政，正确行使裁量权。

（3）依法接受监督。

（4）依法补偿或赔偿。

2. 行政相对人的权利和义务

行政相对人的权利是指其他国家机关、企事业单位、社会团体、公民等行政相对人在卫生监督过程中根据有关行政法律规范可以主张的法定权益。行政相对人的权利主要有：

（1）对卫生监督主体的监督执法活动进行监督。

（2）对卫生监督主体对其所作的处理决定有知情权、陈述申辩权。

（3）对处理决定不服的，有权提起行政复议与行政诉讼。

（4）对卫生监督主体的违法失职行为，有检举、控告的权利。

（5）合法权利遭受卫生监督主体违法侵害时，有获得赔偿的权利。

（6）对明显、重大的违法失职行为有抵制的权利。

行政相对人的义务是指法律规定的行政相对人在卫生监督过程中根据法律规定或者卫生监督主体的要求承受的约束。行政相对人在卫生监督过程中的义务主要有以下三项：

（1）遵纪守法、维护卫生监督秩序。

（2）服从卫生监督管理，协助卫生监督主体履行职务。行政相对人应该尊重和服从卫生监督主体的管理，即使对行政行为的合法性有争议，也应该通过法定程序由有关机关解决。必要时，还应该对卫生监督主体履行职务提供便利，给予积极协助和配合。

（3）承担违法行为的法律后果。行政相对人如果故意或过失违反卫生监督法律法规，应当服从卫生监督主体做出的行政强制或行政处罚决定，承担因违法行为带来的法律后果。

（三）卫生监督法律关系的客体

卫生监督法律关系的客体是指卫生监督法律关系主体的权利和义务所指向的对象。根据我国卫生法律、法规的规定，卫生监督法律关系的客体分为人身、物、行为以及智力劳动成果。

1. 人身

人身是由自然人的各个生理器官组成的生理整体,它既是人的物质形态,也是人的精神利益的体现。依托于人身而存在的生命、身体、健康、自由等是自然人最基本的法律权利。由于卫生监督法律关系发生在保护公众健康的活动中,人身是最主要的卫生监督法律关系客体之一。

2. 物

卫生监督法律关系客体中的物是指卫生监督法律关系主体支配的、卫生监督法律关系主体权利义务指向的客观实体,即与公众生命健康有关的一切物质。法律意义上的物是指法律关系主体支配的、在生产上和生活上所需要的客观实体。物理意义上的物要成为法律关系客体,须具备以下条件:得到法律认可;为人类所认识和控制;能够给人们带来某种物质利益,具有经济价值;具有独立性。

作为卫生监督法律关系客体的物包括动产和不动产,可以是一般物品,如食品、药品、化妆品、饮用水、建筑物等,也可以是金钱等特殊的物。

3. 行为

行为是指卫生监督法律关系主体有目的、有意识的活动,如收取费用、从事医疗服务活动、从事食品生产经营、非法行医等。行为是卫生监督法律关系中最普遍的客体。绝大多数卫生监督法律关系,其权利义务所指向的对象都是行为。但不是所有的行为都是卫生监督法律关系的客体,只有具有法律意义的行为或受卫生监督法律规范调整的行为,才能成为卫生监督法律关系的客体。作为卫生监督法律关系客体的行为主要有以下几类:

(1)作为与不作为。作为的行为是指在行为方式和内容上积极地作出一定的动作;不作为的行为是指在行为方式上不作出一定的动作。

(2)合法行为与违法行为。合法行为是指行为主体依照法律规范要求的范围和内容,按法定的方式和程序实施的,受法律保护的行为。违法行为是指行为主体违反法律规范的要求所实施的危害社会的行为。

(3)卫生监督主体的行为和监督相对人的行为。卫生监督主体的行为是指具有卫生监督主体资格的组织行使行政职权而作出的行政行为;监督相对人的行为是指卫生监督法律关系中的相对人所作出的具有法律意义的行为。

4. 智力劳动成果

智力劳动成果又称精神产品,是卫生监督法律关系主体从事智力活动所取得的成果,如发明、著作等。

三、卫生监督法律关系的变动

(一)卫生监督法律关系变动的原因

卫生监督法律关系处在不断产生、变更和消灭的过程中。能够引起卫生法律关系产生、变更和消灭的客观现象称为法律事实。

依照法律事实是否以当事人的意志为转移作为标准,可以将法律事实分为事件和行为。事件是指不以当事人的意志为转移,但是能够引起卫生监督法律关系产生、变更和消灭的自然状态和事实。行为是指人的有意识的活动,即能够引起卫生监督法律关系产生、变更和消灭的当事人的自觉的、有意识的活动。

(二)卫生监督法律关系变动的结果

1. 卫生监督法律关系的产生

卫生监督法律关系产生是卫生监督法律关系主体之间依法形成卫生监督法律关系,取得法律权利或承担法律义务。

2. 卫生监督法律关系的变更

卫生监督法律关系变更是由于情况的变化,使卫生监督法律关系主体之间原来存在的卫生监督法律关系的主体、内容或者客体发生了变化。

卫生监督法律关系的变更分为三种情况:

(1)主体的变更。主体变更包括主体在数量上的变化,主体身份被第三人继受或取代等。

(2)内容的变更。内容的变更是指卫生监督法律关系的权利和义务发生变化,既可以表现为卫生监督主体的职责和权限的变化,也可以表现为卫生监督相对人法律权利和义务的增加或减少。

(3)客体的变更。客体的变更是指卫生监督法律关系的客体发生了变化。

3. 卫生监督法律关系的消灭

卫生监督法律关系的消灭是指卫生监督法律关系主体间的权利和义务关系不再存在。

卫生监督法律关系的消灭或者表现为法律关系的一方或双方当事人不复存在,从而使卫生监督法律关系消失,或者表现为法律关系的全部内容因被撤销或履行不复存在,从而使卫生监督法律关系消失。

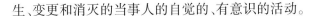 **导入案例评析**

1. 本案涉及张某、某区人民医院、市第一人民医院、卫生行政部门、医学会、行政复议机关、人民法院等多个主体,其中张某与卫生行政部门之间、市第一人民医院与卫生行政部门之间、医学会与卫生行政部门之间分别存在卫生监督法律关系。

卫生监督法律关系是指由卫生法律规范调整的、在卫生监督过程中形成的卫生监督主体与相对人之间的权利和义务关系。卫生监督法律关系的三个构成要素分别是卫生监督法律关系的主体、卫生监督法律关系的内容和卫生监督法律关系的客体。在本案中,无论是张某与卫生行政部门之间、市第一人民医院与卫生行政部门之间,还是医学会与卫生行政部门之间的法律关系都是发生在卫生监督过程中,因此属于卫生监督法律关系,其主体、内容、客体分别分析如下:

卫生监督法律关系主体是指卫生监督法律关系的参加者,即相互之间发生卫生监督法律关系,享有权利和承担义务的个人或组织。凡是能够参与某种法律关系的法人和自然人都是法律关系主体。卫生行政机关、其他与卫生有关的行政机关、其他国家机关、企业、事业单位、社会组织和个人等都可以成为卫生监督法律关系主体。在本案中存在的三个卫生监督法律关系中,其中享有卫生监督职权的行政主体

 笔记

都是卫生行政部门,而作为监督对象的行政相对人分别是张某、市第一人民医院和医学会。

卫生监督法律关系的内容是卫生监督法律关系的主体依法所享有的权利和承担的义务。在本案中存在的三个卫生监督法律关系中,卫生监督法律关系的内容存在很多相同点,同时也存在不同点。相同点主要表现在:就作为卫生监督主体的卫生行政部门而言,其权利主要表现为依法开展卫生监督,作出行政决定;义务主要表现为依法开展卫生监督工作、正确行使裁量权、接受相对人监督等方面。就作为行政相对人的张某、市第一人民医院和医学会而言,都享有以下权利:对卫生监督主体的监督管理工作进行监督;对卫生监督主体的违法失职行为有检举、控告的权利。同时承担以下义务:遵纪守法、维护卫生监督秩序;服从卫生监督管理,协助卫生监督主体履行职务。不同点主要表现为:在张某与卫生行政部门之间的卫生监督法律关系中,作为卫生监督主体的卫生行政部门的权力具体表现为对张某的投诉进行调查处理,义务还包括保护行政相对人的合法权益;作为行政相对人的张某的权利还包括:依法投诉举报,对于卫生监督主体根据其投诉所作的处理决定有知情权、陈述申辩权,对处理决定不服的,有权提起行政复议与行政诉讼,合法权利遭受卫生监督主体违法侵害时,有权获得赔偿等。在市第一人民医院与卫生行政部门之间的卫生监督法律关系中,作为卫生监督主体的卫生行政部门的权力具体表现为调查市第一人民医院的手术行为是否属于医疗事故;作为行政相对人的市第一人民医院的权利还包括:对于卫生监督主体所作的影响其权利义务的行政处理决定有知情权、陈述申辩权;对处理决定不服的,有权提起行政复议与行政诉讼;合法权利遭受卫生监督主体违法侵害时,有权获得赔偿等。在医学会与卫生行政部门之间的卫生监督法律关系中,作为卫生监督主体的卫生行政部门的权力具体表现为:认为需要进行医疗事故技术鉴定的,有权交由医学会组织鉴定;在收到医学会出具的医疗事故技术鉴定书后,有权对参加鉴定的人员资格和专业类别、鉴定程序进行审核;经审核,对符合《医疗事故处理条例》规定作出的医疗事故技术鉴定结论,应当作为对发生医疗事故的医疗机构和医务人员作出行政处理以及进行医疗事故赔偿调解的依据;发现医疗事故技术鉴定不符合《医疗事故处理条例》规定的,应当要求重新鉴定。

卫生监督法律关系的客体是指卫生监督法律关系主体的权利和义务所指向的对象。根据我国法律、法规的规定,卫生监督法律关系的客体主要包括人身、物、行为以及智力劳动成果。其中行为是指卫生监督法律关系主体有目的、有意识的活动。本案中,张某与卫生行政部门之间、市第一人民医院与卫生行政部门之间、医学会与卫生行政部门之间的卫生监督法律关系客体分别为张某的投诉举报、市第一人民医院的手术行为和医学会的医疗事故技术鉴定行为,其性质均属于行为。

2. 法院应当判决驳回原告起诉,维持卫生行政部门的行政行为。

根据《医疗机构管理条例》和《医疗事故处理条例》的规定,卫生行政部门负责本行政区域内医疗机构的监督管理工作。卫生行政部门经审核,对符合《医疗事故处理条例》规定作出的医疗事故技术鉴定结论,应当作为对发生医疗事故的医疗机构和医务人员作出行政处理以及进行医疗事故赔偿调解的依据。本案中,作为卫生监督主体的卫生行政部门在接到原告张某要求审核医疗事故技术鉴定的申请后,书面告知其认定参加鉴定的人员资格和专业类别、鉴定程序等均符合卫生法律法规的规定。而医疗事故技术鉴定结论为市第一人民医院的医疗行为不构成医疗事故,因此,卫生行政部门没有认定医疗机构及其医务人员有关行为违反诊疗护理常规而作出相应处理。此外,卫生行政部门告知张某医疗事故技术鉴定是医学会的法定权力,既然省医学会已经进行再次鉴定,张某应该尊重鉴定结论,如果对鉴定结论不服的,只能向人民法院提起民事诉讼也符合卫生法律法规的规定。因此,被告卫生行政部门的行政行为符合法律规定,法院应当判决驳回原告起诉,维持卫生行政部门行政行为。当然,如果张某能够证明医学会组织参加医疗事故技术鉴定的人员资格和专业类别、鉴定程序等并不符合卫生法律法规的规定,因而证实卫生行政部门并未进行审核或者审核错误,则另当别论。

法条链接

一、《医疗机构管理条例》

第五条 国务院卫生行政部门负责全国医疗机构的监督管理工作。

县级以上地方人民政府卫生行政部门负责本行政区域内医疗机构的监督管理工作。

中国人民解放军卫生主管部门依照本条例和国家有关规定,对军队的医疗机构实施监督管理。

第三十四条 医疗机构发生医疗事故,按照国家有关规定处理。

第四十条 县级以上人民政府卫生行政部门行使下列监督管理职权:

(一)负责医疗机构的设置审批、执业登记和校验;

(二)对医疗机构的执业活动进行检查指导;

(三)负责组织对医疗机构的评审;

(四)对违反本条例的行为给予处罚。

二、《医疗事故处理条例》

第二十条 卫生行政部门接到医疗机构关于重大医疗过失行为的报告或者医疗事故争议当事人要求处理医疗事故争议的申请后,对需要进行医疗事故技术鉴定的,应当交由负责医疗事故技术鉴定工作的医学会组织鉴定;医患双方协商解决医疗事故争议,需要进行医疗事故技术鉴定的,由双方当事人共同委托负责医疗事故技术鉴定工作的医学会组织鉴定。

第二十二条 当事人对首次医疗事故技术鉴定结论不服的,可以自收到首次鉴定结论之日起15日内向医疗机构所在地卫生行政部门提出再次鉴定的申请。

第三十五条 卫生行政部门应当依照本条例和有关法律、行政法规、部门规章的规定,对发生医疗事故的医疗机构和医务人员作出行政处理。

第三十九条 卫生行政部门应当自收到医疗事故争议处理申请之日起10日内进行

审查,作出是否受理的决定。对符合本条例规定,予以受理,需要进行医疗事故技术鉴定的,应当自作出受理决定之日起 5 日内将有关材料交由负责医疗事故技术鉴定工作的医学会组织鉴定并书面通知申请人;对不符合本条例规定,不予受理的,应当书面通知申请人并说明理由。

当事人对首次医疗事故技术鉴定结论有异议,申请再次鉴定的,卫生行政部门应当自收到申请之日起 7 日内交由省、自治区、直辖市地方医学会组织再次鉴定。

第四十一条 卫生行政部门收到负责组织医疗事故技术鉴定工作的医学会出具的医疗事故技术鉴定书后,应当对参加鉴定的人员资格和专业类别、鉴定程序进行审核;必要时,可以组织调查,听取医疗事故争议双方当事人的意见。

第四十二条 卫生行政部门经审核,对符合本条例规定作出的医疗事故技术鉴定结论,应当作为对发生医疗事故的医疗机构和医务人员作出行政处理以及进行医疗事故赔偿调解的依据;经审核,发现医疗事故技术鉴定不符合本条例规定的,应当要求重新鉴定。

三、《中华人民共和国行政诉讼法》(1989 年)

第五十四条 人民法院经过审理,根据不同情况,分别作出以下判决:

(一)具体行政行为证据确凿,适用法律、法规正确,符合法定程序的,判决维持。

(二)具体行政行为有下列情形之一的,判决撤销或者部分撤销,并可以判决被告重新作出具体行政行为:

1. 主要证据不足的;

2. 适用法律、法规错误的;

3. 违反法定程序的;

4. 超越职权的;

5. 滥用职权的。

(三)被告不履行或者拖延履行法定职责的,判决其在一定期限内履行。

(四)行政处罚显失公正的,可以判决变更。

实训与指导

实训项目名称 非法行医行政处罚法律关系案例分析

一、实训目标

1. 检验对卫生监督法律关系的概念、卫生监督法律关系的构成要素、卫生监督法律关系的变动等本章知识的理解和掌握程度。

2. 训练查找资料尤其是检索实训涉及的有关法律法规并进行分析归纳的能力。

3. 培养应用卫生监督法律关系基本知识和有关法律规定分析案例的能力。

二、实训内容与形式

要求根据以下材料进行案例分析。

笔记

实训材料　马某非法行医行政处罚案

2014 年 11 月 27 日,某区卫生局卫生监督投诉举报电话 96301 接到市民投诉称,患者陈某由于左手拇指外伤,于 2014 年 11 月 21 日在马某的诊所就医,5 天后出现全身浮肿的症状,找马某讨要说法时发生纠纷,要求卫生部门对马某的违法行为进行调查处理。

接到举报电话后,某区卫生局派出卫生监督员赶到现场,找马某做询问笔录。马某做完笔录马上给老婆通风报信。得知此消息,卫生监督员立刻联合公安人员赶赴马某的出租屋,但马某妻子事先对诊疗药品做了转移。卫生监督员只在废物桶内查有一次性使用输液器带针外包装及已使用过的注射用青霉素钠空瓶等医疗废物。大衣柜内仅剩健儿药丸、蛇胆川贝液。马某辩解说以上药品是他老婆和孙子、孙女吃的,医疗废物都是他给自己老婆用过的,不承认自己开设诊所。某区卫生局当即决定立案查处,并由在场卫生监督员出具《相对人提供材料通知书》,要求当事人于 2014 年 12 月 1 日下午到某区卫生局配合进一步调查。事后当事人马某并未到场且不配合进一步调查。

最后,某区卫生局根据行医人马某和就医者陈某的询问笔录,以及公安机关的移交说明,认定马某未取得医疗机构执业许可证擅自开展诊疗活动,对其作出没收违法所得 55 元、罚款 8000 元的行政处罚。

问题:

1. 案中是否发生卫生监督法律关系,其主体、客体、内容分别是什么?
2. 引起卫生监督法律关系产生、变更和消灭的法律事实是什么?

三、实训要领

1. 了解案情基本事实。
2. 学习和掌握案例分析涉及的本章主要知识。
3. 检索并找出案例分析涉及的主要法律法规及其具体规定。
4. 根据卫生监督知识以及有关法律制度,分析有关问题。

四、成果要求和评分

1. 分组或独立完成。如果以分组形式完成,应当对案例分析过程实行任务分解,即分别以 1 名同学为主分段承担资料查找、案例分析和归纳总结、撰写书面报告等工作。研究过程应当在充分发挥所有成员同学主动性、积极性的基础上实现同学间的互助、交流和协作。

2. 提交书面报告。要求:(1)列出作为案例分析依据的主要法律法规的规定;(2)分析部分的字数 1000 字左右,观点明确、说理清楚,既要讲清楚作为理由和依据的基本知识和法律规定,更要针对案情事实进行分析并得出明确的结论。

3. 分组完成的案例分析报告由组长根据小组成员在参与资料查找、小组讨论、案例分析、报告撰写等过程中的贡献度进行初步评分,最后由老师根据评分规则打分。独立完成的案例分析报告由老师根据评分规则打分。

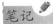
笔记

附件：书面作业

实训报告

一、案情

_____

_____

_____

_____

_____

二、法律规定

_____

_____

_____

_____

_____

三、分析和研究

1. 案中是否发生卫生监督法律关系，其主体、客体、内容分别是什么？

_____

_____

_____

_____

_____

2. 引起卫生监督法律关系产生、变更和消灭的法律事实是什么？

_____

_____

_____

_____

_____

（陈仕学）

第三章

卫生监督主体

通过本章案例分析与实训练习:

巩固 卫生监督主体的概念、特征,卫生监督主体资格的取得,卫生监督主体的职权职责,卫生监督主体的类型,卫生监督主体的相互关系,卫生监督主体之间的权属争议及其处理,受委托组织,卫生监督人员。

培养 运用卫生监督主体的界定、卫生监督主体的类型、卫生监督主体的职权职责、卫生监督主体之间的权属争议及其处理等本章知识分析案例和解决实际问题的能力。

扩展 运用现代法治理念分析认识卫生监督主体领域的现象和问题。

案例

浙江医药"回扣门"事件

2010年3月,浙江省××市一论坛出现帖子,详细记录了××医学院附属第二医院67名医生收取由北京××制药有限公司生产的葡萄糖酸钙锌口服溶液回扣的医生名单和所收回扣的数目。

同年5月,一名网友在宁波某论坛发帖称,他在宁波市某医院捡到一张单子,上面记录了该院40余名医生某种药物的用量及总价,还有一列手写的数字,疑似回扣金额。

11月14日,杭州一论坛曝出了杭州多家医院医务人员上百次收取某医疗器械商回扣的清单。

对此,浙江省卫生厅相关负责人此前在接受记者采访时也承认:"医药回扣确实不是个别现象,在一些范围内还不同程度地存在。"

2011年全国"两会"期间,浙江省副省长在接受媒体采访时表示,"浙江医务人员收受回扣的问题确实存在,而且个别医院比较严重"。他表示,浙江省政府将采取严厉措施,打击医务人员收受药品回扣违法行为。

2011年8月,××大学医学院附属第一医院急诊科主任黄××自杀,据知情人透露,黄××卷入的是浙江省公安厅立案侦查的一起涉嫌商业贿赂案。

根据记者调查,黄××案件的源头,是2011年2月浙江爆出的"回扣门"事件。2月24日,一名自称杭州××医药科技有限公司业务员的网友,发帖曝光了

笔记

该公司代理的依达拉奉注射液回扣问题。网友称,依达拉奉注射液是一种神经科治疗药物,生产商是吉林××制药有限公司,浙江销售商是杭州××医药科技有限公司。它主要用于治疗脑卒中(俗称"中风")、脑出血等,不少医院都有使用。杭州××医药科技有限公司对于各大医院的医生,每开一支,返还给医生的回扣高达 20～25 元。该网友同时还曝光了 1 月份杭州××医药科技有限公司统计发给医生的回扣详细清单,其中涉及杭州、宁波两地多家医院的 200 多名医生,其中不少还是名医、科主任和医院骨干。清单显示,宁波一名医生 1 月份的回扣统计数字高达 32040 元。

8 月 25 日,为打击药品回扣违法行为,浙江省纠风办、省卫生厅联合召开全省医药回扣专项治理工作电视电话会议,几天之内即有百余名医生被约谈调查。

浙江省卫生厅负责人说:"从目前查处的几起医药回扣案件来看,收受回扣人员手段多变,性质恶劣,涉及面广,数额巨大,确实让我们震惊。"这种腐败现象如果蔓延下去,就会严重腐蚀医务人员队伍,严重损害医务人员形象。

鉴于医药回扣的危害,浙江省卫生厅披露:2011 年在全省卫生系统开展医药回扣专项治理年活动,到目前已有 1482 家医疗单位实施了廉洁从医承诺制,18.3 万余名医务人员签订了廉洁从医承诺书,通过自查自纠主动上交款项 2800 余万元。

同时,为建设医德医风,浙江省卫生厅表示还将完善医务人员医德信用档案,将医德信用考评结果与职称评定、职务晋升挂钩。(来源:中国新闻网)

问题:

1. 如何理解卫生监督主体的职权职责,我国卫生监督主体由哪些组织组成?

2. 浙江省卫生厅是否就是浙江医药"回扣门"事件的卫生监督主体,为什么?

3. 如何理解卫生监督人员与卫生监督主体的关系,就浙江医药"回扣门"事件而言,其应当履行的职责有哪些,为什么?

主要知识点

一、卫生监督主体概述

(一)卫生监督主体的概念

卫生监督主体是指享有国家卫生监督权力,能以自己的名义从事卫生监督活动,并独立承担活动效果的组织。

卫生监督主体的概念应当从以下方面来理解:

(1)卫生监督主体是一种组织。卫生监督主体不同于个人,是由国家依法设立的行使一定国家卫生行政权力的组织。

(2)卫生监督主体是享有国家卫生监督权的组织。能否享有行政职权是决定某组织能否成为行政主体的决定性条件。国家依法设立、并通过宪法和法律赋予其享有卫生监督权的行政机关当然享有卫生监督权,能够成为卫生监督主体。而根据卫生法律、法规授权取得卫生监督职权的组织也享有卫生监督权,能够成为卫生监督主体。

(3)卫生监督主体是能够以自己的名义从事卫生监督活动的组织。卫生监督主体无论是作出决定、发布命令、实施决定和命令,还是查处违法行为等,都必须能够以自己的名义作出。

(4)卫生监督主体是能够独立承担卫生监督活动效果的组织。独立承担卫生监督活动效果意味着对自己的行为自己负责,任何卫生监督主体都必须自己承担卫生监督活动的效果。

(二)卫生监督主体的主要特征

卫生监督主体的特征,也有观点认为是卫生监督主体必须具备的条件。卫生监督主体的特征主要有:

(1)依法设立或取得职权。卫生监督主体必须依据宪法、行政组织法或卫生法律、法规的授权设立或取得职权。

(2)职权法定。卫生监督主体必须得到宪法、行政组织法或卫生法律、法规的明确授权,能够行使特定的卫生监督职权。

(3)权责一致。卫生监督职权作为行政职权的类型之一,同样具有职权职责的一体两面性,卫生监督主体在享有卫生监督职权的同时必须履行职责。

(4)具有行为能力。卫生监督主体必须具备从事卫生监督活动的行为能力。为此,拥有掌握与所行使卫生监督职能有关的卫生法律、法规和有关技术知识的工作人员、基本设备和条件是卫生监督主体能够履行卫生监督职权的必备条件。

(三)卫生监督主体资格的取得

1.法定取得

法定取得指依照宪法和行政组织法的有关规定取得卫生监督主体资格。国务院及其职能部门、地方各级人民政府及其派出机关和县级以上人民政府的工作部门卫生监督主体资格的取得属于法定取得。

2.授权取得

授权取得指依照宪法和行政组织法以外的单行法律、法规的授权规定而取得行政主体资格。法律、法规授权组织取得卫生监督主体资格属于授权取得。

(四)卫生监督主体的职权职责

1.卫生监督职权

卫生监督职权是指卫生监督主体依法所享有的、对卫生监督事务进行组织与管理的行政权力。拥有卫生监督职权,是行政机关和有关组织能以卫生监督主体的名义从事卫生监督活动的最基本前提。

尽管不同的卫生监督主体所拥有的职权内容不尽相同,但总的来说,卫生监督职权主要包括以下内容:

(1)行政决定权,即通过赋予、限制或剥夺等方式处理行政相对方的具体权利和义务的职权。

(2)行政命令权,即依法要求行政相对人为一定的行为或不为一定的行为的职权。

（3）行政确认权，即认可或否认某个法律事实或法律关系的权力。

（4）行政检查权，即依法对行政相对人履行法定义务和守法情况进行监督检查的权力。

（5）行政处罚权，即依法对行政相对人违反行政管理的行为予以某种处罚的权力。

（6）行政强制权，即为实现具体行政行为的内容，或为维护公共利益和社会秩序，预防和制止违法行为和危害事件发生，实施强行限制相对人权利的行为的权力。

（7）行政处分与追偿权，即对卫生监督执法人员在执行公务过程中的违法违纪行为以及因故意违法或重大过失违法导致国家承担赔偿责任的，有权依法给予行政处分和实施追偿的权力；等等。

2.卫生监督职责

卫生监督职责是指卫生监督主体在卫生监督活动中必须承担的法定义务。卫生监督职责与卫生监督职权相生相伴，两者密不可分并对立统一。

卫生监督职责主要体现为：履行义务，不失职；遵守权能和权限，不越权；合理行使自由裁量权，不滥用职权；注重证据，合理认定事实；正确适用法律，避免适法错误；遵守法定程序，防止程序违法；遵循合理原则，避免行政不当；等等。

二、卫生监督主体的类型

（一）卫生监督行政机关

卫生监督行政机关是指依据宪法和行政组织法的规定而设置的，行使国家卫生监督职能的国家机关。根据卫生法律、法规的规定，卫生监督行政机关主要有卫生和计划生育行政部门、食品药品监督管理部门、中医药管理部门、国境卫生检疫部门、安全生产监督管理部门等。

1.卫生和计划生育行政部门

卫生和计划生育行政部门由原卫生行政部门与人口和计划生育行政部门合并而成，是我国最主要的卫生监督行政机关之一。

根据2013年国务院机构改革方案，我国自上而下对卫生行政部门与人口和计划生育行政部门进行了合并，职能调整后的卫生和计划生育行政部门取代了原卫生行政部门和原人口和计划生育行政部门。现行卫生和计划生育行政部门包括国务院卫生和计划生育行政部门（即国家卫生和计划生育委员会），省、自治区、直辖市卫生和计划生育委员会，地（市）卫生和计划生育委员会（局），县（县级市、区）卫生和计划生育委员会（局），继续承担此前分别由原卫生行政部门与人口和原人口和计划生育行政部门承担的卫生监督工作。

2.食品药品监督管理部门

食品药品监督管理部门是专门从事药品监督和食品安全监管的行政机关，也是我国主要的卫生监督行政机关之一。

食品药品监督管理部门包括国家食品药品监督管理总局，省、自治区、直辖市食品药品监督管理局，地（市）食品药品监督管理局，县（县级市、区）食品药品监督管理局。

3.中医药管理部门

中医药管理部门是政府管理中医药行业的行政机关。我国中医药管理部门由国家

笔记

中医药管理局及地方各级人民政府中医药管理部门组成。各级中医药管理部门根据我国卫生法律、法规的规定,承担中医医疗、预防、保健、康复及临床用药等的监督管理等卫生监督职责。

4. 国境卫生检疫部门

国境卫生检疫部门是专门负责对出入境人员、运输工具、行李、货物等进行疾病检查与处理的行政机关。

我国国境卫生检疫部门即指国家质量监督检验检疫总局,并根据工作需要在地方设立相应的分支机构。

5. 安全生产监督管理部门

安全生产监督管理部门是专门承担安全生产监督管理职能的行政机关。

我国安全生产监督管理部门由国家安全生产监督管理总局,省、自治区、直辖市安全生产监督管理局,地(市)安全生产监督管理局和县(县级市、区)安全生产监督管理局组成。

(二)法律、法规授权组织

1. 法律、法规授权组织的概念

法律、法规授权组织是指根据法律、法规授权而能够以自己的名义行使特定行政职能的行政机关以外的社会组织。法律、法规授权的组织在授权范围内以自己的名义从事卫生监督活动,也是卫生监督主体。

2. 法律、法规授权组织的条件、范围

法律、法规授权组织条件为:①是依法成立的组织;②具有熟悉有关法律、法规和业务的正式工作人员;③能独立地承担因行为而引起的法律后果;④具有与所授行政管理职能相应的物质条件等。

法律、法规授权组织的范围十分广泛。根据我国卫生法律、法规的授权情况,主要有社会团体、企事业单位和根据卫生法律、法规的授权设立的卫生机构等。

三、卫生监督主体的相互关系

卫生监督主体之间的关系分为纵向关系和横向关系两种类型。

1. 纵向关系

纵向关系是指具有行政隶属关系的上下级卫生监督主体之间的关系。

纵向关系分为两种:①领导关系。领导关系是一种命令与服从的关系,作为领导机关的卫生监督主体对被领导的主体享有命令权、指挥权和监督权。②指导关系。指导关系是卫生监督主体双方存在的业务指导和监督关系,上级卫生监督主体对下级卫生监督主体没有直接命令指挥权。

2. 横向关系

横向关系是指没有行政隶属关系的卫生监督主体之间的关系。

横向关系包括同级卫生监督主体之间与级别不同、卫生监督职权各异的卫生监督主体之间的关系。横向关系的卫生监督主体之间具有互相配合与协助的义务。

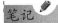

四、卫生监督主体之间的权属争议及其处理

卫生监督主体之间的权属争议是指卫生监督主体之间因履行卫生监督职能而发生的各种行政争议。

卫生监督主体之间的权属争议,先由发生权属争议的双方协商解决,协商不成的,由其共同的上级行政机关指定权力归属。

五、受委托组织

(一)受委托组织的概念

受委托组织,是指接受卫生监督主体的委托而行使某项卫生监督职权或从事某些卫生监督事务管理的组织。

(二)受委托组织的法律地位

受委托组织的法律地位主要体现为:①可以行使一定的卫生监督职权;②与委托行政机关之间的关系是一种行政上的委托代理关系;③只能在委托权限范围内进行活动;④接受委托卫生监督主体的监督和指导;⑤不具有复议被申请人和行政诉讼被告资格。

(三)委托的有效条件

(1)卫生监督主体委托其他组织行使卫生监督职权的,应当符合下列条件或规则:必须依法委托;委托事项必须属于委托卫生监督主体职权范围内的事项;委托确有必要;委托的事项范围必须明确并受到限制;以书面形式进行;受委托组织不得将卫生监督主体的委托事项再委托其他组织或个人实施。

(2)受委托组织应当具备以下条件和要求:必须是依法成立的组织;应当有相应能力和素质行使所委托的卫生监督权;应当是一种公益性的组织;如果所委托的卫生监督的事项需要具备一定的技术条件才能完成的,应当具有相应的技术条件。

六、卫生监督人员

(一)卫生监督人员概述

卫生监督人员是卫生监督主体中实际代表卫生监督主体行使监督职权、履行监督职责的工作人员。在我国的卫生监督主体中,卫生和计划生育行政部门有专门的卫生监督员,食品药品监督管理部门有专门的食品药品监督员,安全生产监督管理部门有安全生产监察员,其他行政机关也由专门的工作人员来履行法律赋予或授予的卫生监督职权。

(二)卫生监督员的概念

卫生监督员是指通过资格考试,经依法聘任,在法定职责范围内履行卫生监督职能的卫生监督执法人员。卫生监督员一般采狭义,仅指卫生和计划生育行政部门的专门执法人员。

卫生监督员有以下特点:①卫生监督员是卫生监督行政机关的执法人员,是具体承

担卫生监督工作任务的人员;②卫生监督员必须通过卫生监督行政机关的资格考核,经依法聘任;③卫生监督员的卫生监督行为是卫生监督主体的行政行为,所产生的后果由所在卫生监督主体承担。

(三)《卫生监督员管理办法》的主要内容

1.卫生监督员的聘任与解聘

(1)卫生监督员由县级以上卫生和计划生育行政部门从通过卫生监督员资格考试的人员中择优聘任。

具备下列条件者方可参加卫生监督员资格考试:①具有一定的专业技术和监督管理实践经验;②经省辖市以上人民政府卫生和计划生育行政部门组织实施的有关法律知识培训合格。

有以下情况之一者不得聘任为卫生监督员:①非在职人员;②专职实验室的检验人员;③因健康原因不能胜任卫生监督任务的人员;④省级卫生和计划生育行政部门认为不宜担任卫生监督工作的人员。

(2)卫生监督员有下列情形之一的,应予解聘:①离退休或调离卫生监督岗位的;②因为健康等原因不能坚持正常工作的;③年度考核不合格的;④受记大过以上行政处分的;⑤受治安管理行政处罚的;⑥受刑事处分的;⑦省级以上卫生和计划生育行政部门认为不宜继续担任卫生监督员的其他情形。

卫生监督员解聘由聘任机关办理解聘手续,收回其卫生监督员证件、证章、帽徽及其他卫生监督标志,并报上一级卫生和计划生育行政部门备案。

2.卫生监督员的职责与工作规范

(1)卫生监督员必须熟练掌握和运用与本职工作有关的各项法律、法规、规章、标准、技术规范和工作程序,根据卫生和计划生育行政部门或相应卫生监督机构交付的任务,履行以下卫生监督职责:①依法进行预防性和经常性卫生监督;②进行现场调查和监督记录,依法取证和索取有关资料;③进行现场采样,提出检测项目;④对违反卫生法律、法规的单位和个人依法进行处理;⑤宣传卫生法规和业务知识,指导、协助有关部门对有关人员进行卫生和药品知识培训;⑥完成卫生和计划生育行政部门交付的其他任务。

(2)为保障公正、公平执法,有效履行法律赋予的卫生监督职责,卫生监督员必须遵守以下工作规范:①遵纪守法、廉洁奉公,作风正派,实事求是;②忠于职守,有法必依,执法必严,违法必究;③风纪严谨,证件齐全,着装整齐,文明执法,恪守职业道德;④遵守监督执法程序、标准、规范和制度;⑤取证及时、完善,方法科学、手段合法;⑥执法文书书写规范,手续完备;⑦履行相关法律、法规规定的保密义务;⑧不与监督管理相对人建立经济关系,不担任监督管理相对人顾问或在监督管理相对人单位兼职;⑨遇有与监督管理相对人有直接利害关系或其他有碍公正执法情况时,应当回避。

3.卫生监督员的培训考核与奖惩

(1)卫生监督员在聘任期间应当按照培训规划参加培训,及时更新卫生监督执法知识与技能,不断提高综合素质。

在聘任期间,还应当定期对卫生监督员进行考核,考核内容包括业务水平、法律知识和执法情况等。

（2）卫生和计划生育行政部门对在各类卫生监督工作中做出突出成绩的卫生监督员进行表彰或奖励。对违法违纪的卫生监督员,视情节轻重由有关部门追究其行政责任或刑事责任。

导入案例评析

1.卫生监督主体的职权又称卫生监督职权,是指卫生监督主体依法所享有的对卫生监督事务进行组织与管理的行政权力。拥有卫生监督职权,是行政机关和有关组织能以卫生监督主体的名义从事卫生监督活动的最基本前提。卫生监督职权主要包括以下内容:行政决定权、行政命令权、行政确认权、行政检查权、行政处罚权、行政强制权、行政处分与追偿权等。卫生监督主体的职责又称卫生监督职责,是指卫生监督主体在卫生监督活动中必须承担的法定义务。卫生监督职责主要体现为:履行义务,不失职;遵守权能和权限,不越权;合理行使自由裁量权,不滥用职权;注重证据,合理认定事实;正确适用法律,避免适法错误;遵守法定程序,防止程序违法;遵循合理原则,避免行政不当。卫生监督职权与卫生监督职责相生相伴,两者密不可分并对立统一。

根据卫生法律、法规的规定,我国卫生监督主体分为两大类,即卫生监督行政机关和法律、法规授权组织。卫生监督行政机关是指依据宪法和行政组织法的规定而设置的行使国家卫生监督职能的国家机关,包括各级人民政府的卫生和计划生育行政部门与其他有关部门。根据卫生法律、法规的规定,卫生监督行政机关主要有卫生和计划生育行政部门、食品药品监督管理部门、中医药管理部门、国境卫生检疫部门、安全生产监督管理部门等。法律、法规授权组织是指根据法律、法规授权,能够以自己的名义行使特定行政职能的行政机关以外的社会组织。法律、法规授权组织的范围十分广泛。根据我国卫生法律、法规的授权情况,主要有社会团体、企事业单位以及根据卫生法律、法规的授权设立的卫生机构等。

2.浙江省卫生厅是浙江医药"回扣门"事件的卫生监督主体,但并非就是唯一的卫生监督主体。

卫生监督主体是指享有国家卫生监督权力,能以自己的名义从事卫生监督活动,并独立承担活动效果的组织。根据《中华人民共和国执业医师法》的规定,县级以上地方人民政府卫生行政部门负责管理本行政区域内的医师工作。根据《中华人民共和国药品管理法》的规定,省、自治区、直辖市人民政府药品监督管理部门负责本行政区域内的药品监督管理工作。药品的生产企业、经营企业、医疗机构在药品购销中暗中给予、收受回扣或者其他利益的,药品的生产企业、经营企业或者其代理人给予使用其药品的医疗机构的负责人、药品采购人员、医师等有关人员以财物或者其他利益的,由工商行政管理部门作出行政处罚,并通知药品监督管理部门,由药品监督管理部门吊销药品生产经营许可证。因此,浙江医药"回扣门"事件发生地的县级以上卫生行政部门、食品药品监督管理部门和工商行政管理部门都是事件中符合法律规定的卫生监督主体。从浙江省卫生厅作为浙江省省级卫生行政部门的法

笔记

定身份来看,浙江省卫生厅是浙江医药"回扣门"事件的卫生监督主体之一,但绝非唯一的卫生监督主体。

3.卫生监督人员是卫生监督主体中实际代表卫生监督主体行使监督职权、履行监督职责的工作人员。在一般意义上,卫生监督人员作为卫生监督主体的工作人员,应当接受卫生监督主体的管理和工作安排。根据行政法理论,卫生监督人员与卫生监督主体的关系被称为行政职务关系,其主要内容有:卫生监督人员是卫生监督行政机关的执法人员,是具体承担卫生监督工作任务的人员;卫生监督人员的卫生监督行为后果是卫生监督主体的行政行为,所产生的后果由所在卫生监督主体承担。

在浙江医药"回扣门"事件中,凡是承担实际查处有关医疗机构、医务人员、药品经营企业等组织和个人给予、收受回扣等违法行为的职权职责的卫生监督主体的执法人员可以说都属于卫生监督人员的范畴。卫生监督人员在事件中应当履行的职责主要有:根据卫生行政部门或其他卫生监督主体交付的任务,依法开展卫生监督;依法进行现场调查和监督记录,依法取证和索取有关资料;对违反卫生法律、法规的单位和个人依法进行处理;宣传卫生法律、法规和业务知识;完成卫生监督主体交付的其他任务。

法条链接

一、《中华人民共和国药品管理法》

第五条 国务院药品监督管理部门主管全国药品监督管理工作。国务院有关部门在各自的职责范围内负责与药品有关的监督管理工作。

省、自治区、直辖市人民政府药品监督管理部门负责本行政区域内的药品监督管理工作。省、自治区、直辖市人民政府有关部门在各自的职责范围内负责与药品有关的监督管理工作。

国务院药品监督管理部门应当配合国务院经济综合主管部门,执行国家制定的药品行业发展规划和产业政策。

第五十九条 禁止药品的生产企业、经营企业和医疗机构在药品购销中账外暗中给予、收受回扣或者其他利益。

禁止药品的生产企业、经营企业或者其代理人以任何名义给予使用其药品的医疗机构的负责人、药品采购人员、医师等有关人员以财物或者其他利益。禁止医疗机构的负责人、药品采购人员、医师等有关人员以任何名义收受药品的生产企业、经营企业或者其代理人给予的财物或者其他利益。

第六十四条 药品监督管理部门有权按照法律、行政法规的规定对报经其审批的药品研制和药品的生产、经营以及医疗机构使用药品的事项进行监督检查,有关单位和个人不得拒绝和隐瞒。

药品监督管理部门进行监督检查时,必须出示证明文件,对监督检查中知悉的被检查人的技术秘密和业务秘密应当保密。

笔记

第九十条　药品的生产企业、经营企业、医疗机构在药品购销中暗中给予、收受回扣或者其他利益的，药品的生产企业、经营企业或者其代理人给予使用其药品的医疗机构的负责人、药品采购人员、医师等有关人员以财物或者其他利益的，由工商行政管理部门处一万元以上二十万元以下的罚款，有违法所得的，予以没收；情节严重的，由工商行政管理部门吊销药品生产企业、药品经营企业的营业执照，并通知药品监督管理部门，由药品监督管理部门吊销其《药品生产许可证》、《药品经营许可证》；构成犯罪的，依法追究刑事责任。

第九十一条　药品的生产企业、经营企业的负责人、采购人员等有关人员在药品购销中收受其他生产企业、经营企业或者其代理人给予的财物或者其他利益的，依法给予处分，没收违法所得；构成犯罪的，依法追究刑事责任。

医疗机构的负责人、药品采购人员、医师等有关人员收受药品生产企业、药品经营企业或者其代理人给予的财物或者其他利益的，由卫生行政部门或者本单位给予处分，没收违法所得；对违法行为情节严重的执业医师，由卫生行政部门吊销其执业证书；构成犯罪的，依法追究刑事责任。

二、《中华人民共和国执业医师法》

第四条　国务院卫生行政部门主管全国的医师工作。

县级以上地方人民政府卫生行政部门负责管理本行政区域内的医师工作。

第二十七条　医师不得利用职务之便，索取、非法收受患者财物或者牟取其他不正当利益。

第三十七条　医师在执业活动中，违反本法规定，有下列行为之一的，由县级以上人民政府卫生行政部门给予警告或者责令暂停六个月以上一年以下执业活动；情节严重的，吊销其执业证书；构成犯罪的，依法追究刑事责任：

（一）违反卫生行政规章制度或者技术操作规范，造成严重后果的；

（二）由于不负责任延误急危患者的抢救和诊治，造成严重后果的；

（三）造成医疗责任事故的；

（四）未经亲自诊查、调查，签署诊断、治疗、流行病学等证明文件或者有关出生、死亡等证明文件的；

（五）隐匿、伪造或者擅自销毁医学文书及有关资料的；

（六）使用未经批准使用的药品、消毒药剂和医疗器械的；

（七）不按照规定使用麻醉药品、医疗用毒性药品、精神药品和放射性药品的；

（八）未经患者或者其家属同意，对患者进行实验性临床医疗的；

（九）泄露患者隐私，造成严重后果的；

（十）利用职务之便，索取、非法收受患者财物或者牟取其他不正当利益的；

（十一）发生自然灾害、传染病流行、突发重大伤亡事故以及其他严重威胁人民生命健康的紧急情况时，不服从卫生行政部门调遣的；

（十二）发生医疗事故或者发现传染病疫情，患者涉嫌伤害事件或者非正常死亡，不按照规定报告的。

笔记

实训项目名称　食品安全监管主体案例分析与问题研究

一、实训目标

1. 检验对卫生监督主体的界定、卫生监督主体的类型、卫生监督主体的职权职责、卫生监督主体之间的权属争议及其处理等本章知识的理解和掌握程度。

2. 训练查找资料尤其是检索实训涉及的有关法律法规并进行分析归纳的能力。

3. 培养应用卫生监督主体基本知识和有关法律规定分析案例和解决实际问题的能力。

二、实训内容与形式

要求根据以下材料进行案例分析和问题研究。

实训材料　食品安全监管之"无事抢着管,有事跑着躲"

2005 年中秋节前夕,媒体曝光安徽省巢湖市庐江县的一家生产月饼小作坊,用三年前已经破产的庐江食品厂的卫生许可证,生产标有庐江食品厂厂名和卫生许可证的劣质月饼。事件引起了庐江县委、县政府的重视,但是在"由谁查处,由谁承担监管失职责任"问题上,当地卫生行政、质量监督、工商行政管理等部门打起了口水仗,都以没有发证为由,拒不查处。最后,庐江县食品安全委员会发出正式文件,责成县卫生局查处方才了事。

问题:

1. 本案中的庐江县食品安全委员会是不是卫生监督主体,为什么?

2. 案中卫生行政、质量监督、工商行政管理等部门到底谁应当承担监管责任,理由是什么?

3. 你是如何认识案中类似现象的成因的?

三、实训要领

1. 了解案情涉及的社会背景和基本事实。

2. 学习和掌握实训涉及的本章主要知识。

3. 检索并找出实训涉及的主要法律法规及其具体规定。

4. 查找文献资料,必要时进行调查研究,根据卫生监督原理和有关法律制度,研究案中类似现象的成因。

四、成果要求和评分

1. 要求独立完成。

2.提交书面报告。要求:(1)列出作为实训依据的主要法律法规的规定;(2)分析研究部分的字数 1000 字左右,观点明确、说理清楚,既要讲清楚作为理由和依据的基本知识和法律规定,更要针对案情事实进行分析并得出明确的结论。

3.由老师根据评分规则打分。

附件:书面作业

实训报告

一、案情

_____

_____

_____

_____

_____

_____

_____

_____

_____

_____

_____

二、法律规定

_____

_____

_____

_____

_____

_____

_____

_____

三、分析和研究

1. 本案中的庐江县食品安全委员会是不是卫生监督主体,为什么?

_____

_____

_____

_____

_____

_____

_____

2. 案中卫生行政、质量监督、工商行政管理等部门到底谁应当承担监管责任,理由是什么?

_____

_____

_____

_____

_____

_____

_____

_____

3. 你是如何认识案中类似现象的成因的?

_____

_____

_____

_____

_____

_____

_____

(陈仕学)

笔记

第四章

卫生监督依据

学习目标

通过本章案例分析与实训练习:

巩固　卫生监督法律依据的表现形式,卫生监督法律依据的效力关系,卫生监督技术依据的理解,卫生标准与卫生法律、法规的关系,卫生标准的作用、分类和内容。

培养　运用卫生监督法律依据、卫生监督技术依据等本章知识分析案例和解决实际问题的能力。

扩展　运用现代法治理念分析认识卫生监督依据及其相关领域的现象和问题。

导人案例

案例

某食品厂诉某区卫生局卫生监督行为违法案

2002年1月12日,某市有消费者在某餐馆食用早餐后发生急性腹泻,先后有20多人被送到医院就医,其中2人病情严重。经过调查,市卫生局认定系食用了由餐馆提供的A食品厂生产的早餐包所致。在听取卫生行政部门负责人的汇报后,省、市领导指示对违法行为人要从重从快查处,决不姑息,并要求从严抓好食品卫生工作。2月10日上午,某区卫生局卫生监督人员到B食品厂进行检查,发现该厂使用的辅料中含有罂粟壳,于是依据市卫生局、公安局联合发布的〔1992〕第46号文件精神,根据《中华人民共和国食品卫生法》第九条、第二十三条、第三十七条、第三十九条、第四十二条的规定,决定查封B食品厂原料库房和成品包装车间,并暂扣卫生许可证和责令停业整顿。为从重从快查处,卫生监督人员采取以上措施后没有制作行政控制决定书和行政处罚决定书,也未告知诉权。2002年2月24日,B食品厂依法申请了行政复议,但是几天后又撤回了复议申请。2002年4月8日,区卫生局解除了对B食品厂原料库房和包装车间的查封,并于4月13日发还卫生许可证。

2002年7月5日,B食品厂向人民法院提起行政诉讼,请求判令区卫生局纠正2002年2月10日所作的违法行政行为,并承担诉讼费用。食品厂诉称:被告卫生监督行为违法有四个方面的表现:(1)卫生监督人员进行检查时,着装不整,未出示执法证件;(2)被告认定原告使用的香料辅料中含有罂粟壳,但没有依法对该辅料予以采样、存封,而是挑选出罂粟壳单独送样检查;(3)被告认定原告违反《中华人民共和国食品卫生法》第三十七条、第三十九条,扣押原告卫生许可证,责令停业整顿,适用法律错误;(4)被告作出卫生行政处罚后,没有送达行政处罚决定书,没有告知诉权和起诉期限,违反法定程序。被告则辩称卫生监督行为完全合法:(1)卫生监督人员进行检查时,身着卫生监督人员制服,且文明礼貌;(2)被告查封原告原料库房和包装车间,对可能导致食物中毒的食品实施临时控制措施,符合《中华人民共和国食品卫生法》第三十七条之规定;(3)被告根据《中华人民共和国食品卫生法》第九条、第二十三条、第三十七条、第三十九条、第四十二条和〔1992〕第46号文件《市卫生局、公安局关于严禁在食品中掺入有毒有害物质的通告》之规定,暂扣卫生许可证和责令停业整顿是必要的。

人民法院经过审理,认定被告卫生监督行为存在以下主要问题:(1)采取的临时控制措施适用法律不当。被告区卫生局对原告B食品厂使用的辅料中含有罂粟壳的行为认定违反《中华人民共和国食品卫生法》第九条、第二十三条是不正确的,因为第二十三条是对保健食品的安全性和说明书的真实性的规定,本案的违法事实显然不能适用。B食品厂经营含有有毒有害物质的食品,只能适用《中华人民共和国食品卫生法》第九条第二项。另外,被告适用某市卫生局、公安局共同发布的〔1992〕第46号文件作出控制措施更不正确,因该文件作为规范性文件,还够不上执法依据。(2)区卫生局采取查封强制措施后没有送达行政控制决定书,没有告知诉权,违反法定程序。据此,人民法院判决区卫生局2002年2月10日对食品厂所采取的查封强制措施违反法律规定,诉讼费由被告负担。

问题:

1.省、市领导指示是否有法律约束力,为什么?

2.区卫生局的监督行为是否合法,为什么?

3.卫生法律、法规、规章和其他规范性文件冲突时如何适用?

主要知识点

一、卫生监督的法律依据

卫生监督的法律依据是指卫生监督主体实施卫生监督作出监督行为的法律根据,即一般所称的卫生法律、法规。

卫生监督作为卫生行政管理的重要组成部分,必须严格依法进行。在卫生监督活动中,卫生监督主体所依据的卫生法律、法规主要是卫生方面的法律、法规、规章和其他卫生法的法律渊源,并且不同性质的卫生法律、法规、规章和其他卫生法的法律渊源具有不同的效力等级,卫生监督主体必须正确适用。

(一)卫生监督法律依据的表现形式

1.宪法

宪法是国家根本大法,是制宪机关通过法定程序制定的具有最高法律效力的规范性法律文件。宪法是国家一切立法的基础和依据。我国宪法中有关保护公民生命健康权

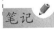

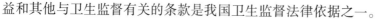

益和其他与卫生监督有关的条款是我国卫生监督法律依据之一。

2.卫生法律

卫生法律是指由全国人民代表大会及其常务委员会依法制定的、调整我国卫生活动过程中发生的社会关系的规范性法律文件。

卫生法律分为两种:基本卫生法律和普通卫生法律。基本卫生法律是由全国人民代表大会制定,以卫生方面最基本问题作为立法内容的专门法律规范。目前我国尚未制定卫生基本法。普通卫生法律,即基本卫生法律以外的其他卫生法律,由全国人民代表大会常务委员会制定和修改。迄今为止,我国普通卫生法律共有11部,即《中华人民共和国传染病防治法》、《中华人民共和国职业病防治法》、《中华人民共和国国境卫生检疫法》、《中华人民共和国食品安全法》、《中华人民共和国药品管理法》、《中华人民共和国执业医师法》、《中华人民共和国母婴保健法》、《中华人民共和国献血法》、《中华人民共和国人口与计划生育法》、《中华人民共和国红十字会法》和《中华人民共和国精神卫生法》。

此外,我国其他基本法律和普通法律,如《中华人民共和国行政许可法》、《中华人民共和国行政处罚法》、《中华人民共和国国家赔偿法》等中有关行政执法和行政赔偿方面的条款,也是我国卫生监督的法律依据。

3.卫生行政法规

卫生行政法规是以宪法和卫生法律为依据,由国务院制定颁布的卫生方面的规范性法律文件。迄今为止国务院已颁布了近40部卫生行政法规,如《医疗机构管理条例》、《公共场所卫生管理条例》、《突发公共卫生事件应急条例》、《精神药品管理办法》、《护士条例》、《乡村医生从业管理条例》、《人体器官移植条例》等。

4.地方性卫生法规

地方性卫生法规是指省、自治区、直辖市和设区的市、自治州的人民代表大会及其常务委员会根据本行政区域的具体情况和实际需要,在不与宪法、法律、行政法规相抵触的前提下制定的卫生方面的规范性法律文件。地方性卫生法规在本行政区域内发生法律效力,是相应地方的卫生监督主体实施卫生监督的法律依据。

5.卫生规章

卫生规章是由有立法权的行政机关在本部门的权限范围内,根据宪法、法律、行政法规和地方性法规制定颁布的卫生方面的规范性法律文件。卫生规章分为部门卫生规章和地方性卫生规章两种。

部门卫生规章是由国务院卫生和计划生育行政部门和其他承担卫生行政管理职能的有关部门在各自权限内制定发布的与卫生有关的规范性法律文件。部门卫生规章规定的事项应当属于执行法律或者国务院的行政法规、决定、命令的事项。据不完全统计,到目前为止,仅原国家卫生部就已发布了200多个部门规章,如《医疗机构管理条例实施细则》、《卫生行政执法处罚文书规范》等。可以说,卫生行政法规和卫生部门规章是我国卫生监督执法中数量最多的法律依据。

地方性卫生规章指是省、自治区、直辖市和设区的市、自治州的人民政府根据本行政区域的具体情况和实际需要,在不与宪法、法律、行政法规和地方性法规相抵触的前提下

笔记

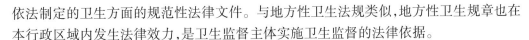

依法制定的卫生方面的规范性法律文件。与地方性卫生法规类似,地方性卫生规章也在本行政区域内发生法律效力,是卫生监督主体实施卫生监督的法律依据。

6.国际卫生条约

国际卫生条约是指我国与外国缔结或我国加入并生效的有关卫生方面的国际法规范性文件。国务院有权与外国缔结卫生条约和卫生协定,全国人大常委会有权决定与外国缔结卫生条约和卫生协定。

(二)卫生监督法律依据的效力关系

1.上位法优于下位法

卫生监督法律依据是有位阶的,效力等级高的是上位法,效力等级低的就是下位法。上位法与下位法之间的效力关系是"上位法优于下位法",即宪法具有最高法律效力,其他依次是卫生法律、卫生行政法规、地方性卫生法规、部门卫生规章、地方性卫生规章。

2.同位阶法律分别适用

同位阶的卫生监督法律依据具有同等法律效力,在各自适用范围内适用。比如行政法规之间、地方性卫生法规之间、部门卫生规章之间、部门卫生规章与地方性卫生规章之间具有同等效力,在各自的适用范围内施行。

3.特别法优于一般法

如果针对同一事项在某一卫生监督领域既有一般性立法,又有不同于一般立法的特殊立法时,卫生监督法律依据的效力关系是特别规定优于一般规定,即"特别法优于一般法",卫生法律、卫生行政法规、地方性卫生法规、部门卫生规章、地方性卫生规章等卫生监督法律依据各自的特别规定与一般规定不一致时,适用特别规定。

4.新法优于旧法

在同一机关制定的卫生法律、卫生行政法规、地方性卫生法规、部门卫生规章、地方性卫生规章等卫生监督法律依据内部,如果既有新的规定,也有旧的规定,其效力关系是"新法优于旧法",即新的规定与旧的规定不一致的,适用新的规定。

二、卫生监督的技术依据

卫生监督技术依据是指卫生监督主体实施卫生监督所使用的卫生标准、技术规范等。卫生监督具有较强的专业性和技术性,卫生监督活动的开展往往需要借助一定的技术手段,遵循法定的技术标准和规范。国家卫生和计划生育委员会(卫生部)与国务院有关部门发布了大量的卫生标准和其他规范性文件,内容覆盖了卫生监督的各个领域。

(一)卫生标准概述

1.卫生标准的理解

标准是指为了在一定的范围内获得最佳的秩序,经协商一致制定并由公认的机构批准,共同使用和重复使用的一种规范性文件。标准属于技术规范,标准以科学、技术和经验的综合成果为基础,以促进最佳社会效益为目的。

广义的卫生标准是指所有适用于卫生监督领域,作为卫生监督活动技术依据的标准。由于卫生监督活动涉及众多行政机关,行政机关制定的标准名称各异,如卫生标准、

笔记

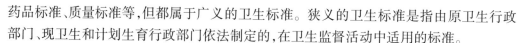

药品标准、质量标准等,但都属于广义的卫生标准。狭义的卫生标准是指由原卫生行政部门、现卫生和计划生育行政部门依法制定的,在卫生监督活动中适用的标准。

2.卫生标准与卫生法律、法规的关系

（1）相同点

卫生标准与卫生法律、法规的相同点表现在:①都具有一般性。卫生标准和卫生法律、法规规定的内容涵盖卫生监督领域的方方面面,具有普遍适用性,对各自适用范围的所有事项和相对人发生效力。②都具有公开性。卫生标准和卫生法律、法规必须事先公布才能适用,否则没有约束力。③都具有明确性和严肃性。卫生标准和卫生法律、法规的规则要具体、确定,使其具有可操作性,以便实现可预期的效果;强制性卫生标准和卫生法律、法规一经发布实施都具有必须遵守的法律地位,任何人包括卫生监督主体都不能违反。④都具有权威性。卫生标准和卫生法律、法规在卫生监督领域具有卫生监督活动规范的性质,应当得到有效的贯彻实施。任何人无论地位如何、职务多高都没有超越卫生法律、法规和强制性卫生标准的特权。⑤都具有约束性和强制性。卫生标准和卫生法律、法规作为社会规范或技术规范,对其适用范围内的任何人都有约束作用;同时,强制性卫生标准和卫生法律、法规都必须适用,不能以个人意志予以变更或排除适用,对于违反强制性卫生标准和卫生法律、法规的行为,必须承担不利的法律后果。

（2）不同点

卫生标准与卫生法律、法规的不同点是:①位阶不同。卫生法律、法规具有基础性和本源性的特点;卫生标准必须遵守卫生法律、法规的规定,是在卫生法律、法规基础上对卫生活动的进一步要求。②调整对象不同。卫生法律、法规作为最基本的社会规范,涉及卫生活动的各个方面;卫生标准主要涉及技术领域,是针对卫生活动的具体技术要求。③抽象程度不同。卫生法律、法规较为宏观和原则,一般留有较大的卫生监督主体自由裁量的余地;卫生标准则较为微观和具体,对所针对的技术性问题可以直接适用。④稳定性不同。卫生法律、法规相对稳定,如果频繁修改将会对调整的社会关系发生不利影响;卫生标准作为技术性要求,紧随社会发展变化而不断发展变化,可以经常补充修改。⑤民主性不同。卫生法律、法规的制定也要遵循民主立法要求,但主要是统治阶级意志的反映;卫生标准没有政治性,强调对所有卫生活动的一体适用,其制定和修改都更具民主性。⑥强制性的来源不同。卫生法律、法规本身具有强制性,任何个人和组织都必须遵守;卫生标准的强制力则来源于卫生法律、法规的赋予。⑦形式不同。卫生法律、法规是由一定的国家机关以书面文件的形式发布的;卫生标准在形式上有文字也有实物。

（二）卫生标准的作用

1.卫生标准是卫生监督监测检验的技术规范

监测检验是卫生监督常用的重要手段。要使监测检验结果具有法律有效性,必须使监测检验方法规范化,这就需要制定统一的监测检验规范,即检验方法标准。

2.卫生标准是卫生监督评价的技术依据

进行卫生评价是实施卫生监督的基本手段,对监督相对人进行卫生评价的主要技术依据是卫生标准。

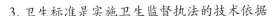

3.卫生标准是实施卫生监督执法的技术依据

卫生监督主体通过适用卫生标准,可以认定案件事实存在与否以及违法程度的轻重,从而为正确适用卫生法律、法规作出监督行为奠定基础。

4.卫生标准对卫生监督相对人具有规范作用

卫生标准是从事卫生活动所应当遵守的技术性要求,是强制性标准,并得到卫生法律、法规的保障,对从事卫生活动的卫生监督相对人具有调整作用。

(三)卫生标准的主要分类

1.国家标准、行业标准、地方标准、企业标准

根据发生作用的有效范围划分,卫生标准分为国家标准、行业标准、地方标准、企业标准。

国家标准是指由国家标准团体制定并公开发布、对全国经济技术发展有重大意义、在全国范围内统一实施的标准。

行业标准是指全国性行业范围内统一的标准。行业标准由国务院有关行政主管部门制定,并报国务院标准化行政主管部门备案。

地方标准是指在某个省、自治区、直辖市范围内需要统一的标准。地方标准由省、自治区、直辖市有关行政主管部门制定并报国务院标准化行政主管部门和国务院有关行政主管部门备案。

企业标准是指企业针对自身产品和在企业内需要协调、统一的技术要求和管理工作要求所制定的标准。企业标准由企业制定,并依法报企业主管部门或有关行政主管部门备案。

2.强制性标准和推荐性标准

根据法律约束力划分,卫生标准可分为强制性标准和推荐性标准。

强制性标准是在一定范围内通过法律、行政法规等手段强制执行的标准。强制性标准是国家技术法规的重要组成部分,具有法律属性。我国广义的卫生标准大多数是强制性标准,狭义的卫生标准全都是强制性标准。

推荐性标准,又称为非强制性标准或自愿性标准,是指在卫生活动领域通过经济手段或市场调节而自愿采用的标准。

(四)卫生标准的内容

不同卫生标准的内容不尽相同。根据《卫生标准管理办法》,狭义卫生标准涉及的事项包括:①食品、化妆品、生活饮用水以及涉及饮用水卫生安全的产品、消毒产品、卫生防护用品,其他各种与健康相关或含有毒有害因素产品的卫生及相关技术要求,上述产品生产、包装、储存、运输、销售和使用过程中的卫生技术要求;②职业活动、职业病防治的卫生技术要求;③生活环境、工作场所、学校和公共场所的卫生技术要求;④卫生与健康评价的技术规程与方法;⑤卫生信息技术要求;⑥与疾病预防控制有关的卫生技术要求;⑦与医疗卫生服务质量和安全以及医疗机构管理有关的卫生技术要求;⑧与血液的采集、制备、临床应用过程及与血液安全有关的卫生技术要求;⑨与保证卫生技术要求相配套的检测检验方法和评价方法;⑩其他与保护国民健康相关的卫生技术要求。

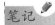
笔记

导入案例评析

1.省、市领导指示没有法律约束力。

根据我国的政治体制,上下级人民政府以及人民政府与其职能部门之间是领导关系。领导关系是一种命令与服从关系,作为领导机关的上级行政机关对被领导的下级行政机关享有命令权、指挥权和监督权。同时,我国行政机关实行首长负责制,行政机关重大事务在集体讨论的基础上由行政首长定夺,具体日常行政事务由行政首长决定,行政首长独立承担行政责任。中国共产党是我国的执政党,党组织在我国政治生活包括行政管理领域发挥着政治领导作用。因此,作为上级行政机关领导的省、市人民政府领导和上级党组织领导的省、市党委领导在一定意义上都拥有对卫生行政部门发号施令的权力。但是,无论是党的领导还是政府的领导都必须依法进行,任何个人和组织都没有法外权力,更无创设新的法律规范的权力,就其位高权重来说,其一言一行应受到更加严格的法律约束。因此,虽然本案中当地省、市领导曾经指示对食品卫生违法行为人要从重从快查处,决不姑息,并要求从严抓好食品卫生工作,但是所谓从重从快查处、决不姑息并没有赋予卫生行政部门任何新的监督执法依据,更不等于可以视法律如无物,其应当理解为领导对卫生行政部门严肃查处食品卫生违法行为的督促和期望,卫生行政部门必须严格依法查处食品卫生违法行为。

2.区卫生局的监督行为不合法。

根据有关卫生法律、法规的规定,区卫生局的监督行为存在以下问题:

(1)采取临时控制措施不具备法定条件和方式。根据当时生效的《中华人民共和国食品卫生法》第三十七条第一款的规定,必须在已造成食物中毒或有证据证明可能导致食物中毒事故时,卫生行政部门才可以采取临时控制措施。本案尚未造成食物中毒事故,只能解释具有后一种条件。但从案情来看,区卫生局认定 B 食品厂经营含有罂粟壳的食品证据不足。而且,根据《中华人民共和国食品卫生法》的规定,卫生行政部门只能采取下列临时控制措施:封存造成食物中毒或者可能导致食物中毒的食品及其原料;封存被污染的食品用工具及用具,并责令清洗消毒。因此,区卫生局采取的查封成品包装车间并暂扣卫生许可证的临时控制措施没有法律依据,属于越权的具体行政行为。

(2)采取的临时控制措施适用法律不当。《中华人民共和国食品卫生法》第九条第二款规定禁止生产经营含有毒、有害物质或者被有毒、有害物质污染,可能对人体健康有害的食品,区卫生局认定 B 食品厂经营含有有毒有害物质的食品,当然可以适用。但是《中华人民共和国食品卫生法》第二十三条是对保健食品的安全性和说明书的真实性的规定,与本案中区卫生局认定的违法事实明显不相关,显然不能适用。另外,所谓适用〔1992〕第46号文件作出控制措施更为不当,因为该文件只是卫生法律、法规之外的其他规范性文件,根本够不上卫生监督法律依据,不能适用。

(3)作出临时控制措施在程序上存在诸多问题。首先,根据《中华人民共和国行

 笔记

44

政处罚法》的规定,食品卫生监督员在进行监督检查时必须表明身份,出示监督证件,而该案食品卫生监督人员在检查时没有做到。其次,没有制作书面决定书并送达相对人。根据《食品卫生监督程序》的规定,卫生行政部门采取临时控制措施时,应使用封条,并制作卫生行政控制决定书并送达相对人,而本案中区卫生局并未作出书面的行政控制决定书并送达。根据《中华人民共和国行政处罚法》的规定,卫生行政部门作出行政处罚决定时,应制作卫生行政处罚决定书并送达相对人,而本案中区卫生局暂扣卫生许可证和责令停业整顿并未作出书面的行政处罚决定书并送达。最后,未告知监督相对人诉权和起诉期限。根据《中华人民共和国行政处罚法》等有关法律法规的规定,卫生行政部门作出具体行政行为必须告知管理相对人相关的权利,包括行政救济权。在本案中,区卫生局在卫生监督过程中未交代诉权和起诉期限,也属违反法定程序。总之,区卫生局的卫生监督行为无论在实体上还是在程序上均不合法。

3.卫生法律、法规、规章与其他规范性文件冲突时应遵循相应的适用规则。

在本案中,区卫生局根据省、市领导指示,以〔1992〕第 46 号文件《市卫生局、公安局关于严禁在食品中掺入有毒有害物质的通告》作为依据作出了相应的卫生监督行为。如前所述,〔1992〕第 46 号文件只是卫生法律、法规之外的其他规范性文件,不能作为卫生监督法律依据使用,区卫生局应当正确适用卫生法律、法规、规章和其他卫生法的渊源。根据《中华人民共和国立法法》的规定和行政法理论,如果卫生法律、法规、规章和其他规范性文件发生冲突,其适用规则为:(1)上位法优于下位法。宪法具有最高法律效力,其他依次是卫生法律、卫生行政法规、地方性卫生法规、部门卫生规章、地方性卫生规章。(2)同位阶法律分别适用。效力等级一样的卫生法律、法规、规章具有同等效力,在各自的适用范围内施行。(3)特别法优于一般法。卫生法律、卫生行政法规、地方性卫生法规、部门卫生规章、地方性卫生规章等卫生监督法律依据各自的特别规定与一般规定不一致时,适用特别规定。(4)新法优于旧法。在同一机关制定的卫生法律、卫生行政法规、地方性卫生法规、部门卫生规章、地方性卫生规章等卫生监督法律依据内部,新的规定与旧的规定不一致的,适用新的规定。(5)其他规范性文件不能作为卫生监督执法依据。其他规范性文件发挥作用的前提是必须符合卫生法律、卫生行政法规、地方性卫生法规、部门卫生规章、地方性卫生规章等卫生监督法律依据的规定,对实际卫生监督工作发挥一定的指导作用,但是不能直接作为做出卫生监督行为的依据。

法条链接

一、《中华人民共和国食品卫生法》

第九条　禁止生产经营下列食品:

(一)腐败变质、油脂酸败、霉变、生虫、污秽不洁、混有异物或者其他感官性状异常,可能对人体健康有害的;

（二）含有毒、有害物质或者被有毒、有害物质污染，可能对人体健康有害的；

（三）含有致病性寄生虫、微生物的，或者微生物毒素含量超过国家限定标准的；

（四）未经兽医卫生检验或者检验不合格的肉类及其制品；

（五）病死、毒死或者死因不明的禽、畜、兽、水产动物等及其制品；

（六）容器包装污秽不洁、严重破损或者运输工具不洁造成污染的；

（七）掺假、掺杂、伪造，影响营养、卫生的；

（八）用非食品原料加工的、加入非食品用化学物质的或者将非食品当作食品的；

（九）超过保质期限的；

（十）为防病等特殊需要，国务院卫生行政部门或者省、自治区、直辖市人民政府专门规定禁止出售的；

（十一）含有未经国务院卫生行政部门批准使用的添加剂的或者农药残留超过国家规定容许量的；

（十二）其他不符合食品卫生标准和卫生要求的。

第二十三条　表明具有特定保健功能的食品，不得有害于人体健康，其产品说明书内容必须真实，该产品的功能和成分必须与说明书相一致，不得有虚假。

第三十七条　县级以上地方人民政府卫生行政部门对已造成食物中毒事故或者有证据证明可能导致食物中毒事故的，可以对该食品生产经营者采取下列临时控制措施：

（一）封存造成食物中毒或者可能导致食物中毒的食品及其原料；

（二）封存被污染的食品用工具及用具，并责令进行清洗消毒。

经检验，属于被污染的食品，予以销毁；未被污染的食品，予以解封。

第三十九条　违反本法规定，生产经营不符合卫生标准的食品，造成食物中毒事故或者其他食源性疾患的，责令停止生产经营，销毁导致食物中毒或者其他食源性疾患的食品，没收违法所得，并处以违法所得一倍以上五倍以下的罚款；没有违法所得的，处以一千元以上五万元以下的罚款。

违反本法规定，生产经营不符合卫生标准的食品，造成严重食物中毒事故或者其他严重食源性疾患，对人体健康造成严重危害的，或者在生产经营的食品中掺入有毒、有害的非食品原料的，依法追究刑事责任。

有本条所列行为之一的，吊销卫生许可证。

第四十二条　违反本法规定，生产经营禁止生产经营的食品的，责令停止生产经营，立即公告收回已售出的食品，并销毁该食品，没收违法所得，并处以违法所得一倍以上五倍以下的罚款；没有违法所得的，处以一千元以上五万元以下的罚款。情节严重的，吊销卫生许可证。

二、《中华人民共和国行政处罚法》

第三十一条　行政机关在作出行政处罚决定之前，应当告知当事人作出行政处罚决定的事实、理由及依据，并告知当事人依法享有的权利。

第三十二条　当事人有权进行陈述和申辩。行政机关必须充分听取当事人的意见，对当事人提出的事实、理由和证据，应当进行复核；当事人提出的事实、理由或者证据成

笔记

立的,行政机关应当采纳。

行政机关不得因当事人申辩而加重处罚。

第三十七条　行政机关在调查或者进行检查时,执法人员不得少于两人,并应当向当事人或者有关人员出示证件。当事人或者有关人员应当如实回答询问,并协助调查或者检查,不得阻挠。询问或者检查应当制作笔录。

行政机关在收集证据时,可以采取抽样取证的方法;在证据可能灭失或者以后难以取得的情况下,经行政机关负责人批准,可以先行登记保存,并应当在七日内及时作出处理决定,在此期间,当事人或者有关人员不得销毁或者转移证据。

执法人员与当事人有直接利害关系的,应当回避。

第三十九条　行政机关依照本法第三十八条的规定给予行政处罚,应当制作行政处罚决定书。行政处罚决定书应当载明下列事项:

(一)当事人的姓名或者名称、地址;

(二)违反法律、法规或者规章的事实和证据;

(三)行政处罚的种类和依据;

(四)行政处罚的履行方式和期限;

(五)不服行政处罚决定,申请行政复议或者提起行政诉讼的途径和期限;

(六)作出行政处罚决定的行政机关名称和作出决定的日期。

行政处罚决定书必须盖有作出行政处罚决定的行政机关的印章。

第四十条　行政处罚决定书应当在宣告后当场交付当事人;当事人不在场的,行政机关应当在七日内依照民事诉讼法的有关规定,将行政处罚决定书送达当事人。

第四十一条　行政机关及其执法人员在作出行政处罚决定之前,不依照本法第三十一条、第三十二条的规定向当事人告知给予行政处罚的事实、理由和依据,或者拒绝听取当事人的陈述、申辩,行政处罚决定不能成立;当事人放弃陈述或者申辩权利的除外。

三、《食品卫生监督程序》

第三十七条　卫生行政部门对已造成食物中毒事故或者有证据证明可能导致食物中毒事故的食品生产经营者采取《食品卫生法》第三十七条规定的临时控制措施时,使用封条,并制作卫生行政控制决定书。

封条上应加盖有卫生行政部门印章。

实训与指导

实训项目名称　"地沟油"监管案例分析和问题研究

一、实训目标

1.检验对卫生监督法律依据、卫生监督技术依据、卫生标准等本章知识的理解和掌握程度。

2．训练查找资料尤其是检索实训涉及的有关法律法规并进行分析归纳的能力。

3．培养应用卫生监督依据基本知识和有关法律规定分析案例和解决实际问题的能力。

二、实训内容与形式

要求根据以下材料进行案例分析和问题研究。

实训材料　京津冀"地沟油"机械化规模生产　专家称难以检测

2011年6月，新华社记者暗访北京、河北、天津多家"地沟油"黑窝点，其日加工能力合计已近百吨，加工工艺、提炼设备经过多年"升级"，对油品识别也愈发困难，并通过"地下渠道"不断流向食品加工企业、粮油批发市场，甚至以小包装形式进入超市。

来源：不再仅局限于泔水。

夜晚的北京，很多饭馆门口或是后门停着一辆辆拉泔水的农用车已成常态，它们几乎都没有回收餐厨垃圾的相关资质。"泔水从开业那天起就有专人来收了，大厨给介绍的，每晚来拉一趟，一个月还交几百块费用，挺好，省心。"丰台区一家餐厅老板说。

泔水车连接着泔水猪养殖户。在六环路内外，环布着难以计数的以餐厨垃圾为主要饲料的泔水猪个体养殖户，他们收购泔水，经过熬煮，将"泔水油"榨出来，以每桶1000元左右的价格卖给"地沟油"收购商，剩下的菜渣和饭羹则用来喂猪。养猪户说，每隔一两天会有人来收"泔水油"，然后运往一些集中存放点。

知情人说，现在炼"地沟油"的原料不再局限于泔水，反复烹炸后的废油、屠宰场废弃的猪肉边角料、鸡鸭脂肪等，只要能出油、能脱色，就能用来炼"食用油"。

据北京市市政市容管委会统计，目前北京每天餐厨垃圾产生量大概为1750吨，还有餐厨废油脂60吨左右，而正规途径的日处理能力只有五六百吨。至于每天产生的动物内脏、鸡油鸭油的数量则无从统计。

炼制：机械化大规模生产。

记者在河北邢台南和县看到，一家工厂车间外矗立着3个高近10米、直径三四米的柱形大铁罐。天津一家"地沟油"加工厂也有好几个这样的储油罐，工厂负责人说，他们的日加工能力在30吨左右，技术顶尖、设备一流。在天津还有数家类似的工厂，日加工能力也在20吨以上。

一名工人透露，主要的炼油设备是大铁罐和锅炉，中间用管道连接，通过过滤器后，流出来的油就变清澈了，老板把它包装成色拉油。知情人说，用碳酸氢钙去除杂质，用碱中和酸性，出来的油比茶水还要清亮。

记者在津冀多家工厂取得"地沟油"样品。从外观看，一些油颜色黄白，透明清亮，和真色拉油没什么两样。记者将样油送国家食品质量安全监督检验中心，其中

48

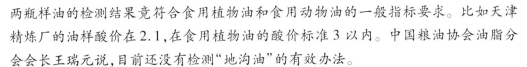

两瓶样油的检测结果竟符合食用植物油和食用动物油的一般指标要求。比如天津精炼厂的油样酸价在2.1,在食用植物油的酸价标准3以内。中国粮油协会油脂分会会长王瑞元说,目前还没有检测"地沟油"的有效办法。

记者还注意到,一些颇具规模的加工厂大多存在了十几年。天津一家工厂的办公室墙上挂着卫生许可证。一些工厂负责人说,他们各种证件齐全,不怕检查,甚至通过了 QS 认证。(来源:京华时报)

问题:

1.本案中的"地沟油"生产经营行为是否违法,为什么?

2.应当如何认识卫生标准在针对"地沟油"生产经营行为的卫生监督执法活动中的地位和作用?

3.对于"地沟油"问题的成因和法律对策,你是如何认识的?

三、实训要领

1.了解案情涉及的社会背景和基本事实。

2.学习和掌握实训涉及的本章主要知识。

3.检索并找出实训涉及的主要法律法规及其具体规定。

4.查找文献资料,必要时进行调查研究,根据卫生监督原理和有关法律制度,研究"地沟油"问题的成因和法律对策。

四、成果要求和评分

1.分组或独立完成。如果以分组形式完成,应当对实训过程实行任务分解,即分别以 1 名同学为主分段承担资料查找、分析研究和归纳总结、撰写书面报告等工作。研究过程应当在充分发挥所有成员主动性、积极性的基础上实现同学间的互助、交流和协作。

2.提交书面报告。要求:(1)列出作为实训依据的主要法律法规的规定;(2)分析研究部分的字数 1000 字左右,观点明确、说理清楚,既要讲清楚作为理由和依据的基本知识和法律规定,更要针对案情事实进行分析并得出明确的结论。

3.分组完成的实训报告由组长根据小组成员在参与资料查找、小组讨论、分析研究、报告撰写等过程中的贡献度进行初步评分,最后由老师根据评分规则打分。独立完成的实训报告由老师根据评分规则打分。

附件:书面作业

实训报告

一、案情

_____

_____

_____

_____

_____

二、法律规定

_____

_____

_____

_____

_____

三、分析和研究

1.本案中的"地沟油"生产经营行为是否违法,为什么?

_____

_____

_____

_____

_____

2.应当如何认识卫生标准在针对"地沟油"生产经营行为的卫生监督执法活动中的地位和作用?

_____

_____

_____

_____

_____

_____

笔记

3. 对于"地沟油"问题的成因和法律对策,你是如何认识的?

_____

_____

_____

_____

_____

_____

_____

_____

(陈仕学)

笔记

第五章

卫生监督方式

通过本章案例分析与实训练习：

巩固 卫生法制宣传教育,卫生行政许可,卫生行政奖励,卫生行政检查,卫生行政处罚,卫生行政强制。

培养 运用卫生行政许可、卫生行政检查、卫生行政处罚、卫生行政强制等本章知识分析案例和解决实际问题的能力。

扩展 运用现代法治理念分析认识卫生监督方式及其相关领域的现象和问题。

导入案例

案例

西安未央阳光医院虚假诊疗案

2012 年 3 月 20 日,中央电视台《经济半小时》曝光了西安市未央阳光医院等民营医院的"黑幕",以下为节目摘录:

因为最近月经不调,19 岁的西安姑娘小娟,前不久到西安市未央阳光医院就诊。诊断结果把小娟吓坏了。小娟告诉记者,医生说她子宫糜烂,子宫膜比较厚,盆腔炎堵住精子,不做手术的话会导致宫外孕。因为病情严重,需要立刻手术。手术费加上第一阶段的药物治疗,需要 2700 多元。小娟只有 19 岁,怎么就得了严重的妇科疾病呢? 第二天,家人带小娟到就近的三甲医院进行了复查,发现诊断结果跟此前阳光医院的诊断完全不同。小娟除了患有轻度阴道炎,其他什么妇科病都没有。

20 岁的小燕姑娘最近也遇到了同样的烦恼,前不久,她因月经不调,到该医院妇科检查,一查竟然得了子宫萎缩症,花了 4000 多元钱治疗。3 天后,半信半疑的小燕到三甲医院检查,才发现自己根本没得什么妇科病。小燕说:"我觉得太危言耸听了,我一个小女孩,没有结过婚,他突然讲这么严重,以后不能生小孩,子宫萎缩了,就不来月经了,会给我很大压力。"

小娟和小燕两个女孩本来没什么大病,可进了未央阳光医院,却被告知得了严重的妇科病,甚至会影响到今后能不能生孩子,给两个女孩带来了很大的精神负担。

在西安市未央阳光医院大门口,医疗定点单位的牌子非常显眼,导医告诉记者,在这家医院看病可以医保报销,本月为了庆祝"三八"妇女节,医院正在进行优惠活动,推出3.8元特价妇科检查,记者当即挂了个体检的号。

陈××是这家医院的医生,他简单询问情况之后,给记者开了妇科检查的单子,先进行B超检查。没多久,B超结果显示:盆腔有些积液。陈医生说,这是盆腔发炎了,需要治疗,另外,很可能患有其他妇科疾病,建议进行全面检查。记者表示时间紧张,当天不方便检查,陈医生只好给记者开了口服药。在陪记者取药的过程中,导医再次劝说进行全面妇科检查。

从B超结果看,记者的盆腔里面显示有0.6厘米厚的积液,记者准备到附近的三甲医院进行复查。路过候诊大厅时,记者遇到一脸焦虑的小李。小李说两天前在路边看到了医院的宣传册,得知最近检查有优惠,顺路就过来查了查,刚才已经化验了前列腺液,在等诊断结果。征得小李同意后,记者记录了接下来的看病过程。

小李告诉记者,接诊的闪大夫说自己白细胞偏高,有脓细胞,前列腺肿到肛门口。医生一席话把小李吓得不轻。闪大夫还说,刚才的检查发现小李不仅前列腺有炎症,包皮也有问题,得做个手术。小李表示带的钱不够,没法手术。闪医生给小李开了600多元治疗前列腺炎的药。从医院拿药出来,小李情绪焦躁地给家人打电话,商量要不要进行治疗。记者劝说小李到大医院复查一下再做决定。第二天,记者陪同小李一起来到了西安市中心医院。医院的化验结果跟此前阳光医院的化验结果完全不同,化验单显示,白细胞、卵磷脂小体等各项指标都在正常范围之内,也没有发现脓细胞,换句话说,小李并没有患上前列腺炎。小李说:"有点愤怒,而且是十分恼火。医院应该是正规的地方,怎么能去骗人呢?"

此前,阳光医院给记者的诊断结果是盆腔内有积液,记者随后也进行了复查。复查结果显示,盆腔没有看到盆腔积液,没有炎症。看着截然不同的两份化验单,小李紧锁的眉头还是没有展开,他想找个信得过的医生再确诊一下。经过一通紧张的联系,小李托朋友找到了一位在阳光医院工作的王医生。随后,记者跟小李一起拜访了这位王医生。

王医生告诉小李和记者不要紧张。王医生没听小李和记者描述病情,就果断地说,你们是被忽悠了。听说他们去医院只花了几百元钱,王医生说这是跑得及时,一般进去的病人,不花几万块钱,恐怕走不了。因为医院内部有规定,每个医生都有创收任务,任务是每人每月创收30万元,完成任务,医生可以拿到高额提成,好多大夫是上半年休息,半年就挣几十万元。

王医生说,小李和记者遇到的情况没什么奇怪的,还有的人没必要做手术都给做了。不该做手术的做了只能再缝上,只要把那几千块钱挣到手就行了。这位王大夫告诉记者,阳光医院内部的规矩是不用当地医生,所聘医生几乎全部来自外地,也很少长期在一家医院工作,而是频繁流动。记者在西安阳光医院的网站上发现,医院的专家团队阵容强大。按照国家卫生和计划生育委员会的规定,医生必须具备资格证书和执业证书才能坐诊行医,那么这些专家的行医资质是什么情况的呢?记者随后在医疗系统注册医师数据库里进行了查询。

主任医师刘沅英,据阳光医院网络介绍,毕业于湖南医科大学,在三甲医院从事妇科专业 30 余年。经查询,注册医师数据库中有一位女医生刘沅英,但不是妇产科而是内科,没有三甲医院执业经历,而是在××市茶盘洲乡镇卫生院工作。

主治医师宋月萍,据阳光医院网站介绍,有 30 多年的妇产科临床工作经验,擅长女性不孕症等疑难杂症。查询发现,主治医师数据中有一位宋月萍,但不是妇产科而是内科,注册地在××市西苑小区卫生所。

主治医师赵庆霞,据阳光医院网站介绍,毕业于哈尔滨医科大学,从事妇产科工作 30 余年。经查询,赵庆霞医生是西安交通大学自学大专毕业,2009 年才刚成为执业医师,具备独立行医资格。

专家贺丽萍,据阳光医院网站介绍,毕业于首都医科大学,从事妇产科临床工作近 40 年。经查询,贺丽萍毕业于某卫校,此前执业地点是嘉峪关××医院。

男科专家孙高良,据阳光医院网站介绍,是西安阳光医院特邀业务院长,从事外科临床工作近 40 年。经查询,孙高良医生,执业地点是××县城关镇卫生院。

问题:

1. 卫生监督方式主要有哪些?

2. 根据官方消息,在中央电视台曝光后,西安市迅速成立检查组,赴阳光医院进行调查取证,发现该院存在聘用非卫生技术人员从事医疗活动和超范围开展性病诊疗等情况。依据相关规定,市卫生行政部门下达了监督意见书,吊销了该院医疗机构执业许可证,立即停止了该院的执业活动。卫生行政部门的行为涉及哪些卫生监督方式?

3. 假如西安阳光医院提出卫生监督执法实行"谁发证谁管理",西安阳光医院医疗机构执业许可证是县级卫生行政部门发放的,因此市级卫生行政部门无权实施处罚。这种说法是否正确?

主要知识点

一、卫生监督方式概述

卫生监督方式是指卫生监督主体实施卫生监督采取的方法和样式。主要的卫生监督方式有卫生法制宣传教育、卫生行政许可、卫生行政奖励、卫生行政检查、卫生行政处罚、卫生行政强制等。

二、卫生法制宣传教育

(一)卫生法制宣传教育的概念

卫生法制宣传教育是指卫生监督主体采取适当方式宣传卫生法律、法规的规定和法律知识,使卫生法律、法规能够得到充分的传播和理解,进而促使参与卫生活动的各方主体自觉遵守卫生法律、法规的行为。卫生法制宣传教育是卫生监督主体和卫生监督人员在日常卫生监督活动中普遍采用的监督手段之一,同时,一定意义上卫生监督主体依法进行卫生监督也是依法进行卫生法制宣传教育的过程。

(二)卫生法制宣传教育的意义

卫生法制宣传教育具有以下重要意义:

笔记

（1）对卫生监督相对人而言,通过卫生法制宣传教育,可以了解什么样的行为是合法的,是可以做的;什么样的行为是非法的,要受到制裁,使自己的行为符合卫生法律规范与卫生标准的要求,同时也了解在卫生监督活动中的救济权利,一旦认为合法权益受到侵犯,可以依法寻求救济。

（2）对卫生监督主体而言,通过卫生法制宣传教育,使卫生监督人员对卫生法律、法规有更加深入、准确的理解,为依法实施卫生监督打下良好基础。

（3）对社会公众而言,通过卫生法制宣传教育,可以了解卫生法律、法规的基本规定,提高卫生法律意识,积极监督卫生监督主体和卫生监督相对人的行为是否符合法律要求。

（三）卫生法制宣传教育的形式

1. 一般性宣传教育

一般性宣传教育是通过电视、广播、报纸、标语、图画等多种形式的媒体和宣传工具,经常性地针对所有的人进行卫生法制宣传,普及卫生法制知识,增强法律意识。

2. 具体的宣传教育

具体的宣传教育是指卫生监督主体或者卫生监督人员在具体的监督执法活动中,通过依法开展监督执法工作,针对监管对象进行的卫生法制宣传教育。

三、卫生行政检查

（一）卫生行政检查的概念和作用

1. 卫生行政检查的概念

卫生行政检查,也称卫生监督检查,是指卫生监督主体为实现卫生监督职能,对卫生监督相对人遵守法律、法规和履行具体行政行为义务情况进行了解的行为。

卫生行政检查的特征主要有:

（1）行为主体是卫生监督主体。卫生行政检查是卫生监督主体的一项法定职权,是依法进行的执法行为,被检查者必须接受并配合检查。

（2）行为对象是监督相对人或者特定的物品,行为内容是相对人守法情况。

（3）行为不影响相对人的权利义务,具有"中间性"。卫生行政检查只是了解监督相对人是否正确行使或者履行卫生法规定的权利义务或者卫生行政决定所规定的权利义务,如果发现不正确行使权利或不依法履行义务,需要另行作出相应的制裁性行政决定或采取某种行政措施。

（4）是专业性较强的执法行为。卫生行政检查具有较强的专业技术性特点,卫生监督主体依法对相对人遵守法律情况进行监督检查时,不仅要求有关执法人员具有法律知识,还要求具有相关的专业知识。

2. 卫生行政检查的作用

卫生行政检查是卫生行政执法的重要组成部分,对卫生监督职能的实现以及保障法律的实施、督促公民自觉守法都具有重要作用。

（1）卫生行政检查有利于卫生监督职能的实现。通过实施卫生行政检查,卫生监督主体能及时获取各种信息或情报,开展卫生监督活动。

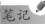

（2）卫生行政检查有利于保障法律的实施。公民、法人或者其他组织是否遵守卫生法律、法规和规章，都需要通过卫生行政检查来确证。

（3）卫生行政检查有利于督促公民自觉守法。卫生行政检查是作出和执行卫生监督决定的前提和基础，卫生监督主体在作出和执行卫生监督决定之前，要对监督相对人的守法情况进行了解，根据不同的情形作出不同的处理。如果没有进行行政检查，就无法了解公民或组织的守法情况，也就无法对之予以奖励或制裁。

（二）卫生行政检查的分类

1. 一般检查与特定检查

这是依据检查对象是否具体所作的分类。一般检查是指卫生监督主体基于职权对管辖区域内的公民、法人或者其他组织的守法情况进行的检查。特定检查是指卫生监督主体对具体、特定的管理对象的守法情况进行的检查。

2. 书面检查与实地检查

这是依据卫生监督主体是否亲自到被检查人的活动场所进行检查进行的分类。书面检查是指卫生监督主体通过查阅书面材料对监督相对人的守法状况进行的检查。实地检查是卫生监督人员代表卫生监督主体直接到检查对象所在地对其守法情况进行现场检查。

3. 事前检查、事中检查和事后检查

这是依据卫生行政检查实施时间的不同所作的分类。事前检查是指卫生行政检查的实施在监督相对人某一行为开始之前。事中检查是卫生行政检查的实施在监督相对人行为开始之后尚未完成之前。事后检查是卫生监督相对人的行为已经完成，卫生监督主体对这一行为或这一行为的后果进行的检查。

4. 联合检查与单独检查

这是依据实施卫生行政检查主体的数量所作的分类。联合检查是指两个以上检查主体对行政相对人进行的检查。单独检查是单一的卫生监督主体对行政相对人守法情况进行的检查。

5. 经常性检查与临时性检查

这是依据卫生行政检查是否具有常规性所作的分类。经常性检查又称常规性检查，是指卫生监督主体在日常管理过程中实施的检查。临时性检查是指卫生监督主体对监督相对人的突然性检查。

6. 定期检查与不定期检查

这是依据卫生行政检查是否具有周期性所作的分类。定期检查是指卫生监督主体有周期性地每隔一定时间就对监督相对人进行检查。不定期检查是指卫生监督主体对监督相对人进行检查的时间间隔并不确定。

（三）卫生行政检查的方式

1. 调查

调查是卫生监督主体采用一定手段查明监督相对人的守法情况。调查一般是在事后进行，是为了使行政处理决定建立在合法、真实的基础上采取的执法手段。调查应该客观、全面，避免先入为主。调查结束要形成调查报告。

2. 检查

检查是行政主体采用一定手段查明监督相对人的守法情况,一般在事前进行。检查作为卫生行政检查的方法之一,是发现问题、消除隐患、总结经验、表彰先进的一种有效手段。

3. 审查

审查是指卫生监督主体通过要求监督相对人报送文件、材料、资料而进行的检查。审查是书面形式的行政检查,是卫生领域比较常见的行政检查方式。

4. 统计

统计是卫生监督主体通过收集某些数据来对监督相对人的守法情况进行检查。

5. 听取汇报,责令提供必要的资料、凭证等

听取汇报,责令提供必要的资料、凭证等都是卫生行政检查的辅助方式,常常配合前面的方式合并使用。

四、卫生行政许可

(一)卫生行政许可的概念

卫生行政许可是指卫生监督主体基于行政相对人的申请,经过对申请的审查,决定是否准许或认可相对人从事某种活动或实施某种行为的权利或资格的行政执法行为。

卫生监督主体实施许可通常以颁发书面形式的许可证、执照等作为法律凭证,这类文书就其内容而言都具有许可的性质,统称卫生许可证。

卫生行政许可的特征主要有:

(1)卫生行政许可的行为主体是卫生监督主体。卫生行政许可是行政监督主体基于行政许可权而为的行为。

(2)卫生行政许可是依申请的卫生行政执法行为。卫生行政许可需要相对一方的申请,卫生监督主体不能主动给相对人颁发许可证。

(3)卫生行政许可的实质是一般禁止的解除。卫生行政许可是以法律的禁止为前提而存在的,作出许可是对禁止的解除。

(二)卫生行政许可的分类

1. 一般许可与特殊许可

这是依据许可的范围进行的分类。一般许可是指卫生监督主体对符合法定条件的许可申请都予以准许。特殊许可是指除符合一般许可的条件外,对申请人还规定有特别限定的许可,又称特许。

2. 排他性许可和非排他性许可

这是依据许可享有的程度进行的分类。排他性许可又称独占许可,是指某个人或组织获得该项许可后,其他任何人或组织均不能再获得该项许可。非排他性许可又称共存许可,是指可以由具备法定条件的任何个人或组织申请并获得的许可。大部分卫生行政许可都是非排他性许可。

3. 权利性许可和附义务的许可

这是依据许可是否附加必须履行的义务进行的分类。权利性许可指申请人取得卫

生行政许可后,并不承担一定要作为的义务,而是可自由放弃被许可的权利,并且不承担任何法律责任的许可。附义务的许可也称有条件放弃的许可,指被许可人获得许可的同时,亦承担一定期限内从事该活动的义务,否则要承担一定法律责任的许可。

(三)卫生行政许可的法定类型

根据我国卫生法律、法规的规定,卫生行政许可的法定类型可分为三大类。

1. 健康相关产品的许可

健康相关产品的许可,包括对药品、食品、化妆品、消毒用品、放射装置、医疗器械、保健用品、卫生杀虫剂、一次性使用的卫生用品等的许可。

2. 公共卫生方面的从业许可

公共卫生方面的从业许可,包括放射卫生、环境卫生、学校卫生、劳动卫生、国境卫生检疫、爱国卫生、传染病防治以及地方病防治方面的从业许可等。

3. 卫生机构与专业人员的许可

卫生机构与专业人员的许可,包括对医疗机构、采供血机构、疾病预防控制等卫生机构和对医师、护士、其他卫生技术人员、卫生监督执法人员等人员的从业许可等。

(四)卫生行政许可的实施

卫生行政许可是依申请的卫生监督行为,相对人要获得某项许可,必须向卫生监督主体提出申请并证明自己符合许可条件的各种依据。卫生监督主体收到卫生行政许可申请后,对申请人提交的申请进行审查,对申请材料齐全、符合法定形式,申请内容符合法定条件和标准,能够当场作出决定的,应当场作出卫生行政许可决定;不能当场作出卫生行政许可决定的,应当在法定期限内按照规定程序作出卫生行政许可决定。需要颁发卫生行政许可证的,应当向申请人颁发具有规定形式的行政许可证件。对不符合卫生行政许可条件的,卫生监督主体应当作出不予许可的书面决定,并说明不予许可的理由和依据。

(五)卫生行政许可的撤销与注销

1. 卫生行政许可的撤销

卫生行政许可的撤销是卫生监督主体对于授予相对人的行政许可,以当初作出许可决定时存在的瑕疵为由撤销许可决定,使得行政许可不再存在的监督行为。撤销卫生行政许可的理由是卫生监督主体或者监督相对人在卫生行政许可过程中存在不正当或违法行为,从而导致卫生监督主体作出的卫生行政许可存在瑕疵或者违法情形。

2. 卫生行政许可的注销

卫生行政许可的注销是指卫生监督主体基于卫生行政许可在事实上已经不存在或者在法律上已被禁止等特定事实的出现,依法收回卫生行政许可证件或者公告卫生行政许可失去效力。

五、卫生行政奖励

(一)卫生行政奖励的概念

卫生行政奖励是指卫生监督主体或其他行政机关依照法定条件和程序,对自觉遵守卫生法律、法规,为国家、人民和社会作出突出贡献的行政相对人给予精神或物质奖励的卫生监督行为。

卫生行政奖励具有以下特征：

(1)卫生行政奖励是由卫生监督主体或其他行政机关根据卫生行政法律、规范授予或颁发的。

(2)卫生行政奖励的目的在于表彰先进,激励和推动后进,调动和激发相对人的积极性和创造性。

(3)卫生行政奖励的对象是对国家和社会作出突出贡献或模范遵守卫生行政法律、规范的相对人。

(4)卫生行政奖励的内容包括物质和精神奖励,是一种赋权性的卫生监督行为。

(5)卫生行政奖励不具有强制执行力。

(二)卫生行政奖励的原则

卫生行政奖励的主要原则有：①物质奖励和精神奖励相结合的原则;②标准法定、实事求是原则;③奖励与行为相当原则;④公开、公平、公正原则。

(三)卫生行政奖励的构成要件

(1)奖励对象符合法定的奖励条件和标准。

(2)符合法定的奖励形式。

(3)符合法定的奖励权限。卫生行政奖励只能由一定的行政主体来授予,行政主体不能超越其权限任意决定授予相对人某种形式的奖励。

(4)符合法定的奖励程序。

(四)卫生行政奖励的内容和形式

1. 卫生行政奖励的内容

卫生行政奖励的内容是指卫生监督主体或其他行政机关通过行政奖励行为赋予被奖励人的权益。卫生行政奖励的内容由三个方面组成：

(1)精神方面的权益,表现为被奖励人获得某种法定的荣誉,并被国家和社会承认,如劳动模范称号等。

(2)物质方面的权益,表现为发给被奖励人一定数额的奖金或奖品。

(3)职务方面的权益,表现为给被奖励人晋升一定的职务或晋升一定档次的工资。

以上奖励内容可以单独赋予被奖励人,也可合并赋予被奖励人。

2. 卫生行政奖励的形式

卫生行政奖励的形式主要有：通报表扬、记功、颁发奖品或奖金、晋级、晋职、通令嘉奖、授予荣誉称号等。以上奖励形式既可单独适用,也可合并使用。

六、卫生行政处罚

(一)卫生行政处罚的概念

卫生行政处罚是指卫生监督主体依法对违反卫生行政法律规范的监督相对人给予制裁的行政执法行为。

卫生行政处罚的特征主要有：

（1）卫生行政处罚是一种行政执法行为，其实施主体是具有法定职权的卫生监督主体。

（2）卫生行政处罚以监督相对人存在行政违法事实以及应当承担相应的行政法律责任为前提。

（3）卫生行政处罚的对象是违反行政法律规范的公民、法人或者其他组织。

（4）卫生行政处罚在处罚性质上属于行政制裁。卫生行政处罚通过剥夺或者限制违法行为人一定的权利或利益，使其人身权或财产权受到一定的损失，从而达到预防、警戒和制止违法行为的目的。

（二）卫生行政处罚的原则

1. 处罚法定原则

处罚法定原则是指对监督相对人违反卫生行政管理秩序、应当给予行政处罚的行为只能由法律、法规或者规章规定，并由卫生监督主体依照法定的程序实施。没有法定依据或者不遵守法定程序的，卫生行政处罚无效。

2. 公正原则

公正原则要求设定和实施卫生行政处罚必须以事实为依据，与违法行为的事实、性质、情节以及社会危害程度相当。

3. 公开原则

公开原则包括处罚依据公开和处罚程序公开。处罚依据公开要求对违法行为给予卫生行政处罚的规定必须公布；未经公布的，不得作为卫生行政处罚的依据。处罚程序公开要求处罚过程和处罚决定公开，具体包括调查取证公开、违法事实公开、证据公开、决定公开等内容。

4. 处罚与教育相结合原则

处罚与教育相结合原则要求卫生监督主体实施卫生行政处罚应当处罚与教育相结合，教育公民、法人或者其他组织自觉守法。

5. 保障相对人权利原则

公民、法人或者其他组织在卫生行政处罚过程中享有陈述权、申辩权；对卫生行政处罚不服的，有权依法申请行政复议或者提起行政诉讼，因卫生监督主体违法给予卫生行政处罚受到损害的，有权依法提出赔偿要求。

（三）卫生行政处罚的种类

1. 学理上的分类

（1）声誉罚。声誉罚又称申诫罚，是卫生监督主体向相对人发出警示，申明其具有违法行为，通过对其名声、信誉等施加影响，引起精神上的警惕，使其不再违法的行政处罚类型。具体包括警告、通报批评等，其中以警告最为典型和常用。

（2）财产罚。财产罚是对违法相对人剥夺一定财产或者科以财产给付义务的行政处罚类型，即剥夺其某种财产权的处罚。经常使用的财产罚有罚款、没收非法财产或非法所得等。

（3）行为能力罚。行为能力罚又称资格罚，是一种取消或限制某种行为能力或资格

笔记

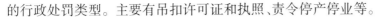

的行政处罚类型。主要有吊扣许可证和执照、责令停产停业等。

2. 立法规定的主要种类

（1）警告。警告是指卫生监督主体对违法相对人的告诫和谴责。警告应以书面形式作出，并向本人宣布和送达。警告是最轻微的卫生行政处罚。

（2）罚款。罚款是指卫生监督主体强制违法相对人在一定期限内交纳一定数额金钱的卫生行政处罚。罚款是财产罚的最主要类型，也是行政自由裁量的最主要适用领域。

（3）没收违法所得、没收非法财物。没收违法所得、没收非法财物是两种不同的卫生行政处罚种类，属于财产罚。没收违法所得是卫生监督主体对违法行为人剥夺其因违法行为而获得的非法金钱收入。没收非法财物是指卫生监督主体对违法行为人剥夺其与违法行为有关的财物。

（4）暂扣或者吊销许可证、执照。暂扣或者吊销许可证、执照分为暂扣许可证、执照与吊销许可证、执照，属于行为能力罚。暂扣许可证、执照是指卫生监督主体对持有许可证或执照的相对人，因其有违法行为而在一定期限内暂行扣押其执照或许可证，使之暂时失去从事某类活动资格的处罚。吊销许可证、执照是卫生监督主体对持有许可证或执照能从事某类型活动的相对人，永久性地取消其许可证或执照，使其不再具有从事某类活动资格的处罚。因吊销许可证、执照对相对人权益的重大影响，适用听证程序。

（5）责令停产停业。责令停产停业是指卫生监督主体对违法从事生产经营活动的相对人，在一定期限和范围内限制或取消生产经营活动资格的处罚。责令停产停业的主要内容为要求限期整改、纠正违法行为，属于行为能力罚的类型。由于责令停产停业对相对人权益的重大影响，适用听证程序。

（四）卫生行政处罚的实施

1. 卫生行政处罚的实施主体

卫生行政处罚由具有行政处罚权的卫生监督主体实施。

在符合法律规定的条件下，卫生行政处罚也可以由卫生监督主体依法委托的组织实施。根据《中华人民共和国行政处罚法》的规定，受委托组织必须符合以下条件：①是依法成立的管理公共事务的事业组织；②具有熟悉有关法律、法规、规章和业务的工作人员；③对违法行为需要进行技术检查或者技术鉴定的，应当有条件组织进行相应的技术检查或者技术鉴定。

2. 卫生行政处罚的管辖

卫生行政处罚的管辖，是指卫生监督主体之间对行政违法案件实施行政处罚的权限分工。卫生行政处罚的管辖包括级别管辖、地域管辖、指定管辖等。

（1）级别管辖。级别管辖是指不同级别的卫生监督主体实施行政处罚的权限分工。《卫生行政处罚程序》规定，县级以上卫生监督主体负责查处所辖区域内的违反卫生法律、法规的案件；省级卫生监督主体可依据卫生法律、法规和本地区的实际，规定所辖区内管辖的具体分工；国家卫生和计划生育委员会负责查处重大、复杂的案件。

（2）地域管辖。地域管辖是指同级卫生监督主体实施行政处罚的权限分工。由违法行为发生地的卫生监督主体管辖为地域管辖的一般原则。

（3）指定管辖。指定管辖是指两个以上的卫生监督主体对管辖权发生争议时,应当报请其共同的上级卫生监督主体指定由哪一个管辖。

（4）移送管辖。移送管辖是指卫生监督主体发现查处的案件不属于自己管辖,应当及时移送给有管辖权的卫生监督主体。

3. 卫生行政处罚的实施过程

卫生行政处罚的实施应严格遵循卫生行政处罚程序,按照法定的行政处罚方式、步骤以及实现这些方式、步骤的时间和顺序作出处罚。其中,作为在通常情况下作出卫生行政处罚的普遍程序的一般程序包括以下三个阶段:①立案;②调查取证;③作出决定。卫生行政处罚决定作出后,应当制作卫生行政处罚决定书。卫生行政执法机关应当自立案之日起 3 个月内作出行政处罚决定。

被处罚的监督相对人应当在规定的期限内自动履行生效的卫生行政处罚决定。相对人无正当理由逾期不履行行政处罚决定的,卫生监督主体可以依法采取相应的强制执行措施或者申请人民法院强制执行。

七、卫生行政强制

（一）卫生行政强制的概念

卫生行政强制是指卫生监督主体和人民法院为实现具体卫生监督行为的内容,或者为维护公共利益和社会秩序,预防和制止违法行为和危害事件发生而实施的强行限制卫生监督相对人权利的行为。

卫生行政强制具有以下特征:

（1）卫生行政强制的主体是卫生监督主体或人民法院。

（2）卫生行政强制是个组合性概念,分为卫生行政强制措施和卫生行政强制执行。

（3）卫生行政强制的对象是拒不履行行政法义务的监督相对人,或者对社会秩序、他人财产、身体健康和生命安全等可能构成危害或其本身正处在或将处在某种危险状态下的卫生监督相对人。

（4）卫生行政强制具有强制性,即以某种无形或者有形的力量约束人或者物,或者是以这种力量来使人执行某项行动。

（5）卫生行政强制具有侵益性,一旦实施将对监督相对人或者被强制执行人产生不利影响。

（二）卫生行政强制措施

1. 卫生行政强制措施的概念

卫生行政强制措施是指卫生监督主体在监督执法过程中,为制止违法行为、防止证据损毁、避免危害发生、控制危险扩大等情形,依法对公民的人身自由实施暂时性限制,或者对公民、法人或者其他组织的财物实施暂时性控制的行为。

卫生行政强制措施的主要特征为:

（1）强制性。卫生行政强制措施是以国家强制力为依托,对相对人的人身或者财产强行加以限制的手段,具有明显的强制性,相对人必须服从。

笔记

（2）预防性或制止性。卫生行政强制措施的适用是为了预防可能发生的违法行为，或制止危害健康的行为或事件的扩大，并非对违法相对人的惩罚。

（3）临时性和中间性。卫生行政强制措施是通过对正在实施或可能实施违反卫生行政法律规范的相对人，或可能带来健康危害的相对人的人身权或财产权予以限制，将其暂时控制在一定状态，以便根据具体情况和法律规定，进一步作出卫生行政处理决定。

2.卫生行政强制措施的类型

在理论上，卫生行政强制措施可以划分为多种类型，其中主要的两种划分为：

（1）根据实施目的，分为预防性强制措施和制止性强制措施。预防性强制措施是在危害事件发生之前采取的强制措施，且措施的直接目的是预防危害事件的发生。制止性强制措施是在危害事件发生而没有结束之前采取的强制措施，且措施的直接目的是制止危害事件的继续。

（2）根据控制对象，分为对人的强制措施和对物的强制措施。对人的强制措施如强制隔离、强制治疗等。对物的强制措施如封存、查封、扣押、销毁等。

在立法上，根据《中华人民共和国行政强制法》规定，卫生行政强制措施的种类有：①限制公民人身自由；②查封场所、设施或者财物；③扣押财物；④冻结存款、汇款；⑤其他行政强制措施。

3.几种特殊的卫生行政强制措施

（1）隔离与隔离治疗。隔离与隔离治疗是指卫生监督主体依法对正在患检疫传染病、甲类传染病患者或经初步确定已经感染上述传染病或者已处于上述传染病潜伏期的人，将其收留在指定的处所，限制其活动并进行治疗，直到消除传染病传播的危险。

（2）医学留验和医学观察。医学留验和医学观察是指卫生监督主体将疑似甲类传染病患者和其他染疫嫌疑人收留在指定处所，对其实施医学诊察和检验，以等待进一步诊断的措施。

（3）检疫、查验。检疫、查验主要包括出入境卫生检疫、查验和国内卫生检疫、查验。出入境检疫、查验，是指卫生检疫机关依法对出入国境的人员和物品实施的强制性卫生检疫、查验，对于不接受检疫、查验或经检疫发现患有法定检疫传染病、监测传染病的人员或染疫嫌疑人，禁止其出入境。国内卫生检疫、查验，是指卫生监督主体依法对出入传染病疫区的人员、物品进行的卫生检疫、查验，对于不经卫生检疫、查验或检疫、查验不合格者不能进出疫区。

（4）卫生处理。卫生处理是指对被污染或者可能被污染的产品、物品、工具采取消毒、除鼠、除虫等卫生措施或者因防病需要，对被传染病病原体污染或可能污染的家庭、学校、托幼机构、工作单位、集体宿舍等场所进行清洗、消毒的强制措施。

（5）控制或封闭现场。控制或封闭现场是指卫生监督主体在发生健康危害事故或可能是健康危害事故时，为保证事故的调查处理或者控制危害的扩大，对发生危害事故或可能发生危害事故的现场实施的一种强制性控制措施。

（6）责令暂停危害作业。对发生职业病危害事故、职业中毒事故或者可能导致职业病危害事故、中毒事故的作业场所，卫生监督主体不仅要实施封闭控制，而且要依法责令暂停作业，待危害事故或危害状态得到有效控制并采取了必要的防范措施后，再予以解除。

（三）卫生行政强制执行

1. 卫生行政强制执行的概念

卫生行政强制执行是指卫生监督主体自己或者卫生监督主体申请人民法院,对不履行卫生监督决定的公民、法人或者其他组织,依法强制履行义务的行为。

卫生行政强制执行具有以下特征：

（1）卫生行政强制执行以相对人不履行法定义务为前提。卫生行政强制执行是卫生监督主体为了使卫生监督活动正常进行,不得已而采取的一种强迫相对人履行义务的手段。

（2）卫生行政强制执行的主体是卫生监督主体或人民法院。卫生监督主体的行政强制执行权由法律设定并按照法律规定实施,没有行政强制执行权的卫生监督主体可以向人民法院申请强制执行。

（3）卫生行政强制执行的依据是卫生监督主体作出的生效决定,目的是迫使监督对象履行应当履行的行政义务。

2. 卫生行政强制执行的方式

卫生行政强制执行的方式主要有：①加处罚款或者滞纳金；②划拨存款、汇款；③拍卖或者依法处理查封、扣押的场所、设施或者财物；④排除妨碍、恢复原状；⑤代履行；⑥其他强制执行方式。

导入案例评析

1. 卫生监督方式是指卫生监督主体实施卫生监督所采用的方法和样式。主要的卫生监督方式有卫生法制宣传教育、卫生行政检查、卫生行政许可、卫生行政奖励、卫生行政处罚、卫生行政强制等。卫生法制宣传教育是指卫生监督主体采取适当方式宣传卫生法律、法规的规定和法律知识,使卫生法律、法规能够得到充分的传播和理解,进而促使参与卫生活动的各方主体自觉遵守卫生法律、法规的行为。卫生行政检查是指卫生监督主体为实现卫生监督职能,对卫生监督相对人遵守法律、法规和履行具体行政行为义务的情况进行了解的行为。卫生行政许可是指卫生监督主体基于行政相对人的申请,经过对申请的审查,决定是否准许或认可相对人从事某种活动或实施某种行为的权利或资格的行政执法行为。卫生行政奖励是指卫生监督主体或其他行政机关依照法定条件和程序,对自觉遵守卫生法律、法规,为国家、人民和社会作出突出贡献的行政相对人给予精神或物质奖励的卫生监督行为。卫生行政处罚是指卫生监督主体依法对违反行政法律规范的监督相对人给予制裁的行政执法行为。卫生行政强制是卫生监督主体和人民法院为实现具体卫生监督行为的内容,或为维护公共利益和社会秩序,预防和制止违法行为和危害事件发生而实施的强行限制卫生监督相对人权利的行为。

2. 本案中卫生行政部门的行为涉及卫生行政检查、卫生行政处罚、卫生行政强制三种卫生监督方式。其中,成立调查组对西安阳光医院进行调查取证、下达监督意见书等是作为卫生监督主体的卫生行政部门为实现卫生监督职能,对卫生监督相对人遵守法律、法规和履行具体行政行为义务的情况进行了解的行为,属于卫生行政检查。认定西安阳光医院存在聘用非卫生技术人员从事医疗活动和超范围开展性病诊疗等情况,依法吊销医院的医疗机构执业许可证是作为卫生监督主体的卫生行政部门依法对违反卫生行政法律规范的监督相对人给予制裁的行政执法行为,属于卫生行政处罚。立即停止西安阳光医院的执业活动以及其他针对医院行医场所、设施或者财物等对象采取的措施是作为卫生监督主体的卫生行政部门为实现具体卫生监督行为的内容,或为维护公共利益和社会秩序,预防和制止违法行为和危害事件发生而实施的强行限制卫生监督相对人权利的行为,属于卫生行政强制。

3. 西安阳光医院的说法不正确。

一方面,就卫生行政许可而言,卫生行政许可的实施主体可以分为三个层次:国务院及国务院各部委,实施直接关系国家重大利益、不宜下放的行政许可;省级人民政府及其主管部门,实施事关重大、但又不宜由中央层次行政机关实施的行政许可;县级以上人民政府及其主管部门,实施与普通公民生活直接密切相关的行政许可。《中华人民共和国行政许可法》第二十二条规定:行政许可由具有行政许可权的行政机关在其法定职权范围内实施。《卫生行政许可管理办法》第五条规定:卫生行政部门实施卫生行政许可必须严格遵守法律、法规、规章规定的权限和程序。法律、法规、规章规定由上级卫生行政机关实施的卫生行政许可,下级卫生行政机关不得实施;法律、法规、规章规定由下级卫生行政机关实施的卫生行政许可,上级卫生行政机关不得实施,但应当对下级卫生行政机关实施卫生行政许可的行为加强监督。因此,就卫生行政许可而言,许可权是有明确的权限分工的。

另一方面,就卫生行政处罚而言,行政处罚的实施主体虽然也包含国务院及国务院各部委、省级人民政府及其主管部门、县级以上人民政府及其主管部门等,但是行政处罚与行政许可的实施主体并非完全一致。《中华人民共和国行政处罚法》第十五条规定:行政处罚由具有行政处罚权的行政机关在法定职权范围内实施。第二十条规定:行政处罚由违法行为发生地的县级以上地方人民政府具有行政处罚权的行政机关管辖,法律、行政法规另有规定的除外。《卫生行政处罚程序》第六条规定:县级以上卫生监督主体负责查处所辖区域内的违反卫生法律、法规的案件,省级卫生行政机关可依据卫生法律、法规、规章和本地区的实际,规定所辖区内管辖的具体分工。第七条规定:上级卫生行政机关可将自己管辖的案件移交下级卫生行政机关处理;也可根据下级卫生行政机关的请求处理下级卫生行政机关管辖的案件。因此,由于作为查处本案违法行为基本法律依据的《医疗机构管理条例》并未规定医疗机构实行"谁发证谁管理",只要当地省级卫生行政部门并没有规定所辖区内卫生行政处罚管辖的具体分工以及规定并未完全排除当地市级卫生行政部门对类似案件的管辖权,市级卫生行政部门可以根据自身管辖权限或者下级卫生行政部门的请求进行处理,即实施卫生行政处罚。总之,本案所假设的西安阳光医院提出卫生监督执法实行"谁发证谁管理",西安阳光医院医疗机构执业许可证是县级卫生行政部门发放的,因此市级卫生行政部门无权实施处罚的说法是不正确的。

笔记

法条链接

一、《中华人民共和国行政许可法》

第二十二条　行政许可由具有行政许可权的行政机关在其法定职权范围内实施。

第六十一条　行政机关应当建立健全监督制度,通过核查反映被许可人从事行政许可事项活动情况的有关材料,履行监督责任。

行政机关依法对被许可人从事行政许可事项的活动进行监督检查时,应当将监督检查的情况和处理结果予以记录,由监督检查人员签字后归档。公众有权查阅行政机关监督检查记录。

行政机关应当创造条件,实现与被许可人、其他有关行政机关的计算机档案系统互联,核查被许可人从事行政许可事项活动情况。

第六十四条　被许可人在作出行政许可决定的行政机关管辖区域外违法从事行政许可事项活动的,违法行为发生地的行政机关应当依法将被许可人的违法事实、处理结果抄告作出行政许可决定的行政机关。

二、《卫生行政许可管理办法》

第五条　卫生行政部门实施卫生行政许可必须严格遵守法律、法规、规章规定的权限和程序。

法律、法规、规章规定由上级卫生行政机关实施的卫生行政许可,下级卫生行政机关不得实施;法律、法规、规章规定由下级卫生行政机关实施的卫生行政许可,上级卫生行政机关不得实施,但应当对下级卫生行政机关实施卫生行政许可的行为加强监督。

法律、法规、规章未明确规定实施卫生行政许可的卫生行政部门级别的,或者授权省级卫生行政部门对此作出规定的,省级卫生行政部门应当作出具体规定。

三、《中华人民共和国行政处罚法》

第十五条　行政处罚由具有行政处罚权的行政机关在法定职权范围内实施。

第十六条　国务院或者经国务院授权的省、自治区、直辖市人民政府可以决定一个行政机关行使有关行政机关的行政处罚权,但限制人身自由的行政处罚权只能由公安机关行使。

第二十条　行政处罚由违法行为发生地的县级以上地方人民政府具有行政处罚权的行政机关管辖。法律、行政法规另有规定的除外。

四、《卫生行政处罚程序》

第六条　县级以上卫生行政机关负责查处所辖区域内的违反卫生法律、法规、规章的案件。

省级卫生行政机关可依据卫生法律、法规、规章和本地区的实际,规定所辖区内管辖的具体分工。

 笔记

卫生部(现为国家卫生和计划生育委员会)负责查处重大、复杂的案件。

第七条　上级卫生行政机关可将自己管辖的案件移交下级卫生行政机关处理;也可根据下级卫生行政机关的请求处理下级卫生行政机关管辖的案件。

五、《医疗机构管理条例》

第四十条　县级以上人民政府卫生行政部门行使下列监督管理职权:

(一)负责医疗机构的设置审批、执业登记和校验;

(二)对医疗机构的执业活动进行检查指导;

(三)负责组织对医疗机构的评审;

(四)对违反本条例的行为给予处罚。

第四十七条　违反本条例第二十七条规定,诊疗活动超出登记范围的,由县级以上人民政府卫生行政部门予以警告、责令其改正,并可以根据情节处以 3000 元以下的罚款;情节严重的,吊销其《医疗机构执业许可证》。

第四十八条　违反本条例第二十八条规定,使用非卫生技术人员从事医疗卫生技术工作的,由县级以上人民政府卫生行政部门责令其限期改正,并可以处以 5000 元以下的罚款;情节严重的,吊销其《医疗机构执业许可证》。

实训与指导

实训项目名称　杭州毒蜜饯事件案例分析与问题研究

一、实训目标

1. 检验对卫生行政许可、卫生行政检查、卫生行政处罚、卫生行政强制等本章知识的理解和掌握程度。

2. 训练查找资料尤其是检索实训涉及的法律法规并进行分析归纳的能力。

3. 培养应用本章基本知识和有关法律规定分析案例和解决实际问题的能力。

二、实训内容与形式

要求根据以下材料进行案例分析和问题研究。

实训材料　杭州毒蜜饯事件

杭州部分蜜饯生产厂家生产环境肮脏不堪,工人随意添加添加剂,生产原料来自山东临沂的黑工厂,从多家大型超市和专卖店可以买到问题蜜饯。2012 年 4 月 24 日,央视财经频道《消费主张》播出了暗访节目。

调查·原料——水泥地腌渍桃肉、动物饲料袋盛装

山东省临沂市蒙阴县和平邑县的一些老板告诉记者,这里加工桃肉的工厂很

多,但大都没有厂名和卫生许可证。同时,这些晾晒的桃肉都是在路边的露天水泥地上进行腌渍加工。

记者在路边看到,一个大水泥池里泡着大量的桃肉,旁边肮脏不堪。揭开水泥池上面的塑料膜,里面浸泡着的桃肉有很多已经腐烂变质,一些垃圾也夹杂其中。一些长了蛆的桃肉也不扔。

在水泥池旁边,还摆放着一些盛放焦亚硫酸钠的白色编织袋。工人说,腌渍桃肉必须用焦亚硫酸钠,它起漂白和防腐的作用。

焦亚硫酸钠是一种白色粉末状物质,有较好的防腐和抗氧化作用,按照国家标准,蜜饯生产可以限量加入焦亚硫酸钠作为漂白剂,但有最大使用量限制,但这些工厂却是按照地域来添加的,当地一家兴隆果脯厂的员工周××称,如果发往广东就多放一点,发往浙江就少放一点。

腌好的桃肉经过人工去核后,就一堆堆地摆放在露天晾晒。

记者看到,用来盛装桃肉的编织袋,有的竟是动物的饲料袋,很多袋子上还明确写着:含有药物饲料添加剂。

调查·加工——杭州龙头企业工人脚踩桃肉

这些经过装袋后的蜜饯桃肉半成品卖到了什么地方?

浙江省杭州市余杭区塘栖镇有着400多年的蜜饯生产历史,蜜饯生产厂家近百家。杭州××食品有限公司是当地蜜饯生产的龙头企业,其产品涉及话梅、杨梅和桃肉等多个品种。

但记者看到,在其原料仓库内,肮脏的地面上,堆放着大量编织袋。这些被腌渍的桃肉很多已经发出难闻的气味,而且用来装桃肉的编织袋,正是在山东装袋时使用的动物饲料袋。工人站在破旧的编织袋上运装原料。工人称,桃肉可以用脚随便踩。

从山东等地运来的半成品原材料,首先要做的就是人工剪碎。在××食品厂的一间小屋里,一块破木板上堆满了桃肉,一位大娘抓起桃肉,不管好的烂的,随即用大剪刀将桃肉剪成条状。

调查·添加——多家蜜饯厂随意使用添加剂

在多家蜜饯食品厂的库房里,记者见到了随意堆放的苯甲酸钠、甜蜜素、香兰素、柠檬酸等添加剂。在另一家食品厂的一排大缸前,一位工人正端着一个塑料筐向缸里加甜蜜素。在脏乱的满是食品的生产车间里,一堆杏肉正冒着热气在地上接受熏蒸。

塘栖镇的多家蜜饯厂都随意使用食品添加剂。

记者分别在多家大型超市购买了杭州××食品有限公司等多个厂家生产的多个品种的蜜饯,送往了北京市理化分析测验中心进行检测。

检测结果显示,甜蜜素、糖精钠等甜味剂,胭脂红、苋菜红、亮蓝等着色剂,以及用作漂白剂和防腐剂的二氧化硫都超过了国家标准规定的最大使用量,有的甚至超过国家标准3倍多。

问题:

1. 在媒体曝光之后,当地质量监督部门对涉事企业进行了调查处理,请结合后续报道分析有关监督行为涉及哪些卫生监督方式,并说明理由。

2. 能否因为涉事企业进行过工商登记而认定应当由当地工商行政管理部门进行调查处理,为什么?

3. 你是如何认识案中社会现象的成因和法律对策的?

三、实训要领

1. 了解案情涉及的社会背景和基本事实。

2. 学习和掌握实训涉及的本章主要知识。

3. 检索并找出实训涉及的主要法律法规及其具体规定。

4. 查找文献资料,必要时进行调查研究,根据卫生监督原理和有关法律制度,研究案中社会现象的成因和法律对策。

四、成果要求和评分

1. 分组或独立完成。如果以分组形式完成,应当对实训过程实行任务分解,即分别以1名同学为主分段承担资料查找、分析研究和归纳总结、撰写书面报告等工作。研究过程应当在充分发挥所有成员同学主动性、积极性的基础上实现同学间的互助、交流和协作。

2. 提交书面报告。要求:(1)列出作为实训依据的主要法律法规的规定;(2)分析研究部分的字数1000字左右,观点明确、说理清楚,既要讲清楚作为理由和依据的基本知识和法律规定,更要针对案情事实进行分析并得出明确的结论。

3. 分组完成的实训报告由组长根据小组成员在参与资料查找、小组讨论、分析研究、报告撰写等过程中的贡献度进行初步评分,最后由老师根据评分规则打分。独立完成的实训报告由老师根据评分规则打分。

附件:书面作业

实训报告

一、案情

二、法律规定

_____

_____

_____

_____

_____

三、分析和研究

1. 当地质量监督部门的监督行为涉及的卫生监督方式有哪些？

_____

_____

_____

_____

_____

2. 能否因为涉事企业进行过工商登记而认定应当由当地工商行政管理部门进行调查处理，为什么？

_____

_____

_____

_____

_____

3. 你是如何认识案中社会现象的成因和法律对策的？

_____

_____

_____

_____

_____

（陈仕学）

笔记

第六章

卫生监督程序

学习目标

通过本章案例分析与实训练习：

巩固 卫生监督程序的概念、基本原则、基本制度，卫生行政检查程序，卫生行政许可程序，卫生行政处罚程序，卫生行政强制程序，卫生行政案件移送程序。

培养 运用卫生监督程序基本原则和基本制度、卫生行政检查程序、卫生行政处罚程序、卫生行政强制程序等本章知识分析案例和解决实际问题的能力。

扩展 认识行政程序的基本价值和功能，能较为熟练地运用卫生监督程序。

导入案例

案例

某学校食堂食物中毒行政处罚案

2005 年 5 月 12 日，某市卫生监督所接到市人民医院的报告，某学校有近百名师生因恶心、呕吐、腹痛等症状在医院就诊，怀疑与食物中毒有关。市卫生监督所立即向市卫生局汇报，并安排调查人员赶赴医院和学校。经调查，某民办学校先后有 92 人出现恶心、呕吐、头昏、乏力、发绀、心悸等症状，严重的出现意识模糊、呼吸困难等，中毒人员经洗胃、催吐、注射美蓝等治疗症状缓解，1～3 天痊愈。调查过程中卫生监督人员采取了临时控制措施，并进行现场卫生监督检查，对学校后勤负责人、食堂负责人和当班从业人员等相关人员分别进行了询问调查。据食堂某临时工反映，当日上午他曾将类似食盐的半袋无任何标识的东西放入加工间调料罐中。餐厅负责人认为该临时工所加的无标识的东西是他制作熟食用剩的 250 克亚硝酸钠。根据这一线索，调查人员对剩余调料、工具用具和一名患者的呕吐物进行了采样检验。结果在食盐、空糖罐、淀粉、患者呕吐物中亚硝酸钠检验均强阳性，酱油、猪油、醋中亚硝酸钠弱阳性。根据流行病学调查、患者潜伏期、临床表现和实验室检验结果，市卫生监督所认定这是一起误用亚硝酸盐引起的食物中毒事故。

根据检查结果，市卫生局决定对该案立案查处。卫生监督人员在调查违法所得时，调取了营业电脑记录，但发现当日中午就餐师生使用消费卡的营业额有记录，使用现金消费的无记录，故总营业额无法统计。在调查取证基础上，经案件合议、处罚事先告知、听取陈述申辩等法定程序，考虑到当事学校主动积极配合调查、组织救

笔记

71

治,市卫生局最终对该学校作出了罚款 15000 元的行政处罚。处罚决定书送达后,该学校在规定期限内交纳了罚款。

本案卫生监督人员调查收集的主要证据和材料有医院食物中毒报告记录、案件受理记录、现场检查笔录、对食堂相关人员的询问笔录、对学校医务人员的询问笔录、食物中毒个案调查表、病历、学校提供的中毒学生名单、卫生行政控制审批表、卫生行政控制决定书、卫生监督意见书、立案报告、事故初步调查情况汇报、疑似中毒样品采样记录、送检单、检验报告、解除卫生行政控制审批表、解除卫生行政控制决定书、食物中毒人员诊断记录、食物中毒事故调查报告、学校法定代表人身份证明及其授权委托书、食堂卫生许可证复印件、学校关于食物中毒事故的情况说明,以及与多份卫生行政执法文书相配套的送达回执等。

问题:

1.卫生监督程序的基本原则有哪些?

2.本案卫生行政处罚程序是否符合法律要求,为什么?

3 卫生监督证据的种类有哪些? 本案卫生监督证据的收集是否合法,为什么?

主要知识点

一、卫生监督程序概述

(一)卫生监督程序的概念

卫生监督程序,是指卫生监督主体实施卫生监督的方式、步骤以及实现这些方式、步骤的顺序和时间所构成的行为过程。

卫生监督程序具有以下特征:

(1)卫生监督程序是卫生监督主体实施卫生监督行为所遵循的行政程序。卫生监督程序只存在于卫生监督主体施行卫生监督即行政管理的过程中,其他活动中所存在的程序不属于卫生监督程序。

(2)卫生监督程序是卫生监督行为的形式。相对于卫生监督行为的实体内容而言,卫生监督程序是卫生监督行为的形式,是作为过程的卫生监督行为。

(3)卫生监督程序是卫生监督行为时间和空间的表现形式。卫生监督程序是由步骤、方式、时间和顺序四个方面的基本要素构成的。其中,步骤是指完成某一程序的必经阶段;方式是指实施行为的方法和方式。步骤和方式共同构成程序的空间表现形式。卫生监督行为的每一个步骤和方式都必须在一定的时间内完成,并且必须按照一定的先后次序连接起来,因此卫生监督程序还包括卫生监督行为的时限和顺序,这两个因素构成了卫生监督行为的时间表现形式。

(4)卫生监督程序对卫生监督行为发挥着保障和制约的作用。一方面,卫生监督程序是保障卫生监督得以及时、有效实现的重要手段;另一方面,卫生监督程序是对卫生监督的制约,使卫生监督主体及其卫生监督人员,按照一定的程序规则从事卫生监督活动,达到卫生监督的有序状态,进而保证卫生监督事务得到公正、合理的处理,保障相对人的合法权益。

笔记

（二）卫生监督程序的基本原则

卫生监督程序的基本原则是指反映卫生监督程序的本质,体现行政法治理念或规定在具体卫生监督程序法规范之中、对具体卫生监督程序起支配和统帅作用的卫生监督程序基本准则和精神。

1. 程序法治原则

程序法治原则是指卫生监督活动的程序必须遵守法律、法规,不得与之相抵触。

卫生监督程序法治原则包含卫生监督程序合法性原则和卫生监督程序合理性原则两个方面的要求,具体内容为:

（1）重要的卫生监督程序,尤其是关系到相对人合法权益的程序必须依法设定,卫生监督主体的卫生监督活动必须按照法律所规定的方式、步骤进行,不得违反。

（2）卫生监督主体的自由裁量活动必须在一般程序原则的指导下,以合理、适当、公正的方式进行。

（3）卫生监督主体行使职权,不得侵犯公民的权利和自由,除非为了公共利益,并由法律加以明确规定。

（4）卫生监督主体在实施卫生监督行为过程中,在程序方面违反有关法律规范也属于违法行为。

（5）违反卫生监督程序的卫生监督主体,应承担相应的行政责任,给行政相对人造成损害的,应当给予行政赔偿。

2. 程序公正原则

程序公正原则是指卫生监督程序的设定和适用应当符合公平正义的观念,避免和排除可能影响卫生监督主体公正行使行政权力的各种因素,使监督相对人受到公正的对待,以求实现卫生监督的正义目标。程序公正原则是对卫生监督程序的起码要求,也是现代行政民主化的必然要求。

卫生监督程序公正原则主要包括两个方面的内容。

（1）卫生监督人员在作出与自己有利害关系的卫生监督行为时应主动回避,以免造成所作行为存在偏见的事实和嫌疑,相对人也有权申请该执法人员回避。

（2）卫生监督人员应客观地调查事实真相,在取证的手段和方式上应防止主观武断。在处理涉及多个相对人权利和义务的争议时,不得单方接触,并保证每个当事人有平等的陈述权。

3. 程序公开原则

程序公开原则是指卫生监督主体对重要的、与监督相对人权利义务直接相关的卫生监督行为,要通过一定的方式让监督相对人和社会了解。

程序公开原则要求卫生监督行为的法律依据、监督信息、监督决定和监督程序等都应该对当事人和社会公开,没有公开的不能作为实施卫生监督和要求监督相对人履行义务的依据。

4. 相对人参与原则

相对人参与原则是指卫生监督主体在作出卫生监督行为过程中,监督相对人和其他利害关系人在卫生监督过程中有权对监督行为发表意见,并且使这种意见得到应有重视

笔记

的原则。

相对人参与原则要求除法律有特定规定外，卫生监督主体应当创造条件保障监督相对人参与监督执法活动的权利，使得卫生监督相对人能够有充分的机会和条件参与卫生监督程序，提出自己的主张和有利于自己的证据，并反驳对方的证据，进行交叉询问和辩论，确保卫生监督相对人实现卫生监督程序权益。

5. 程序效率原则

程序效率原则是指卫生监督程序的设计和适用应当有利于保证监督执法活动的效率，尽量减少不必要的或繁琐的环节、手续，以加快行政系统的运转速度，提高卫生监督活动的效率。

卫生监督程序效率原则主要通过时效、紧急处置和简易程序等实现，其内容主要包括：

(1)法定程序的设立应考虑提高卫生监督活动的效率，强调简便、实用。

(2)卫生监督活动在程序顺序上不能颠倒，必须按法定顺序和步骤进行。

(3)卫生监督主体必须在法定期限内作出卫生监督行为，超越法定时限的行为即构成行政违法或无效。

(4)卫生监督主体及其工作人员实施卫生监督行为的方式应规范化，各种执法文书的制作应使用统一格式。

（三）卫生监督程序的基本制度

卫生监督程序的基本制度是指在卫生监督程序中具有普遍意义，能够反映卫生监督在程序方面的总体特征的重要程序制度。

1. 调查制度

调查制度是指行政程序法所规定的有关卫生监督主体的调查义务及获取监督信息的方式、手段和步骤的制度。

调查制度包括调查人员的确定、表明身份、询问、现场检查、取证等方面的内容。

(1)调查人员的确定。负责调查的人员要由两人以上组成。

(2)表明身份。卫生监督人员在调查取证时，必须向被调查人出示身份证明。

(3)询问。卫生监督主体应当依法对监督相对人进行询问，了解相对人有关情况。

(4)现场检查。现场检查是了解案情、取得证据、查明事实的重要手段，应依法制作现场检查笔录。

(5)取证。卫生监督主体在调查取证过程中，可以依法获取相关的证据材料。卫生监督主体可以收集的证据分为物证、书证、视听资料、证人证言、当事人陈述、鉴定结论、勘验笔录和现场笔录等八种。物证是指用其外形及其他固有的外部特征和物质属性来证明卫生违法案件事实真相的实物或痕迹。书证是指以文字、图画或符号记载的内容来证明卫生违法案件的真实情况的物品。证人证言是指当事人以外的知道卫生违法案件真实情况的人就其所知道的案情向卫生监督主体以口头或书面方式所作的陈述。当事人陈述是指卫生违法案件的当事人就其了解的案件情况向卫生监督主体所作的陈述。鉴定结论是指鉴定人员运用专门知识、仪器设备就与卫生违法案件有关的专门问题进行鉴定后所作的技术性结论和报告。勘验笔录是指卫生监督人员对能够证明卫生违法案件事实的现场或者不能、不便拿到监督机关的物证,就地进行分析、检验、勘查后所作的记录。现场笔录,又称为现场检查笔录,是指卫生监督主体在监督执法过程中对现场进行检查时,用于记载有关情况的执法文书。视听资料是指利用录音、录像、计算机技术以及其他高科技设备等方式所反映出的音响、影像、文字或其他信息证明案件事实的证据,它包括录像带、录音、传真资料、电影胶卷、微型胶卷、电话录音、雷达扫描资料和电脑储存数据及资料等。卫生监督主体应当依法收集证据,采取非法手段获取的证据没有法律效力。卫生监督主体应当全面收集证据,不仅要收集对受处罚人不利的证据,也要收集对受处罚人有利的证据。

2. 听证制度

听证制度是卫生监督主体在作出有关卫生监督决定之前听取监督相对人的陈述、申辩、质证的程序制度。

听证制度的典型形式为听证程序。听证程序的基本内容包括:

(1)听证程序的主持人。听证程序应由卫生监督主体中具有相对独立地位的专门人员或者部门来主持。

(2)听证程序的当事人和其他参加人。听证程序的当事人是指卫生监督主体中直接参与调查取证或承办监督事务的人员或部门和依法申请听证的监督相对人。与案件处理结果有直接利害关系的第三人也有权要求参加听证。

(3)听证的一般步骤。听证大致按以下步骤进行:①听证主持人宣布听证会开始;②卫生监督主体中直接参与调查取证或承办监督事务的人员或部门宣读指控书或作出行政处理决定的理由;③听证主持人询问相对人、证人和其他人员并出示有关证据材料;④相对人从事实和法律上进行答辩;⑤调查取证或承办监督事务的人员或部门与相对人就与本案有关的事实与法律问题进行答辩;⑥辩论结束后,相对人作最后陈述。

听证一般公开进行。卫生监督主体要在举行听证前的适当时间内,把举行听证的时间、地点、案由公之于众。如果公开举行听证有可能损害公共安全或相对人合法权益,或属于法律法规规定的其他情况,卫生监督主体可以作出不公开举行听证的决定。

3. 告知制度

告知制度是指卫生监督主体在实施卫生监督行为的过程中,应及时告知监督相对人卫生监督行为的内容和监督相对人拥有的各项权利的法律制度。

告知内容包括卫生监督决定的内容和相对人不服的救济权。卫生监督主体将要作出对监督相对人科以义务或者损害其权益的行政决定时,应当以书面形式告知监督相对人,必要时也可以通知利害关系人。如果不能通知,那么不通知的理由以及无法通知的情况应当在行政决定书中记录。

4. 时效制度

时效制度是指一定的法律事实经过法定期间而产生行政法上的后果的制度。

时效制度是实现行政程序的效率原则,保护监督相对人的合法权益的程序法制度。时效制度的主要内容有:卫生监督主体在法定期间内不履行职责就可能引起行政责任或者对监督相对人有利的法律后果;卫生监督主体在法定期间内不履行行政职权就不得再行使,同时应承担相应的法律后果;监督相对人在法定期限届满后即丧失权利,或者承担

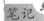

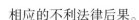

相应的不利法律后果。

5.回避制度

回避制度是指卫生监督人员在行使卫生监督职权的过程中,因其与所处理的事务有利害关系,不得参与有关事务的处理的法律制度。

回避方式分为监督人员自行请求回避和监督相对人申请回避。监督人员应当回避的理由有:是本案监督相对人或者与本案监督相对人有近亲属关系或者曾经有近亲属关系;本人或近亲属与本案有利害关系;本人或者近亲属与本案监督相对人有其他关系,可能影响本案的公正处理。

二、卫生行政检查程序

卫生行政检查程序是卫生行政检查在方式、步骤、时限等方面的法律要求。

卫生行政检查在卫生监督活动中大量采用,因此卫生行政检查程序也称经常性卫生监督程序,但是目前我国行政检查立法还不完善,卫生行政检查的程序散见于相关法律、法规的程序法规范中。

(一)进入现场

进入现场是调查、检查等实地检查方式的第一个阶段,既是卫生监督主体的权力,也是其法律义务。

(二)表明身份

实施卫生行政检查时,卫生监督主体必须表明自己是有权检查的主体,要口头说明并出示监督员证等身份证件。

(三)说明理由

由于卫生行政检查要产生相应的法律效力,而且可能会因此作出影响相对人权利义务的行政决定,所以卫生监督主体必须向相对人说明检查的原因和根据。

(四)现场检查

现场检查的主要内容有:①听取被检查人根据监督检查内容所作的介绍;②查阅被检查人的有关制度、检验记录、技术资料、产品配方和必需的财务账目及其他书面文件;③采用卫生技术手段进行实地检查、勘验、采样和检测;④根据需要向有关人员了解情况。

现场检查过程中卫生监督人员可以调查取证。提取的证据必须与检查的目的相关,遵守时限的要求。提取证据必须遵守合法程序,必须有当事人的签名,拒绝签名的,应将情况记录在案。卫生监督人员应当根据监督检查内容当场制作检查笔录。检查时,监督人员可以对相对人或有关证人进行询问,并当场制作询问笔录。必要时,卫生监督人员可根据检查目的以及相关卫生检验标准方法的规定采样和现场检测。在证据可能灭失或以后难以取得时,经卫生监督主体负责人批准后,可先行登记保存。

(五)告知

在行政检查过程中,卫生监督人员必须告知行政相对人拥有的异议权、陈述权、申辩

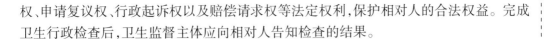

权、申请复议权、行政起诉权以及赔偿请求权等法定权利,保护相对人的合法权益。完成卫生行政检查后,卫生监督主体应向相对人告知检查的结果。

三、卫生行政许可程序

卫生行政许可程序是有关卫生行政许可的申请、审查、听证、决定、变更、延续等一系列步骤和过程的总称。《中华人民共和国行政许可法》以及《卫生行政许可管理办法》等法律、法规和规章对卫生行政许可程序作了具体规定。

(一)申请和受理

1. 申请

卫生监督相对人要获得行政许可,必须向许可机关提出申请并证明自己符合条件。

2. 受理

卫生监督主体收到许可申请后,对申请人提交的申请材料进行形式审查。凡申请人的申请事项属于受理机关的职权范围,申请材料齐全且符合法定形式,或申请材料按照受理机关的要求已全部予以补正的,卫生监督主体应予受理。

(二)审查

审查是卫生监督主体对卫生行政许可申请材料的实质内容进行核查。审查的主要内容有:①申请材料所反映的情况是否与法律法规规定取得卫生行政许可应当具备的条件相一致;②申请人提供的申请材料实质内容的真实性。

(三)作出决定

卫生监督主体对申请材料进行审查后,对申请材料齐全、符合法定形式,申请内容符合法定条件和标准,能够当场作出决定的,许可机关应当场作出卫生行政许可决定;不能当场作出卫生行政许可决定的,应当在法定期限内按照规定程序作出卫生行政许可决定。对不符合卫生行政许可条件的,卫生监督主体应作出不予许可的书面决定,并说明不予许可的理由和依据,告知申请人有申请行政复议和提起行政诉讼的权利。

作出卫生行政许可决定后需要颁发卫生行政许可证件的,应当向申请人颁发具有规定形式的行政许可证件。

(四)听证程序

法律、法规、规章规定实施行政许可应当听证的事项,或者卫生监督主体认为需要听证的其他涉及公共利益的重大行政许可事项,卫生监督主体应当向社会公告,并举行听证。行政许可直接涉及申请人与他人之间重大利益关系的,卫生监督主体在作出行政许可决定前,应当告知申请人、利害关系人享有要求听证的权利。申请人、利害关系人在被告知听证权利之日起 5 日内提出听证申请的,卫生监督主体应当在 20 日内组织听证。

四、卫生行政处罚程序

卫生行政处罚程序是指卫生监督主体作出行政处罚的方式、步骤以及实现这些方式、步骤的时间和顺序的行为过程。《中华人民共和国行政处罚法》以及《卫生行政处罚程序》等法律、法规和规章对卫生行政处罚程序作了具体规定。

笔记

(一)一般程序

一般程序是在通常情况下作出卫生行政处罚应当经过的程序,是卫生行政处罚的基本程序。一般程序包括以下五个阶段:

1. 立案

卫生监督主体对于在日常监督工作中发现、接受群众举报或其他行政机关移送的,有应该受到卫生行政处罚嫌疑的违法案件,应当及时受理并做好记录。受理后发现符合法定条件时应当立案。

2. 调查取证

卫生监督主体立案后,在作出具体的处罚决定之前,必须先依法调查取证,查明违法事实。书证、物证、视听资料、证人证言、当事人陈述、鉴定结论、勘验笔录、现场笔录等经卫生监督人员审查或调查属实,可以作为卫生行政处罚的证据。

3. 作出决定

卫生监督主体调查终结,对于认为应当作出行政处罚的,卫生监督主体在合议之后,应当及时通知当事人行政处罚认定的事实、理由和依据,以及当事人依法享有的权利。卫生监督主体必须充分听取当事人的陈述和申辩,并进行复核,当事人提出的事实、理由和证据成立的,应当采纳。卫生监督主体不得因当事人申辩而加重处罚。卫生监督主体及其监督人员在作出行政处罚决定之前,不向当事人告知给予行政处罚的事实、理由和依据,或者拒绝听取当事人的陈述、申辩,行政处罚决定不能成立。当事人放弃陈述或者申辩权利的除外。

卫生监督主体作出行政处罚决定后,应当制作行政处罚决定书。行政处罚决定书应当载明下列事项:①当事人的姓名或者名称、地址;②违反法律、法规或者规章的事实和证据;③行政处罚的种类和依据;④行政处罚的履行方式和期限;⑤不服行政处罚决定,申请行政复议或者提起行政诉讼的途径和期限;⑥作出行政处罚决定的卫生监督主体的名称和作出决定的日期。行政处罚决定书必须盖有作出行政处罚决定的卫生监督主体的印章。

卫生监督主体应当自立案之日起 3 个月内作出行政处罚决定。因特殊原因需要延长的,应当报上级机关批准。

4. 送达

卫生行政处罚决定书应当在宣告后当场交付当事人并取得送达回执。当事人不在场的,卫生监督主体应当在 7 日内依照规定,将卫生行政处罚决定书送达当事人。

送达方式分为直接送达、留置送达、转交送达、委托送达、邮寄送达等。

5. 执行

当事人收到卫生行政处罚决定书后,应当在处罚决定要求的期限内予以履行。当事人对卫生行政处罚决定不服申请行政复议或者提起行政诉讼的,行政处罚不停止执行,但行政复议或行政诉讼期间裁定停止执行的除外。

当事人在法定期限内不申请行政复议或者不提起行政诉讼又不履行的,卫生监督主体可以采取下列措施:①到期不缴纳罚款的,每日按罚款数额的 3% 加处罚款;②申请人民法院强制执行。

笔记

（二）听证程序

1. 听证程序的适用范围

听证程序适用于责令停产停业、吊销许可证、执照或较大数额罚款等行政处罚。卫生监督主体在作出责令停产停业、吊销许可证、执照或较大数额罚款等行政处罚决定前，应当告知当事人有要求举行听证的权利；当事人要求听证的，卫生监督主体应当组织听证。

2. 听证程序的原则

听证应遵循公正、公开、回避的原则。除涉及国家秘密、商业秘密或个人隐私外，听证应当以公开的方式进行。听证实行告知、回避制度，依法保证当事人的陈述权和申辩权。

3. 听证程序的告知和举行

卫生监督主体对于适用听证程序的卫生行政处罚案件，应当在作出处罚决定前，向处罚针对的当事人送达听证告知书，告知当事人有要求听证的权利。当事人提出听证请求后，卫生监督主体决定组织听证的，听证主持人应在 2 日内确定听证时间、地点和方式，并在举行听证的 7 日前将听证通知书送达当事人。

（三）简易程序

简易程序又称当场处罚程序。对于违法事实确凿，有法定依据，依法应当予以警告的行政处罚，对公民处以 50 元以下罚款的行政处罚以及对法人或其他组织处以 1000 元以下罚款的行政处罚，卫生监督主体可以当场作出处罚决定。

五、卫生行政强制程序

（一）卫生行政强制措施的程序

1. 实施一般行政强制措施的程序

在通常情况下，实施卫生行政强制措施的程序为：①向卫生监督主体负责人报告并经批准；②由两名以上卫生监督人员实施；③出示执法身份证件；④通知当事人到场；⑤当场告知采取行政强制措施的理由、依据以及当事人依法享有的权利、救济途径；⑥听取当事人的陈述和申辩；⑦制作现场笔录；⑧现场笔录由当事人和卫生监督人员签名或者盖章，当事人拒绝的，在笔录中予以注明；⑨当事人不到场的，邀请见证人到场，由见证人和卫生监督人员在现场笔录上签名或者盖章；⑩法律、法规规定的其他程序。

在紧急情况下，需要当场实施卫生行政强制措施的，卫生监督人员应当在 24 小时内向卫生监督主体负责人报告，并补办批准手续。卫生监督主体负责人认为不应当采取行政强制措施的，应当立即解除。

2. 实施限制公民人身自由的行政强制措施的特别规定

实施限制公民人身自由的行政强制措施，除了要遵守一般行政限制措施的程序外，还要遵守以下规定：①当场告知或者实施行政强制措施后立即通知当事人家属实施行政强制措施的卫生监督主体、地点和期限；②在紧急情况下当场实施行政强制措施的，在返回卫生监督主体后，立即向卫生监督主体负责人报告并补办批准于续；③法律规定的其

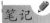

他程序。

实施限制人身自由的行政强制措施不得超过法定期限。实施行政强制措施的目的已经达到或者条件已经消失,应当立即解除。

3. 查封、扣押的程序

卫生监督主体决定实施查封、扣押的,应当履行行政强制措施的一般程序,制作并当场交付查封、扣押决定书和清单。

卫生监督主体依法采取查封、扣押措施后,应当及时查清事实,在规定的期限内作出处理决定。对违法事实清楚,依法应当没收的非法财物予以没收;法律、行政法规规定应当销毁的,依法销毁;应当解除查封、扣押的,作出解除查封、扣押的决定。

4. 冻结的程序

卫生监督主体实施冻结存款、汇款的,应当履行以下规定的程序,并向金融机构交付冻结通知书:①实施前须向卫生监督主体负责人报告并经批准;②由两名以上卫生监督人员实施;③出示执法身份证件;④制作现场笔录。冻结存款、汇款的数额应当与违法行为涉及的金额相当;已被其他国家机关依法冻结的,不得重复冻结。金融机构接到卫生监督主体依法作出的冻结通知书后,应当立即予以冻结,不得拖延,不得在冻结前向当事人泄露信息。冻结存款、汇款的卫生监督主体应当在作出决定后3日内向当事人交付冻结决定书。

自冻结存款、汇款之日起30日内,卫生监督主体应当作出处理决定或者作出解除冻结决定;情况复杂的,经卫生监督主体负责人批准,可以延长,但是延长期限不得超过30日。卫生监督主体逾期未作出处理决定或者解除冻结决定的,金融机构应当自冻结期满之日起解除冻结。

(二)卫生行政强制执行程序

当事人在期限内不履行卫生监督主体作出的生效决定要求履行的义务的,具有行政强制执行权的卫生监督主体可以依照法律规定强制执行。

1. 催告

卫生监督主体作出行政强制执行决定前,应当事先催告当事人履行义务。催告应当以书面形式作出,并载明有关事项。

2. 作出强制执行决定

经催告,当事人逾期仍不履行监督决定,且无正当理由的,卫生监督主体可以作出强制执行决定。强制执行决定应当以书面形式作出,并载明有关事项。行政强制执行决定书应当直接送达当事人。

3. 强制执行

行政强制执行决定书送达当事人后,卫生监督主体可以依照法律规定强制当事人履行义务,从而实现监督决定的要求。

六、卫生行政案件移送程序

(一)卫生行政案件移送程序的概念

卫生行政案件移送是卫生监督主体发现受理的行政处罚案件不属于自己管辖或者

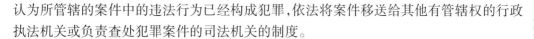

认为所管辖的案件中的违法行为已经构成犯罪,依法将案件移送给其他有管辖权的行政执法机关或负责查处犯罪案件的司法机关的制度。

（二）卫生行政案件移送犯罪案件程序

卫生监督主体在依法查处违法行为的过程中,发现违法事实涉及的金额、违法事实的情节、违法事实造成的后果等涉嫌构成犯罪,依法需要追究刑事责任的,必须依法向公安机关移送。卫生监督主体不得以行政处罚代替移送。国务院《行政执法机关移送涉嫌犯罪案件的规定》对行政案件移送程序作了规定。

1.调查核实

卫生监督主体对于应当向公安机关移送的涉嫌犯罪案件,应当立即指定2名或者2名以上卫生监督人员组成专案组专门负责,在核实情况后提出移送涉嫌犯罪案件的书面报告。

2.移送审批

专案组应当将案件移送报告提交卫生监督主体负责人审批。卫生监督主体审批领导应当自接到案件移送报告之日起3日内作出批准移送或者不批准移送的决定。

3.移送案件

案件移送报告得到批准后,卫生监督主体应当在24小时内向同级公安机关移送。移送案件时应当附有下列材料:①涉嫌犯罪案件移送书;②涉嫌犯罪案件情况的调查报告;③涉案物品清单;④有关检验报告或者鉴定结论;⑤其他有关涉嫌犯罪的材料。

公安机关应当自接受移送案件之日起3日内,依法对所移送的案件进行审查。认为有犯罪事实,需要追究刑事责任,依法决定立案的,应当书面通知移送案件的卫生监督主体;认为没有犯罪事实,或者犯罪事实显著轻微,不需要追究刑事责任,依法不予立案的,应当说明理由,并书面通知移送案件的卫生监督主体,相应退回案卷材料。

卫生监督主体对公安机关决定不予立案的案件,应当依法作出处理。其中依照有关法律、法规或者规章的规定应当给予行政处罚的,应当依法实施行政处罚。卫生监督主体向公安机关移送涉嫌犯罪案件前已经作出的警告,责令停产停业,暂扣或者吊销许可证、暂扣或者吊销执照的行政处罚决定,不停止执行。

4.移交材料

卫生监督主体对公安机关决定立案的案件,应当自接到立案通知书之日起3日内将涉案物品以及与案件有关的其他材料移交公安机关,并办理交接手续。法律、行政法规另有规定的,依照其规定。

导人案例评析

1.卫生监督程序的基本原则是反映卫生监督程序的本质,对具体卫生监督程序起支配和统帅作用的卫生监督程序基本准则和精神。根据行政法理论和有关卫生法律、法规的规定,卫生监督程序的基本原则有:(1)程序法治原则。卫生监督活动的程序必须遵守法律、法规,不得与之相抵触。卫生监督程序法治原则包含卫生监

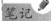

督程序合法性原则和卫生监督程序合理性原则两个方面。(2)程序公正原则。卫生监督程序的设定和适用应当符合公平正义的观念,避免和排除可能影响卫生监督主体公正行使行政权力的各种因素,使监督相对人受到公正的对待,以求实现卫生监督的正义目标。(3)程序公开原则。卫生监督主体对重要的、与监督相对人权利义务直接相关的卫生监督行为,要通过一定的方式让监督相对人和社会了解。(4)相对人参与原则。卫生监督主体在做出卫生监督行为过程中,监督相对人或其他利害关系人在卫生监督过程中有权对监督行为发表意见并且使这种意见得到应有重视。(5)程序效率原则。卫生监督程序的设计和适用应当有利于保证监督执法活动的效率,尽量减少不必要的或烦琐的环节、手续,提高卫生监督活动的效率。

2. 本案卫生行政处罚程序合法。

根据本案案情,可知卫生监督主体作出卫生行政处罚适用的是一般程序。根据《中华人民共和国行政处罚法》以及《卫生行政处罚程序》的规定,一般程序包括五个阶段:(1)立案。卫生监督主体对于在日常管理工作中发现、接受群众举报或其他行政机关移送的,有应该受到卫生行政处罚嫌疑的违法案件,应当及时受理并做好记录。受理后发现符合条件的应在7日内立案。(2)调查取证。卫生监督主体立案后,在作出具体的处罚决定之前,必须先依法调查取证,查明违法事实。书证、物证、视听资料、证人证言、当事人陈述、鉴定结论、勘验笔录、现场笔录等,经卫生监督人员审查、调查属实或依法制作,可以作为卫生行政处罚的证据。(3)作出决定。卫生监督主体调查终结,对于认为应当作出行政处罚的,卫生监督主体在合议之后,应当及时通知当事人行政处罚认定的事实、理由和依据,以及当事人依法享有的权利。卫生监督主体必须充分听取当事人的陈述和申辩,并进行复核,当事人提出的事实、理由和证据成立的,应当采纳。卫生监督主体及其监督人员在作出行政处罚决定之前,不向当事人告知给予行政处罚的事实、理由和依据,或者拒绝听取当事人的陈述、申辩,行政处罚决定不能成立,当事人放弃陈述或者申辩权利的除外。卫生行政处罚决定作出后,应当制作卫生行政处罚决定书。(4)送达。卫生行政处罚决定书应当在宣告后当场交付当事人并取得送达回执。当事人不在场的,卫生监督主体应当在7日内依照规定,将卫生行政处罚决定书送达当事人。(5)执行。作出卫生行政处罚决定后,当事人应当在处罚决定规定的期限内予以履行。当事人在法定期限内不申请行政复议或者不提起行政诉讼又不履行的,卫生监督主体可以自己依法强制执行或者申请法院强制执行。本案中,根据流行病学调查、病人潜伏期、临床表现和实验室检验结果,市卫生监督所认定这是一起误用亚硝酸盐引起的食物中毒事故。根据监督检查结果,市卫生局决定对该案立案查处。在调查取证基础上,经案件合议、处罚事先告知、听取陈述申辩等法定程序,最终对该学校作出了罚款15000元的行政处罚。处罚决定书送达后,该学校在规定期限内交纳了罚款。对照卫生行政处罚的一般程序,市卫生局的处罚程序无疑是合法的。

3. 卫生监督证据是卫生监督主体在调查取证过程中,可以依法获取的证据材料。卫生监督主体可以收集的证据可分为物证、书证、视听资料、证人证言、当事人

笔记

陈述、鉴定结论、勘验笔录和现场笔录等八种。物证是指用其外形及其他固有的外部特征和物质属性来证明卫生违法案件事实真相的实物或痕迹。书证是指以文字、图画或符号记载的内容来证明卫生违法案件真实情况的物品。证人证言是指当事人以外的知道卫生违法案件真实情况的人就其所知道的案情向卫生监督主体以口头或书面方式所作的陈述。当事人陈述是指卫生违法案件的当事人就其了解的案件情况向卫生监督主体所作的陈述。鉴定结论是指鉴定人员运用专门知识、仪器设备就与卫生违法案件有关的专门问题进行鉴定后所作的技术性结论和报告。勘验笔录是指卫生监督人员对能够证明卫生违法案件事实的现场或者不能、不便拿到监督机关的物证,就地进行分析、检验、勘查后所作的记录;现场笔录,又称为现场检查笔录,是指卫生监督主体在监督执法过程中对现场进行检查时,用于记载有关情况的执法文书。视听资料是指利用录音、录像、计算机技术以及其他高科技设备等方式所反映出的音响、影像、文字或其他信息证明案件事实的证据,它包括录像带、录音、传真资料、电影胶卷、微型胶卷、电话录音、雷达扫描资料和电脑储存数据及资料等。卫生监督主体应当依法收集证据,采取非法手段获取的证据没有法律效力。卫生监督主体应当全面收集证据,不仅要收集对受处罚人不利的证据,也要收集对处罚人有利的证据。

本案中,卫生监督人员调查收集的主要证据和材料有医院食物中毒报告记录、案件受理记录、现场检查笔录、对食堂相关人员的询问笔录、对学校医务人员的询问笔录、食物中毒个案调查表、病历、学校提供的中毒学生名单、卫生行政控制审批表、卫生行政控制决定书、卫生监督意见书、立案报告、事故初步调查情况汇报、疑似中毒样品采样记录、送检单、检验报告、解除卫生行政控制审批表、解除卫生行政控制决定书、食物中毒人员诊断记录、食物中毒事故调查报告、学校法定代表人身份证明及其授权委托书、食堂卫生许可证复印件、学校关于食物中毒事故的情况说明,以及与多份卫生行政执法文书相配套的送达回执等,分别属于物证、书证、证人证言、当事人陈述、鉴定结论和现场笔录等类型。在卫生监督执法过程中,及时、全面、客观、完整地进行调查取证、收集有效证据是正确认定案件事实并进而进行案件定性和处理的前提。本案中,卫生监督主体在调查取证时有所区别并根据证据性质采取不同的调查方法和调查重点。比如现场检查笔录直接记载了检查时的情况,经当事人确认应当是直接证据,但是现场检查笔录不能反映中毒事实和原因,因而本案主要通过间接证据的调查和运用来确认案件事实。从业人员是直接的当事人,对其询问既是调查的重点也是一个比较有效的调查方法,于是卫生监督人员通过询问笔录的方式,对食堂管理和从业人员进行了调查,基本确认了中毒事故的客观过程(购买、保管不善、非保管者误拿误用等环节和行为)和经营者的主观过错(误拿误用,从而排除故意投毒)。个案调查和病历资料则确认了中毒者的潜伏期、中毒表现等,证明从医学上完全符合亚硝酸钠中毒的症状;对中毒者呕吐物的检验报告也显示亚硝酸钠呈强阳性,而且送检物品中与被调查人员陈述一致的物品的亚硝酸钠检测结果均呈强阳性,其他物品亚硝酸钠检测则呈明显的弱阳性,从而能够证明这是一起典型的亚硝酸钠中毒事故。综上，从卫生监督主体调查取证和认定事实的过程来看，卫生监督主体的证据收集符合法定程序要求，而且有关证据形成证据链条，能够共同证明本案是一起误用亚硝酸盐引起的食物中毒事故，因而本案卫生监督证据的收集是合法的。

法条链接

《中华人民共和国行政处罚法》

第三十条　公民、法人或者其他组织违反行政管理秩序的行为，依法应当给予行政处罚的，行政机关必须查明事实；违法事实不清的，不得给予行政处罚。

第三十一条　行政机关在作出行政处罚决定之前，应当告知当事人作出行政处罚决定的事实、理由及依据，并告知当事人依法享有的权利。

第三十二条　当事人有权进行陈述和申辩。行政机关必须充分听取当事人的意见，对当事人提出的事实、理由和证据，应当进行复核；当事人提出的事实、理由或者证据成立的，行政机关应当采纳。

行政机关不得因当事人申辩而加重处罚。

第三十六条　除本法第三十三条规定的可以当场作出的行政处罚外，行政机关发现公民、法人或者其他组织有依法应当给予行政处罚的行为的，必须全面、客观、公正地调查，收集有关证据；必要时，依照法律、法规的规定，可以进行检查。

第三十七条　行政机关在调查或者进行检查时，执法人员不得少于两人，并应当向当事人或者有关人员出示证件。当事人或者有关人员应当如实回答询问，并协助调查或者检查，不得阻挠。询问或者检查应当制作笔录。

行政机关在收集证据时，可以采取抽样取证的方法；在证据可能灭失或者以后难以取得的情况下，经行政机关负责人批准，可以先行登记保存，并应当在七日内及时作出处理决定，在此期间，当事人或者有关人员不得销毁或者转移证据。

执法人员与当事人有直接利害关系的，应当回避。

第三十八条　调查终结，行政机关负责人应当对调查结果进行审查，根据不同情况，分别作出如下决定：

（一）确有应受行政处罚的违法行为的，根据情节轻重及具体情况，作出行政处罚决定；

（二）违法行为轻微，依法可以不予行政处罚的，不予行政处罚；

（三）违法事实不能成立的，不得给予行政处罚；

（四）违法行为已构成犯罪的，移送司法机关。

对情节复杂或者重大违法行为给予较重的行政处罚，行政机关的负责人应当集体讨论决定。

第三十九条　行政机关依照本法第三十八条的规定给予行政处罚，应当制作行政处罚决定书。行政处罚决定书应当载明下列事项：

（一）当事人的姓名或者名称、地址；

笔记

（二）违反法律、法规或者规章的事实和证据；

（三）行政处罚的种类和依据；

（四）行政处罚的履行方式和期限；

（五）不服行政处罚决定，申请行政复议或者提起行政诉讼的途径和期限；

（六）作出行政处罚决定的行政机关名称和作出决定的日期。

行政处罚决定书必须盖有作出行政处罚决定的行政机关的印章。

第四十条 行政处罚决定书应当在宣告后当场交付当事人；当事人不在场的，行政机关应当在七日内依照民事诉讼法的有关规定，将行政处罚决定书送达当事人。

第四十一条 行政机关及其执法人员在作出行政处罚决定之前，不依照本法第三十一条、第三十二条的规定向当事人告知给予行政处罚的事实、理由和依据，或者拒绝听取当事人的陈述、申辩，行政处罚决定不能成立；当事人放弃陈述或者申辩权利的除外。

第四十四条 行政处罚决定依法作出后，当事人应当在行政处罚决定的期限内，予以履行。

实训与指导

实训项目名称 药品监督行政检查模拟实训

一、实训目标

1. 检验对卫生监督程序基本原则和基本制度、卫生行政检查程序、卫生行政强制程序等知识的理解和掌握程度。

2. 训练查找资料尤其是检索实训涉及的有关法律法规并进行分析归纳的能力。

3. 培养应用本章主要知识和有关法律规定分析案例和解决实际问题的能力。

二、实训内容与形式

要求根据以下材料进行模拟实训。

实训材料 药品监督投诉举报调查

2015年12月1日，某市食品药品监督管理局接到群众举报，称某药店正在经营无保健食品批准文号的某胶囊系快速瘦身减肥保健品，要求予以查处。你作为某市食品药品监督管理局的监督人员，和另外1名同事一起被指派前往药店进行调查。

请完成以下模拟实训：

1. 了解卫生行政检查程序的主要内容。

2. 查找进行此次调查的主要实体法和程序法依据。

3. 详细说明拟进行的调查的方式、步骤和有关注意事项。

笔记

三、实训要领

1. 了解实训涉及的社会背景和基本事实。

2. 学习和掌握实训涉及的本章主要知识。

3. 检索并找出实训涉及的主要法律法规及其具体规定。

4. 查找文献资料,必要时进行调查研究,根据卫生监督原理和有关法律规定,研究拟采取的调查的方式、步骤和有关注意事项。

四、成果要求和评分

1. 独立完成。

2. 提交书面报告。要求:(1)列出作为调查依据的主要实体法和程序法规定;(2)详细说明拟进行的调查的方式、步骤和有关注意事项,字数 1500 字左右,语言流畅、条理清楚,具有针对性和可行性。

附件:书面作业

实训报告

一、卫生行政检查程序的主要内容

_____

_____

_____

_____

_____

_____

二、进行此次调查的主要实体法和程序法依据

_____

_____

_____

_____

_____

_____

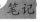

三、拟进行的调查的方式、步骤和有关注意事项

_____

_____

_____

_____

_____

_____

_____

（陈仕学）

笔记

第七章

卫生监督文书

通过本章案例分析与实训练习：

巩固 卫生监督文书的概念、制作原则,卫生监督文书制作的基本要求,《卫生行政执法文书规范》。

培养 分析和制作现场笔录、卫生监督意见书、行政处罚决定书等主要卫生监督文书的能力。

扩展 了解卫生行政处罚决定书说理性的要求并运用于文书制作实践。

案例

郭某未取得医疗机构执业许可证从事诊疗活动案

2014年9月11日,某县卫生局卫生监督员在日常监督检查中发现,在该县新城大街150号南侧100米处有外来人员私自以"郭氏诊所"名义从事诊疗活动。经过进一步的调查取证,证实"郭氏诊所"系郭某开设,郭某自己承认从事医疗服务活动100多天,监督检查当天收费总计100余元。

在调查过程中,卫生监督员对郭某从事诊疗活动所用1包器械、1张桌子、2张凳子、查获的处方单、收据和病历等书证登记保存,制作了《现场笔录》、《询问笔录》、《证据先行登记保存决定书》等卫生监督文书,其中《现场笔录》中"检查记录"的内容为:"1.楼高三层,二楼东侧为诊所,墙上悬挂"郭氏诊所"的标牌。2.诊室内未见《医疗机构执业许可证》。3.郭某外出,宣称有合法许可证件但拒绝回诊所接受检查和询问。护士叶某在为病人输液,无法提供《护士执业证书》。4.诊室内有病人正在接受静脉输液。5.诊室有医疗器械3件,药品若干,办公桌1台,椅子4张。办公桌子上有1个听诊器、1台血压计及若干其他物品。6.垃圾桶内有使用过的针筒和其他医疗废物若干。7.从办公桌抽屉查获郭某开具的处方单36张(处方日期为2014年6月1日至2014年9月11日),购药单5张,收款收据12张(当天收费总计100余元),病例若干份。另有账本1本,记载有诊所药品账目和每日收支情况。"

此后,3名卫生监督员对此案进行了合议,认为郭某的行为违反了《医疗机构管理条例》第二十四条,依据《医疗机构管理条例》第四十四条,合议建议:1.责令停止执业

笔记

88

活动;2.没收器械。经负责人审批,县卫生局对郭某发出了行政处罚事先告知书,郭某在法定期限内未进行陈述和申辩。县卫生局制作并送达了行政处罚决定书,其正文的内容为:"本机关依法查明郭某未取得《医师资格证书》及《医师执业证书》开展诊疗活动。以上事实有《现场笔录》、《询问笔录》、《证据先行登记保存决定书》、现场拍摄照片、行医药品、医疗器械等为证。你(单位)违反了《医疗机构管理条例》第二十四条的规定。现依据《医疗机构管理条例》第四十四条的规定,决定予以你没收非法行医药品和医疗器械;罚款人民币1万元的行政处罚。"郭某拒不履行行政处罚决定。

问题:

1.卫生监督文书制作的基本要求有哪些?

2.本案《现场笔录》是否符合规范要求,为什么?

3.法律、法规和规章对《行政处罚决定书》的制作有哪些要求? 本案《行政处罚决定书》是否符合规范要求,为什么?

主要知识点

一、卫生监督文书概述

(一)卫生监督文书的概念

卫生监督文书,又称卫生行政执法文书,是卫生监督主体在卫生监督执法过程中,针对特定的监督相对人,依法制作的具有法律效力或法律意义的公用文书。

卫生监督文书的特征有:

(1)法定的强制性。卫生监督文书的制作主体是卫生监督主体,制作依据是有关卫生法律、法规,国家赋予卫生监督文书相应的强制力。

(2)对象的特定性。卫生监督文书是卫生监督主体在实施卫生监督行为的过程中制作的公文,只对特定的人和事发生法律效力。

(3)形式的规范性。一方面表现为卫生监督文书结构固定,分为首部、正文、尾部三大部分;另一方面表现为用语的规范化,卫生监督文书应表达准确、简明、统一,尤其是填写式法律文书,已经固定的语言表达不允许随意改变。

(4)固有的专业技术性。卫生监督文书的内容及其制作过程具有明显的专业技术特征,往往需要运用医药卫生等自然科学方面的专业知识和专业技术。

(5)程序的合法性。卫生监督文书的制作过程和制作时效应符合法律规定。

(二)卫生监督文书的制作原则

1.以事实为基础,以法律为准绳原则

以事实为基础,以法律为准绳原则包括两个方面的要求:查清事实;立足于事实正确适用法律。其中查清事实是关键,正确适用法律是结果。

2.合法原则

卫生监督文书制作的每个环节、每个阶段都必须按照法律的规定进行,做到依据法律、符合法律,不与法律相抵触。

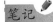

3．准确原则

卫生监督文书的适用对象、标的物、适用法律以及文书选用等都必须准确无误。

4．实用原则

卫生监督文书制作并使用于卫生监督实践，文书的形式、内容、类型、范围等均要实用。

（三）卫生监督文书制作的基本要求

1．主旨明确

主旨是卫生监督文书的制作目的和中心思想，也就是解决特定问题的意见和理由。卫生监督文书必须有明确的解决问题的意见和理由，尤其是卫生监督检查文书和卫生行政处罚文书。

2．格式规范

格式规范体现在以下两个方面：

（1）结构的模式化。无论是文字叙述式文书还是表格式文书，在结构上大体都是由首部、正文和尾部等三部分组成，而三部分所包含的要素也是比较定型的。

（2）用语的固定化。表格式文书中大部分文字是事先统一印制的，文字叙述式文书中部分内容有固定的用语。

3．内容完备

卫生监督文书项目要填写齐全，没有空缺。要叙事明晰，说明准确。要围绕案件事实的基本要素，对时间、地点、原因、方式、后果等方面进行描述，同时突出重点。

4．语言准确

卫生监督文书语言要规范，文句要通顺、精练，没有错别字，避免使用不规范的简化字，正确使用标点符号和计量单位。卫生监督文书用语要庄重、严肃、科学，要力求"法言法语"和卫生监督专业术语。卫生监督文书文理结构要有逻辑性，叙述事实的前因后果、来龙去脉要层次分明，并注意事实、理由和结论之间的逻辑关系。

5．其他要求

卫生监督文书制作过程要严谨；编号要规范、科学，便于管理和查找；要建立完备的起草、审核、签发制度；要正确使用印鉴；等等。

二、《卫生行政执法文书规范》

为规范卫生监督行为，保障监督相对人的合法权益，原卫生部根据《中华人民共和国行政处罚法》《中华人民共和国行政强制法》和有关法律法规，于2002年12月18日发布了《卫生行政执法文书规范》，并于2006年第一次修订，2012年第二次修订。《卫生行政执法文书规范》对适用于卫生行政检查、卫生行政强制、卫生行政处罚等卫生监督活动的执法文书做了规定。此外，根据《卫生行政执法文书规范》的规定，卫生行政许可文书按照《卫生行政许可管理办法》及卫生行政许可文书样本执行。

附:《卫生行政执法文书规范》

卫生行政执法文书规范

(2012 年 6 月 7 日卫生部部务会讨论通过,2012 年 9 月 6 日卫生部令第 87 号公布)

第一章　总则

第一条　为规范卫生行政执法行为,保障公民、法人和其他组织的合法权益,根据《中华人民共和国行政处罚法》、《中华人民共和国行政强制法》和有关法律法规,制定本规范。

第二条　本规范规定的文书适用于监督检查、监督抽检、行政强制、行政处罚等卫生行政执法活动。

第三条　规范确定的各类文书应当按照规定的要求使用。

除本规范规定的文书样式外,省级卫生行政机关可以根据工作需要增加相应文书,并报卫生部备案。

第四条　制作的文书应当完整、准确、规范,符合相应的要求。

文书中卫生行政机关的名称应当填写机关全称。

文书本身设定文号的,应当在文书标注的"文号"位置编写相应的文号,编号方法为:"地区简称 + 卫 + 执法类别 + 执法性质 +〔年份〕+ 序号"。文书本身设定编号的,应当在文书标注的"编号:"后印制编号,编号方法为:"年份 + 序号"。

第二章　制作要求

第五条　现场使用的文书应当按照规定的格式印制后填写。两联以上的文书应当使用无碳复写纸印制。

应当用黑色或者蓝黑色的水笔或者签字笔填写,保证字迹清楚、文字规范、文面清洁。

因书写错误需要对文书进行修改的,应当用杠线划去修改处,在其上方或者接下处写上正确内容。对外使用的文书作出修改的,应当在改动处加盖校对章,或者由对方当事人签名或者盖章。

文书也可以按照规范的格式打印。执法过程中需要利用手持移动执法设备现场打印文书的,在文书格式和内容不变的情况下,文书规格大小可以适当调整。

第六条　预先设定的文书栏目,应当逐项填写。摘要填写的,应当简明、完整、准确。签名和注明日期必须清楚无误。

第七条　调查询问所作的记录应当具体详细,涉及案件关键事实和重要线索的,应当尽量记录原话。不得使用推测性词句,以免发生词句歧义。

对方位、状态及程度的描述记录,应当依次有序、准确清楚。

第八条　当场制作的现场笔录、询问笔录、陈述和申辩笔录、听证笔录等文书,应当在记录完成后注明"以下空白",当场交由有关当事人审阅或者向当事人宣读,并由当事人签字确认。当事人认为记录有遗漏或者有差错的,应当提出补充和修改,在改动处签字或者用指纹、印鉴覆盖。

当事人认为笔录所记录的内容真实无误的,应当在笔录上注明"以上笔录属实"并签名。当事人拒不签名的,应当注明情况。采取行政强制措施时,当事人不到场的,应当邀请见证人到场在现场笔录上签名或者盖章。

第九条 各类文书中有关共性栏目的填写方法:

文书本身设有"当事人"项目的,按照以下要求填写:是法人或者其他组织的,应当填写单位的全称、地址、联系电话,法定代表人(负责人)的姓名、性别、民族、职务等内容;是个人的,应当填写姓名、性别、身份证号、民族、住址、联系电话等内容。"案件来源"按照《卫生行政处罚程序》的规定要求填写。

文书首页不够记录时,可以续页记录,但首页及续页均应当有当事人签名并注明日期。

案由统一写法为当事人名称(姓名)+具体违法行为+案。如有多个违法行为,以主要的违法行为作为案由。文书本身设有"当事人"项目的,在填写案由时可以省略有关当事人的内容。

第十条 对外使用的文书本身设定签收栏的,在直接送达的情况下,应当由当事人直接签收。没有设定的,一般应当使用送达回执。

第十一条 产品样品采样记录,是采集用于鉴定检验的健康相关产品及其他产品的书面记录。

采样记录应当写明被采样人、采样地址、采样方法、采样时间、采样目的等内容。

样品基本情况应当写明样品名称、样品规格、样品数量、样品包装状况或者储存条件、样品的生产日期及批号、样品标注的生产或者进口代理单位、采集样品的具体地点。

第十二条 非产品样品采样记录,是从有关场所采集鉴定检验用样品的书面记录。

非产品样品采样记录应当写明被采样人、采样地点、采样方法、采样时间、采样目的、采样设备或者仪器名称、采集样品名称、编号及份数。

此外,还应当对被采集样品的物品或者场所的状况进行客观的描述。

第十三条 产品样品确认告知书,是实施卫生监督抽检的卫生行政机关为确认产品的真实生产或者进口代理单位,向标签标注的生产或者进口代理单位发出的文书。

告知书应当写明样品的基本情况,采样日期、被采样单位或者地址、样品标识的生产或者进口代理单位及地址、生产日期或者批号、标识、规格、样品名称等内容。还应当告知确认的方式、时间、地点、联系人、联系电话、联系地址和邮政编码等,并告知逾期未回复确认的,视为对样品真实性无异议。

第十四条 检验结果告知书,是卫生行政机关将抽检不合格样品的检验结果告知相应当事人的文书。

告知书应当写明被检验的产品或者其他物品的名称,检验结果不符合国家有关卫生标准规定的情况,并告知当事人依照规定是否有申请复核的权利及提出复核申请的期限等内容。

第十五条 卫生监督意见书,是卫生行政机关制作的对被监督单位或者个人具有指导性或者指令性作用的文书。

笔记

对存在违法事实,依法需要责令改正的,应当写明法律依据、改正期限及责令改正意见等内容。

第十六条　卫生行政执法事项审批表,是在作出证据先行登记保存、行政强制、行政处罚等行政决定前,由卫生行政机关负责人对拟作出的行政决定意见进行审查,并签署审批意见的文书。也适用于因情况紧急需要当场实施行政强制措施,事后补办批准手续的情形。

审批表应当写明当事人、案由、申请审批事项、承办人处理意见、审核意见及部门负责人审批意见等。

申请行政处罚审批时,申请审批事项中应当写明主要违法事实、证据、处罚理由及依据。申请证据先行登记保存、行政强制审批时,申请审批事项中应当写明原因及依据。

第十七条　卫生行政控制决定书,是卫生行政机关发现当事人生产经营的产品或者场所已经或者可能对人体健康产生危害,需要对物品或者场所采取控制措施时发出的文书。

决定书应当写明当事人全称、控制的原因、控制的法律依据和作出处理决定的期限,对控制的物品或者场所应当写明物品或者场所的名称、控制地点、控制方式等内容。

第十八条　解除卫生行政控制决定书,是卫生行政机关确认被控制的物品或者场所不能或者不可能对人体健康构成危害时,决定对被控制的物品或者场所解除控制时发出的文书。

决定书应当写明当事人全称及控制文书作出的时间及文号。

第十九条　查封、扣押决定书,是卫生行政机关为制止违法行为、防止证据毁损、避免危害发生、控制危险扩大,依法对涉案的场所、设施或者财物采取查封、扣押措施时发出的文书。

决定书中应当写明当事人的姓名或者名称、地址,查封、扣押的理由、依据和期限,查封、扣押场所、设施或者财物的名称、数量等,并告知当事人申请行政复议或者提起行政诉讼的途径和期限。

对物品需要进行检测、检验、检疫或者技术鉴定的,应当告知当事人所需的时间,同时告知查封、扣押的期间不包括检测、检验、检疫或者技术鉴定的期间。

第二十条　查封、扣押处理决定书,是卫生行政机关在规定的期限内对被采取查封、扣押行政强制措施的场所、设施或者财物作出处理决定时发出的文书。

处理决定书应当写明当事人的姓名或者名称,查封扣押决定书作出的时间、文号及具体处理意见。

第二十一条　查封、扣押延期通知书,是因案情复杂,需要延长查封、扣押期限时发出的文书。

延期通知书应当写明当事人的姓名或者名称,查封扣押的期限,并说明理由。

第二十二条　物品清单,是作出查封、扣押、没收物品等行政决定时,附于查封、扣押决定书,行政处罚决定书等文书后,用于登记相关物品所使用的文书。

物品清单应当注明被附文书的名称及文号,并写明物品名称、数量、生产或进口代理单位、生产日期及批号等内容,由当事人、案件承办人签名。

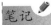

第二十三条　公告,是指卫生行政机关为制止违法行为或者防止危害后果扩大,对当事人的违法行为依法采取执法行为并需要公众知晓或者配合时使用的文书。

公告应当写明违法当事人的姓名或者名称、地点、违法事实、违反的法律条款、处理依据及时间。公告的纸张规格大小可以根据实际需要确定。

第二十四条　封条,是为调查取证、保存证据或者防止危害进一步扩大等,对特定生产经营场所、物品等采取临时停止使用,以及禁止销售、转移、损毁、隐匿物品等措施时使用的文书。

封条上应当注明日期和期限,并加盖公章。封条的规格可以根据实际需要确定。

第二十五条　案件受理记录,是对检查发现、群众检举或者控告、上级卫生行政机关交办、下级卫生行政机关报请、有关部门移送来的案件,按照规定的权限和程序办理案件受理手续,所作的文字记录。

案发单位或者个人的信息应当根据所获得的信息填写。

案情摘要应当写明主要违法事实,包括案发时间、案发地点、重要证据及造成的危害和影响等内容。

负责人意见,是负责人对案件的处理意见。

第二十六条　立案报告,是对受理的案件进行初步核实后,确认有违法事实,属于本机关管辖,并需给予行政处罚的,为了对案件展开调查,向主管卫生行政机关负责人或主管科(处、室)负责人提出的书面报告。

案情摘要应当按照性质和程度,由大到小、从重到轻加以排列,逐个罗列事实并加以简要说明。同时要指明当事人涉嫌违反的具体法律条款。

负责人审批意见,是负责人对查处案件的批示,如是否批准立案,对批准立案的应当确定承办人员。

第二十七条　案件移送书,是将不属于本单位或者本部门管辖的案件,移送有关单位或者部门处理的文书。

案件移送书应当写明移送案件的受理时间、案由、移送原因、移送的法律依据。

卫生行政机关应当将案件材料一并移送,并做好交接记录。

第二十八条　现场笔录,是在案件调查、现场监督检查或者采取行政强制措施过程中,对与案件有关的现场环境、场所、设施、物品、人员、生产经营过程等进行现场检查时作的记录。

检查时间指在现场检查的具体时间,起止时间应当写明:年、月、日、时、分至几时几分。

检查地点应当写明现场检查的具体方位和具体地点。

检查内容记录要将现场监督检查涉及案件事实的有关情况准确、客观地记录下来。

第二十九条　询问笔录,是为查明案件事实,收集证据,而向案件当事人、证人或者其他有关人员调查了解有关情况时作的记录。

被询问人的基本情况应当记录姓名、性别、年龄、住址(联系地址)、身份证号等。

询问时间应当写明起止时间。

询问地点应当写明具体地点。

笔记

询问内容应当记录被询问人提供的与案件有关的全部情况,包括案件发生的时间、地点、事实经过、因果关系、后果等。

第三十条　证据先行登记保存决定书,是要求当事人对需要保全的证据在登记造册后进行保管的文书。

决定书应当写明保存方式、保存期限、保存地点以及保存证据的有关内容。

第三十一条　证据先行登记保存处理决定书,是卫生行政机关在规定的期限内对被保存的证据作出处理决定的文书。

处理决定书应当写明当事人全称,保存决定书作出的时间、文号及具体处理决定。

第三十二条　案件调查终结报告,是案件调查终结后,承办人就案情事实、对所调查问题性质的认识、对当事人责任的分析、对当事人的处理意见等,以书面形式向领导或者有关部门所做的正式报告。

承办机构指负主要责任办理该案件的机构,如科(处、室)等。承办人,指负责办理该案件的卫生监督员。

案情及违法事实应当简明扼要,写明案件的经过和结果,违反的法律条款等。

相关证据应当列明已经查证属实的,与案件有关的所有证据。

争议要点,既应当写明当事人与承办人之间对案情事实的不同观点,也应当表明承办人之间对案件的不同意见。如无争议则写“无”。

处理建议,经过调查,据以立案的违法事实并不存在,应当写明建议终结调查并结案等内容。需要给予行政处罚的,应当写明拟实施行政处罚的种类、幅度及法律依据等。

负责人意见,应当写明是否同意调查终结的意见,对需要合议的案件应当提出进行合议的具体意见。

第三十三条　合议记录,是对拟适用听证程序的行政处罚或其他重大行政处罚案件在调查终结后,组织有关人员对案件进行综合分析、审议时记录的文字材料。

合议记录应当写明案由、合议主持人、参加合议人员、合议时间、合议地点等内容。

合议记录应当包括违法事实、相关证据、处罚依据、合议建议。对不同的合议意见,应当如实记录。

合议结束后,所有参加合议人员都应当在每页合议记录上签名并注明日期。

第三十四条　行政处罚事先告知书,是在作出行政处罚决定前,告知当事人将要作出的行政处罚决定的事实、理由、依据以及当事人依法应当享有的权利的文书。

事先告知书应当写明当事人的违法行为、违反的法律条款、将要作出的行政处罚决定的法律依据、行政处罚的种类和幅度,告知当事人享有的陈述和申辩的权利,适用听证的还应当告知当事人享有要求举行听证的权利及法定期限,并注明联系人、联系电话、地址等。

在当事人表明放弃陈述和申辩权或者放弃听证权时,应当请当事人在“当事人意见记录”处写明“放弃陈述和申辩权”或者“放弃听证权”等内容。

第三十五条　陈述和申辩笔录,是对当事人及陈述申辩人陈述事实、理由和申辩内容的记录。

当事人委托陈述申辩人的,应当写明受委托的陈述申辩人的姓名、性别、职务、现在

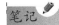
笔记

工作单位等。受委托的陈述申辩人应当出具当事人的委托书。

应当写明陈述和申辩的地点和时间。

应当尽可能记录陈述申辩人原话,不能记录原话的,记录应当真实反映陈述申辩人原意。

第三十六条　陈述和申辩复核意见书,是对当事人提出的事实、理由和证据进行复核的记录。

复核意见书应当写明陈述申辩人的姓名、陈述和申辩的理由和证据,以及复核人和承办机构的意见。当事人收到催告书后所进行的陈述和申辩的复核,应当在复核意见书中写明卫生行政机关的意见。

第三十七条　行政处罚听证通知书,是经有权要求举行听证的当事人提出,卫生行政机关决定举行听证时向当事人发出的书面通知。

通知书应当写明举行听证的时间、地点、听证方式、听证组成人员、申请回避的权利、听证机关的联系方式等。

第三十八条　听证笔录,是对听证过程和内容的记录。

当事人委托代理人的,应当写明代理人的姓名、性别、职务、现在工作单位等。委托代理人应当出具当事人的委托书。

笔录应当写明案件承办人、听证员、听证主持人、书记员、听证方式、听证地点、听证时间、案由等内容。

记录应当写明案件承办人提出的事实、证据和行政处罚建议,当事人陈述、申辩等内容。

所有参加听证的人员都应当在每页笔录上签名并注明日期。

第三十九条　听证意见书,是听证结束后,就听证情况及听证人员对该案件的意见,以书面形式向负责人或者有关部门所做的正式报告。

对当事人和案件承办人的陈述应当抓住要点,归纳概括。听证人员意见是评议后对案件认定的违法事实是否清楚、证据是否确凿和适用法律是否正确、处罚裁量是否合理等提出的意见。

负责人意见是负责人对听证人员意见的具体批示。这里的负责人,可以是卫生行政机关的负责人,也可以是经授权的有关主管科(处、室)负责人。

第四十条　行政处罚决定书,是对事实清楚、证据确凿的卫生违法案件,根据情节轻重依法作出行政处罚决定的文书。

被处罚人是单位的,填写单位全称,以及法定代表人(负责人)、卫生许可证件或者营业执照号码等内容;是个人的,填写姓名,并注明身份证号。同时,还应当写明被处罚人的地(住)址。

决定书应当写明查实的违法事实、相关证据、违反的法律条款、行政处罚依据、理由以及行政处罚决定的内容。决定书还应当将有关告知事项交代清楚,如罚款缴往单位和缴纳期限,复议和诉讼的途径、方法和期限等。

第四十一条　当场行政处罚决定书,是对案情简单、违法事实清楚、证据确凿的违法案件依法当场作出处罚决定的文书。

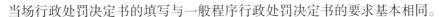

当场行政处罚决定书的填写与一般程序行政处罚决定书的要求基本相同。

第四十二条 送达回执,是将行政执法文书送交有关当事人后证明受送达人已收到的凭证。

送达回执用于直接送达、邮寄送达、留置送达等方式。

送达回执应当写明受送达人、送达机关、送达文件名称及文号、送达地点等内容。

在直接送达时当事人拒绝签收而采用留置送达方式的,应当在备注栏说明有关情况,并记录留置送达的过程。

第四十三条 催告书,是卫生行政机关作出申请强制执行决定前,事先催告当事人履行法定义务时发出的文书。

催告书应当写明履行法定义务的期限、方式,涉及金钱给付的,应当注明明确的金额和给付方式,并告知当事人依法享有陈述和申辩的权利。

第四十四条 强制执行申请书,是当事人在法定期限内不申请行政复议或者提起行政诉讼,又不履行行政决定的,经依法催告仍未履行,卫生行政机关申请人民法院强制执行时提交给人民法院的书面申请。

申请书中的"( )"内填写行政决定的名称、文号或者编号。申请书应当写明当事人基本情况及申请执行的内容,由卫生行政机关负责人签名,加盖卫生行政机关印章并注明日期。

第四十五条 结案报告,是对立案调查的案件,在行政处罚决定履行或者执行后,或者不作行政处罚的案件,报请负责人批准结案的文书。结案报告应当填写当事人、立案日期、案由等,给予行政处罚的应当写明行政处罚决定书文号、执行方式、执行日期、执行结果(如未执行或者未完全执行的需说明原因)等内容,不予行政处罚的应当写明理由。

第四十六条 续页,是接在各类卫生行政执法文书后面完成相关记录内容时所使用的文书。

使用续页应当写明所接执法文书的名称,有相关人员签字并注明页码、日期。

第四十七条 卫生行政执法建议书,是卫生行政机关为促进依法履职、规范执法,在日常监督检查和稽查过程中,结合执法办案,建议下级卫生行政机关及其卫生监督机构完善制度和工作机制,加强内部管理,改进工作、消除隐患,促进执法监管水平提高时发出的文书。

卫生行政执法建议书应当写明提出建议的起因,在日常监督检查和案件调查处理过程中发现的需要重视和解决的问题,对问题产生原因的分析,并依据法律法规及有关规定提出的具体建议、意见,以及其他需要说明的事项。

第三章 执法文书管理

第四十八条 各级卫生行政机关应当加强对卫生行政执法文书的管理,制定相应的管理制度,落实专人负责管理。

为提高工作效率,现场使用的执法文书可以提前加盖印章,并做好领用登记管理。

第四十九条 卫生行政执法案卷材料应当按照一案一卷形式进行装订,每卷顺序按照有关材料形成的时间先后顺序排列。

第四章　附则

第五十条　本规范由卫生部负责解释。

第五十一条　本规范自2012年12月1日起施行。2002年12月18日卫生部发布的《卫生行政执法文书规范》同时废止。实施卫生行政许可,按照《卫生行政许可管理办法》及卫生行政许可文书样本执行。

导入案例评析

1.卫生监督文书制作的基本要求主要有:(1)主旨明确。卫生监督文书是卫生监督主体在卫生监督过程中依法制作的,都有特定的制作目的,必须有明确的解决问题的意见和理由,尤其是卫生监督检查文书和卫生行政处罚文书。(2)格式规范。一方面,无论是文字叙述式文书还是表格式文书,在结构上大体都是由首部、正文和尾部等三部分组成,而三部分所包含的要素也是比较定型的;另一方面,表格式文书中大部分文字是事先统一印制的,文字叙述式文书中部分内容有固定的用语。(3)内容完备。卫生监督文书项目要填写齐全,没有空缺。要叙事明晰,说明准确。要围绕案件事实的基本要素,对时间、地点、原因、方式、后果等方面进行描述,同时突出重点。(4)语言准确。卫生监督文书语言要规范,文句要通顺、精练,没有错别字,避免使用不规范的简化字,正确使用标点符号和计量单位。卫生监督文书用语要庄重、严肃、科学,要力求"法言法语"和卫生监督专业术语。卫生监督文书文理结构要有逻辑性,叙述事实的前因后果、来龙去脉要层次分明,并注意事实、理由和结论之间的逻辑关系。(5)符合其他要求。比如卫生监督文书制作过程要严谨;编号要规范、科学,便于管理和查找;要建立完备的起草、审核、签发制度;要正确使用印鉴;等等。

2.本案《现场笔录》并不完全符合规范要求。

《现场笔录》是卫生监督主体在案件调查过程中,对与案件有关的地点和物证场所进行检查,或在日常监督中对生产经营场所进行监督检查的客观记录。就《现场笔录》的正文而言,制作的一般要求为:(1)记录顺序。记录顺序可以与检查的顺序一致,边检查边记录;也可以在检查结束后,当场对检查内容加以归纳整理,并结合法律条款内容有针对性地加以记录。在检查过程中,拍摄现场照片、提取物证的,也应同时记录下来。(2)重点记录主要违法事实。检查笔录应当抓住主要违法事实作详细记录,不能事无巨细全部记录。主要违法事实要以卫生法律、法规的标准来衡量,抓住主要违法事实才能为采取进一步的具体行政行为打下基础。(3)记录要准确、具体,不能笼统、抽象。现场笔录不能以抽象概念代替具体的描写和叙述,对违法事实的描述必须具体,主要从地点(部位)、内容、数量、状况等方面考虑。(4)使用正确、书写规范。现场检查笔录是卫生监督人员收集证据的专门文书,必须做到使用正确、书写规范。(5)记录证据、拍照和行政控制措施。要准确记录现场调取的物证、书证和现场的拍照,记录采取的行政控制措施或保存证据措施。

就本案而言,虽然《现场笔录》正确记录了现场检查发现的主要事实,涵盖了应该记录的基本内容,但是存在诸多问题,主要表现在:(1)部分记录内容过于笼统、抽象,主观性强,如"为病人输液"、"药品若干"、"垃圾桶内有使用过的针筒和其他医疗废物若干"、"若干其他物品"、"病例若干份"等。(2)没有重点记录主要违法事实。本案认定郭某"未取得《医师资格证书》及《医师执业证书》开展诊疗活动",但是现场记录中仅称"拒绝回诊所接受检查和询问",而通过其他文书如《询问笔录》、《证据先行登记保存决定书》和其他证据如拍照等也无法认定郭某到底是否非法行医,即"未取得《医师资格证书》及《医师执业证书》开展诊疗活动",因此,作为本案认定郭某违法行为的最重要文书,一定意义上可以说其内容并没有重点记录主要违法事实。(3)只记录现场检查的结果而未记录检查活动的过程,即并未记录检查过程中的拍照、录像,收集、提取其他证据,邀请其他人员到场等情况。总之,《现场笔录》并不完全符合规范要求。

3. 多部法律、法规和规章对《行政处罚决定书》的制作规范做了规定。择其要者主要有:《中华人民共和国行政处罚法》第三十九条规定:"行政机关依照本法第三十八条的规定给予行政处罚,应当制作行政处罚决定书。行政处罚决定书应当载明下列事项:(一)当事人的姓名或者名称、地址;(二)违反法律、法规或者规章的事实和证据;(三)行政处罚的种类和依据;(四)行政处罚的履行方式和期限;(五)不服行政处罚决定,申请行政复议或者提起行政诉讼的途径和期限;(六)作出行政处罚决定的行政机关名称和作出决定的日期。行政处罚决定书必须盖有作出行政处罚决定的行政机关的印章。"《卫生行政执法文书规范》第四十条规定:"行政处罚决定书,是对事实清楚、证据确凿的卫生违法案件,根据情节轻重依法作出行政处罚决定的文书。被处罚人是单位的,填写单位全称,以及法定代表人(负责人)、卫生许可证件或者营业执照号码等内容;是个人的,填写姓名,并注明身份证号。同时,还应当写明被处罚人的地(住)址。决定书应当写明查实的违法事实、相关证据、违反的法律条款、行政处罚依据、理由以及行政处罚决定的内容。决定书还应当将有关告知事项交代清楚,如罚款缴往单位和缴纳期限,复议和诉讼的途径、方法和期限等。"此外,随着时代的发展和依法行政观念逐渐成为共识,一般认为,就违法事实和证据而言,行政处罚决定书应当事实清楚,证据确凿,能够准确记载违法的时间、地点、情节、程度和后果;就处罚的理由与依据而言,应当重视行政处罚决定书的说理性,根据查明的事实和有关法律规定,对当事人行为的违法性、社会危害性、应受处罚性,以及当事人的陈述、申辩意见等进行分析论述,阐明行政执法机关的观点,从而得出处罚结果。

在本案中,就事实和证据而言,作为主要证据的《现场笔录》部分记录内容过于笼统、抽象,主观性强,而且并没有重点记录主要违法事实,即"郭某未取得《医师资格证书》及《医师执业证书》开展诊疗活动"的事实;此外,对其他认定违法行为性质和情节的重要证据事实,比如所谓"郭氏诊所"共有多少人从事诊疗活动、执业多长时间、营业收入多少等,都没有认真收集,而且,郭某的违法行为是仅仅"未经批准开办医疗机构"还是"未经批准擅自开办医疗机构行医"(即不仅开办医疗机构而且也行医),将决定其违法行为仅仅违反《医疗机构管理条例》还是既违反了《医疗机构管理条例》也违反了《执业医师法》,从而影响法律适用。就处罚理由和依据而言,本案《行政处罚决定书》仅仅表述为"你违反了《医疗机构管理条例》第二十四条的规定",看似简洁但是完全忽视了行政处罚决定书应有的说理性。因此,本案的《行政处罚决定书》并不符合规范要求。

法条链接

一、《中华人民共和国执业医师法》

第三十九条　未经批准擅自开办医疗机构行医或者非医师行医的,由县级以上人民政府卫生行政部门予以取缔,没收其违法所得及其药品、器械,并处十万元以下的罚款;对医师吊销其执业证书;给患者造成损害的,依法承担赔偿责任;构成犯罪的,依法追究刑事责任。

二、《医疗机构管理条例》

第二十四条　任何单位或者个人,未取得《医疗机构执业许可证》,不得开展诊疗活动。

第四十四条　违反本条例第二十四条规定,未取得《医疗机构执业许可证》擅自执业的,由县级以上人民政府卫生行政部门责令其停止执业活动,没收非法所得和药品、器械,并可以根据情节处以1万元以下的罚款。

三、《中华人民共和国行政处罚法》

第三十条　公民、法人或者其他组织违反行政管理秩序的行为,依法应当给予行政处罚的,行政机关必须查明事实;违法事实不清的,不得给予行政处罚。

第三十六条　除本法第三十三条规定的可以当场作出的行政处罚外,行政机关发现公民、法人或者其他组织有依法应当给予行政处罚的行为的,必须全面、客观、公正地调查,收集有关证据;必要时,依照法律、法规的规定,可以进行检查。

第三十九条　行政机关依照本法第三十八条的规定给予行政处罚,应当制作行政处罚决定书。行政处罚决定书应当载明下列事项:

(一)当事人的姓名或者名称、地址;

(二)违反法律、法规或者规章的事实和证据;

(三)行政处罚的种类和依据;

(四)行政处罚的履行方式和期限;

(五)不服行政处罚决定,申请行政复议或者提起行政诉讼的途径和期限;

(六)作出行政处罚决定的行政机关名称和作出决定的日期。

行政处罚决定书必须盖有作出行政处罚决定的行政机关的印章。

笔记

四、《卫生行政处罚程序》

第二十一条　书证、物证、视听材料、证人证言、当事人陈述、鉴定结论、勘验笔录、现场检查笔录等,经卫生执法人员审查或调查属实,为卫生行政处罚证据。

五、《卫生行政执法文书规范》

第二十八条　现场笔录,是在案件调查、现场监督检查或者采取行政强制措施过程中,对与案件有关的现场环境、场所、设施、物品、人员、生产经营过程等进行现场检查时作的记录。

检查时间指在现场检查的具体时间,起止时间应当写明:年、月、日、时、分至几时几分。

检查地点应当写明现场检查的具体方位和具体地点。

检查内容记录要将现场监督检查涉及案件事实的有关情况准确、客观地记录下来。

第四十条　行政处罚决定书,是对事实清楚、证据确凿的卫生违法案件,根据情节轻重依法作出行政处罚决定的文书。

被处罚人是单位的,填写单位全称,以及法定代表人(负责人)、卫生许可证件或者营业执照号码等内容;是个人的,填写姓名,并注明身份证号。同时,还应当写明被处罚人的地(住)址。

决定书应当写明查实的违法事实、相关证据、违反的法律条款、行政处罚依据、理由以及行政处罚决定的内容。决定书还应当将有关告知事项交代清楚,如罚款缴往单位和缴纳期限,复议和诉讼的途径、方法和期限等。

实训与指导

实训项目名称　卫生监督文书制作模拟实训

一、实训目标

1. 检验对卫生监督文书的制作原则、卫生监督文书制作的基本要求、《卫生行政执法文书规范》等本章知识的理解和掌握程度。

2. 训练查找有关法律法规、文书规范并运用于卫生监督文书制作实践的能力。

3. 培养制作卫生监督文书的基本能力。

二、实训内容与形式

要求根据以下材料进行实训。

笔记

实训材料　杭州卫生行政部门责令××公司整改并作出行政处罚

2012年5月10日晚7时,杭州市民陈先生前往杭州××有限公司德胜分店用餐。他点了一份黄金咖喱猪扒饭和一杯可乐,在用餐过程中陈先生发现黄金咖喱猪扒饭里猪扒上有一根细长的异物。随即,他向餐厅值班经理反映。然而,直到当晚近12时,该餐厅仍未向陈先生解释清楚猪扒上的细长异物是什么。杭州××有限公司公共事业部唐姓工作人员表示,根据初步目测该细长异物可能是猪肉精肉膜。

5月11日上午9时,陈先生致电杭州市卫生监督所公开投诉热线投诉此事。接到消费者投诉后,杭州市卫生监督所、杭州市下城区卫生监督所执法人员前往杭州××有限公司德胜分店进行联合执法检查。现场执法发现该店制作黄金咖喱猪扒饭的配料冷冻咖喱酱未按规定冷冻储存,存在食品安全问题。

6月1日下午,记者从杭州市下城区卫生监督所获悉,该所5月17日已向杭州××有限公司送达《责令(限期)改正通知书》。杭州市下城区卫生监督所胡所长表示,该所5月17日将《责令(限期)改正通知书》送达后,又安排工作人员进行了检查,杭州××有限公司德胜分店已经按照要求冷冻储存食品。胡所长还告诉记者,近期将对杭州××有限公司作出行政处罚。"我们很重视这件事情,通知书送达后又安排工作人员不定期对该餐厅进行检查。对他们的行政处罚我们已经上报上级部门,处罚结果近期会出来。"(来源:中国新闻网)

要求:立足于案情事实以及合理假设,分析此案查处过程可能涉及哪些行政处罚文书类型,并以卫生监督主体名义分别制作卫生监督意见书、行政处罚决定书各1份。

三、实训要领

1. 了解实训涉及的社会背景和基本事实。

2. 学习和掌握实训涉及的本章主要知识。

3. 检索并找出实训涉及的主要法律法规及其具体规定。

4. 查找文献资料,必要时进行调查研究,根据卫生法律、法规和规章的规定以及卫生监督文书制作规范,分析此案查处过程可能涉及哪些行政处罚文书类型,并以卫生监督主体名义分别制作卫生监督意见书、行政处罚决定书各1份。

四、成果要求和评分

1. 个人独立完成。

2. 提交书面报告。要求:(1)列出作为实训依据的主要卫生法律、法规和规章的规定以及文书制作规范;(2)分析此案查处过程可能涉及哪些行政处罚文书类型;(3)以案中卫生监督主体名义分别制作卫生监督意见书、行政处罚决定书各1份;(4)语言流畅、条理清楚、符合规范要求,且行政处罚决定书符合说理性的要求。

笔记

附件：书面作业

实训报告

一、本次实训涉及的主要卫生法律、法规和规章的规定以及文书制作规范

_____

_____

_____

_____

_____

_____

二、案件查处过程可能涉及的行政处罚文书类型

_____

_____

_____

_____

_____

_____

三、卫生监督意见书

_____

_____

_____

_____

_____

_____

四、行政处罚决定书

_____

_____

_____

_____

_____

（陈仕学）

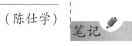

第八章

卫生行政执法责任制与卫生监督稽查

学习目标

通过本章案例分析与实训练习：

巩固　卫生行政执法责任制和卫生监督稽查的主要内容和基本制度。

培养　运用本章基本知识分析案例和解决实际问题的能力。

扩展　制作卫生监督稽查工作计划和方案，实际开展卫生监督稽查的能力。

导入案例

案例

某市卫生监督所对某县卫生监督所进行卫生监督执法专项稽查案

2015年6月6日，某市卫生监督所法制稽查科科长一行4人对某县卫生监督所开展卫生监督执法专项稽查工作。稽查组成员重点对行政执法责任制落实情况、执法队伍管理情况、行政处罚情况、投诉举报处理情况、培训学习情况等工作进行了稽查，详尽地查阅了相关资料，其中抽查4份卫生行政处罚案卷、1份投诉举报案卷。在查阅过程中，稽查组针对相关问题进行了详细询问和记录评分，并当场对稽查结果进行了反馈。

通过检查，稽查组认为，某县卫生监督所已建立行政执法责任制，本级、内部日常稽查规范开展，严格实行行政执法人员持证上岗和资格管理制度，卫生监督员风纪风貌良好。但同时也存在一些不足，例如行政执法责任制及稽查组织机构未以发文形式确立；行政执法和刑事司法相衔接机制中未规定行政执法过错责任追究免责情形；抽查的4份案卷中存在违法行为既有从轻又有从重情形，但是最后裁量时是否给予从轻从重未予阐述，现场笔录对提取证据资料未予记载，适用的法律依据漏引用等问题。

稽查活动结束后，某县卫生监督所将市卫生监督所指出的问题、建议进行了梳理，并反馈给各监督执法科室。县卫生监督所表示，下一步将对发现的问题组织整改和督促纠正，进一步规范执法责任制落实和队伍管理建设，做好各项卫生监督执法工作。

问题：

1. 对于卫生监督稽查方式和程序有关规范是如何规定的？

2. 某市卫生监督所的卫生监督稽查是否符合规范要求，为什么？

3 如果稽查过程中发现某县卫生监督所卫生监督人员涉嫌违法，市卫生监督所稽查

笔记

104

人员能否作出处理,为什么?

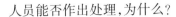

一、卫生行政执法责任制

(一)卫生行政执法责任制概述

卫生行政执法责任制是卫生监督主体根据依法行政的要求,以落实行政执法责任为核心,以卫生行政执法监督和过错责任追究为保障的行政执法工作制度。

卫生行政执法责任制是由一系列行政执法工作制度所构成的制度体系,包括明确行政执法的内容,划分执法范围和职权,界定和分解执法职责,落实各部门人员的岗位职责,规范行政执法工作规程和要求,并对责任制落实情况评议考核,对执法过错进行责任追究等内容。卫生部印发的《卫生行政执法责任制若干规定》对适用于卫生和计划生育行政部门的卫生行政执法责任制作了规定。

(二)卫生和计划生育行政部门的执法职责及卫生监督人员的执法要求

1. 卫生和计划生育行政部门的执法职责

卫生和计划生育行政部门在落实卫生行政执法责任制中的职责主要包括四个方面:①建立健全卫生行政执法相关制度;②依法实施具体行政行为;③建立投诉举报受理、处理制度;④涉刑案件及时移送。

2. 卫生监督人员的执法要求

卫生监督人员必须严格执法,公正执法,文明执法,严格依法行政。卫生监督人员作出的具体行政行为应符合下列要求:符合管辖和职权范围;事实清楚,证据充分;适用法律法规正确,符合有关标准;执法程序合法;行政处罚合法、适当。

3. 卫生行政执法监督机构的职责

卫生和计划生育行政部门的法制机构负责卫生行政执法责任制实施的监督工作,其职责是:实施过错责任追究;参与重大执法和听证活动;对重大案件的调查处理实施监督;组织对卫生行政执法工作进行评议考核。

(三)卫生行政执法考核评议

卫生行政执法考核评议是卫生和计划生育行政部门对本级执法机构和下级卫生和计划生育行政部门卫生监督执法情况进行的考核评议。2006 年,卫生部印发的《卫生行政执法考核评议办法》确立了每年对卫生和计划生育行政部门的卫生监督执法情况进行全面考核评议的制度。

卫生行政执法考核评议的主要内容包括六个方面:①卫生监督执法制度;②卫生行政许可;③日常卫生监督检查;④卫生行政处罚;⑤举报投诉案件处理;⑥卫生监督稽查工作。

(四)卫生行政执法过错责任追究

1. 卫生行政执法过错责任的含义

卫生行政执法过错是指卫生和计划生育行政部门及其监督人员在监督执法活动中,

笔记

由于故意或过失违反卫生监督法律规定,不履行法定职责或者执法不当的行为。卫生行政执法过错责任,是指卫生和计划生育行政部门及其监督人员对因故意或重大过失行为所造成的不良结果应承担的责任。

2.卫生行政执法过错责任追究的原则

卫生行政执法过错责任追究工作坚持实事求是、有错必纠、责罚相当、教育和惩戒相结合的原则,力求客观公正。在对责任人作出处理前,应当听取当事人的意见,保障其陈述和申辩的权利。

3.卫生行政执法过错责任的认定

(1)卫生行政执法过错责任的追究范围。卫生和计划生育行政部门及其监督人员在卫生监督执法活动中,故意违反法律法规规定或存在重大过失,有下列情形之一的,应当追究卫生行政执法过错责任:①超越法定权限执法的;②认定事实不清、主要证据不足,导致执法行为有过错的;③适用法律、法规、规章错误的;④违反法定程序的;⑤不履行法定职责的;⑥滥用职权侵害公民、法人和其他组织的合法权益的。

(2)具体行政行为有过错的认定。有下列情形的,应当认定具体行政行为有过错,并予以追究责任:①行政复议机关行政复议决定认定具体行政行为有过错的;②人民法院生效判决认定具体行政行为有过错的;③其他方面反映并经核实,认定具体行政行为有过错的。

4.卫生行政执法过错责任的追究主体和对象

(1)责任追究主体。卫生行政执法过错责任追究实行由上对下、本单位追究的形式:上级卫生和计划生育行政部门应当按照规定追究下级卫生和计划生育行政部门发生的行政行为过错责任;发生行政行为过错的单位负责追究相关人员的责任。各级卫生和计划生育行政部门负责人主管卫生行政执法过错责任追究工作,指定专门的机构负责本部门的执法过错责任追究。

(2)责任追究对象。

承办人员责任。有下列情形之一的,追究承办人员责任:①未正确履行法定职责的;②在执法活动中直接作出的卫生监督行为出现过错的;③未能提供准确、真实信息,致使卫生和计划生育行政部门作出错误决定的。

负责人责任。有下列情形之一的,追究负责人的责任:①未正确履行职责,发现问题后未能及时纠正的;②改变或者不采纳正确意见造成卫生监督行为过错的。

共同行为人责任。在卫生监督执法过程中,因执法人员共同行为导致卫生监督行为过错,执法人员应共同承担过错责任,对所作出的错误决定明确表示不同意的人员并有相应证明的,不承担责任。

5.执法过错案件责任追究的形式

各级卫生和计划生育行政部门行政首长为卫生行政执法第一责任人,分管领导、执法机构负责人为主要责任人,执法人员根据职责分工承担相应的卫生行政执法责任。对于存在执法过错的有关人员,由所在机构根据情节,给予限期整改、通报批评、取消评比先进资格、离岗培训、调离执法岗位、取消执法资格等处理。情节严重,造成严重后果的,依法给予行政处分;涉嫌犯罪的,移送司法机关处理。对于发生的违法违纪问题,并造成

笔记

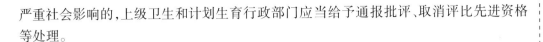

严重社会影响的,上级卫生和计划生育行政部门应当给予通报批评、取消评比先进资格等处理。

二、卫生监督稽查

(一)卫生监督稽查概述

卫生监督稽查是指卫生监督主体对其内部及下级卫生监督主体及其卫生监督员在卫生监督活动中依法履行职责、行使职权和遵守纪律情况进行的监督和检查活动。卫生监督稽查既是对卫生监督执法行为的监督,又是卫生行政执法责任制和卫生行政执法考核评议的重要内容。

卫生监督稽查的特点主要有:①性质上属于卫生监督执法系统的内部监督机制;②实施主体是卫生监督主体;③对象是卫生监督主体及其卫生监督员的执法行为;④内容是卫生监督主体及其卫生监督员的依法履行职责、行使职权和遵守纪律情况;⑤目的是规范卫生监督执法行为,促进卫生监督队伍建设,提高卫生监督执法水平和效能。

卫生部于2005年6月印发的《卫生监督稽查工作规范》是卫生和计划生育行政部门卫生监督稽查工作的基本依据,对卫生监督稽查的定义、工作原则、职责、对象、形式和程序等都作出了具体规定。

(二)卫生监督稽查的职责

根据《卫生监督稽查工作规范》的规定,卫生监督稽查的职责包括六个方面:①制订稽查工作制度、计划;②检查卫生监督机构和监督员执行卫生行政执法责任制的情况;③检查卫生监督员执法行为、文书制作、着装、证件证章使用等是否规范;④对卫生监督机构内部管理工作作出评价,提出建议;⑤调查处理有关卫生监督机构和人员执法活动的投诉和举报;⑥承担卫生和计划生育行政部门和卫生监督机构交办的其他工作。

(三)卫生监督稽查的管理体制和工作机制

1. 稽查部门

根据《卫生监督稽查工作规范》,卫生监督机构负责人主管卫生监督稽查工作。县级以上卫生监督机构应当设置专门部门负责辖区内卫生监督稽查工作。各级卫生监督机构对本机构执法行为开展稽查。

2. 稽查人员

卫生监督机构应当选任政治素质、业务素质好的人员担任卫生监督稽查人员,专职负责卫生监督稽查工作。应当定期对卫生监督稽查人员进行培训、考核。考核不合格者不能担任卫生监督稽查人员。

卫生监督稽查人员履行稽查职责时应当忠于职守,恪守职业道德,遵守有关法律法规的规定。遇有与被稽查对象有利害关系或其他有碍公正执法情况时应当回避。

卫生监督稽查人员在稽查过程中享有监督检查权、对违法违纪行为的当场纠正权、暂停执行职务权和提出稽查建议权等。卫生监督稽查人员在履行职权时,任何个人和单

笔记

位应当予以配合,不得干涉和阻挠。

3.卫生监督稽查的方式

卫生监督稽查可采取查看案卷和资料、现场检查、询问、考核等多种方式进行。

(四)卫生监督督查程序

1.制订计划或立案

上级卫生监督机构应当根据稽查工作计划对下级卫生监督机构及其卫生监督员卫生行政执法活动进行综合性稽查。上级卫生监督机构对下级卫生监督机构的卫生监督工作每年至少稽查一次。

卫生监督机构对检查发现、群众投诉举报、上级交办、有关部门移送的违法违规事件应当做好记录,经初步核实对属于稽查范围、有明确违法违规行为人、案件来源可靠的,由卫生监督稽查人员所属卫生监督机构负责人批准立案查处,同时报同级卫生和计划生育行政部门备案。对不属于本部门稽查范围的,应当及时移送有关部门处理。

2.稽查前准备

卫生监督稽查人员在实施稽查前,应当全面了解情况,调阅有关资料,确定相应的稽查方案。稽查方案应当包括稽查目的、稽查内容及范围。

3.检查、调查

卫生监督稽查人员在执行任务时应当2人以上,出示相应证件。为确保稽查工作的有效开展,卫生监督稽查人员在履行职权时,任何个人和单位应当予以配合,不得干涉和阻挠。卫生监督员应当根据稽查的要求,提供与稽查事项有关的文件、资料和情况,如实回答提出的问题。

卫生监督稽查人员在检查、调查时应收集有效的证据,并听取被调查(检查)的卫生监督机构、卫生监督员的意见;依据有关的卫生法律法规对管理相对人进行现场检查、询问调查、谈话等,调查了解卫生行政执法情况。卫生监督稽查笔录应当交由被调查(检查)人员核对,核对无误后由被调查(检查)人员签字或盖章,拒绝签字的应注明原因。

卫生监督稽查人员在稽查过程中发现有违反卫生监督行为规范的,可以当场予以纠正;对于拒不改正的,可暂扣其卫生监督证件证章。

4.稽查结果反馈和处理

卫生监督机构应当及时将稽查结果反馈卫生监督员。在稽查过程中发现问题的,应当于稽查结束之日起10个工作日内提出稽查建议,稽查建议报卫生监督机构负责人批准后制作卫生监督稽查意见书。卫生监督稽查意见书应当报同级卫生和计划生育行政部门,被稽查单位在接到卫生监督稽查意见书后,应当及时整改并在30日内将整改情况报卫生和计划生育行政部门和稽查单位。

稽查结果应当作为卫生监督机构及卫生监督员考评的重要依据。在稽查过程中发现有违法违纪行为应当交由其他部门处理的,报经同级卫生和计划生育行政部门批准后,移送有关部门处理。

笔记

5.结案归档

稽查结案后应当将有关材料及时整理、归档保存。

 导入案例评析

1.根据卫生部印发的《卫生监督稽查工作规范》的规定,卫生监督稽查可采取查看案卷和资料、现场检查、询问、考核等多种方式进行。卫生监督稽查程序的主要内容为:(1)制订计划或立案。上级卫生监督机构应根据稽查工作计划对下级卫生监督机构及其卫生监督员卫生行政执法活动进行综合性稽查。上级卫生监督机构对下级卫生监督机构的卫生监督工作每年至少稽查一次。卫生监督机构对检查发现、群众投诉举报、上级交办、有关部门移送的违法违规事件应当做好记录,经初步核实对属于稽查范围的、有明确违法违规行为人、案件来源可靠的,由卫生监督稽查人员所属卫生监督机构负责人批准立案查处,同时报同级卫生和计划生育行政部门备案。对不属于本部门稽查范围的,应当及时移送有关部门处理。(2)稽查前准备。卫生监督稽查人员在实施稽查前,应当全面了解情况,调阅有关资料,确定相应的稽查方案。稽查方案应当包括稽查目的、稽查内容及范围。(3)检查、调查。卫生监督稽查人员在执行任务时应当2人以上,出示相应证件。接受稽查的卫生监督员应当根据稽查的要求,提供与稽查事项有关的文件、资料和情况,如实回答提出的问题。卫生监督稽查人员在检查、调查时应收集有效的证据,并听取被调查(检查)的卫生监督机构、卫生监督员的意见;依据有关的卫生法律法规对管理相对人进行现场检查、询问调查、谈话等,调查了解卫生监督执法情况。卫生监督稽查笔录应当交由被调查(检查)人员核对,核对无误后由被调查(检查)人员签字或盖章,拒绝签字的应注明原因。卫生监督稽查人员在稽查过程中发现有违反卫生监督行为规范的,可以当场予以纠正;对于拒不改正的,可暂扣其卫生监督证件证章。(4)稽查结果反馈和处理。卫生监督机构应当及时将稽查结果反馈卫生监督员。在稽查过程中发现问题的,应当于稽查结束之日起10个工作日内提出稽查建议,稽查建议报卫生监督机构负责人批准后制作卫生监督稽查意见书。卫生监督稽查意见书应当报同级卫生和计划生育行政部门,被稽查单位在接到卫生监督稽查意见书后,应当及时整改并在30日内将整改情况报卫生和计划生育行政部门和稽查单位。稽查过程中发现有违法违纪行为应当交由其他部门处理的,报经同级卫生和计划生育行政部门批准后,移送有关部门处理。(5)结案归档。稽查结案后应当将有关材料及时整理、归档保存。

2.某市卫生监督所的卫生监督稽查基本上符合规范要求。

在本案中,某市卫生监督所稽查人员一行4人对某县卫生监督所行政执法责任制落实情况、执法队伍管理情况、行政处罚情况、投诉举报处理情况、培训学习情况等工作进行了稽查,详尽地查阅了相关资料,其中抽查4份卫生行政处罚案卷,1份投诉举报案卷。查阅过程中,稽查组针对相关问题进行了详细询问和记录评分,并当场对稽查结果进行了反馈,指出了县卫生监督所在稽查事项上取得的成绩和存在的问题。稽查结束后,某县卫生监督所将稽查发现的问题、建议进行了梳理,并反馈给各监督执法科室。县卫生监督所表示,下一步将对发现的问题组织整改和督促纠正,进一步规范执法责任制落实和队伍管理建设,做好各项卫生监督执法工作。根据有关规定,卫生监督稽查应当制订计划或立案后进行;卫生监督稽查人员在实施稽查前,应当全面了解情况,调阅有关资料,确定相应的稽查方案;卫生监督稽查应当依法进行检查和调查,如稽查人员在执行任务时应当2人以上,出示相应证件,在检查、调查时应收集有效的证据,并听取被调查(检查)的卫生监督机构、卫生监督员的意见;卫生监督机构在稽查过程中发现问题的,应当提出稽查建议,稽查建议报卫生监督机构负责人批准后制作卫生监督稽查意见书。卫生监督稽查意见书应当报同级卫生和计划生育行政部门,被稽查单位在接到卫生监督稽查意见书后,应当及时将整改情况报卫生和计划生育行政部门和稽查单位,等等。可以看出,本案中某市卫生监督所的稽查行为是基本上符合规范要求的。不过,根据《卫生监督稽查工作规范》的规定,稽查建议应当报卫生监督机构负责人批准后制作卫生监督稽查意见书。卫生监督稽查意见书应当报同级卫生和计划生育行政部门,被稽查单位在接到卫生监督稽查意见书后,应当及时整改并将整改情况报卫生和计划生育行政部门和稽查单位。本案中,市卫生监督所稽查人员"当场对稽查结果进行了反馈,指出了县卫生监督所在稽查事项上取得的成绩和存在的问题",因为不是卫生监督所负责人带队,应该没有制作卫生监督稽查意见书,因此,在检查结束并当场反馈之后,某市卫生监督所稽查人员仍需将稽查建议报经卫生监督机构负责人批准后制作卫生监督稽查意见书,卫生监督稽查意见书应当报同级卫生和计划生育行政部门;被稽查单位在接到卫生监督稽查意见书后,应当整改并将整改情况报卫生和计划生育行政部门与稽查单位。

3.如果稽查过程中发现某县卫生监督所卫生监督人员涉嫌违法,市卫生监督所稽查人员可以作出适当处理,但是没有作出行政处分等行政制裁的权力,这是因为根据《卫生监督稽查工作规范》的规定,卫生监督稽查人员在稽查过程中发现有违反卫生监督行为规范的,可以当场予以纠正;对于拒不改正的,可暂扣其卫生监督证件证章。但是对于涉嫌违法的卫生监督人员的处分等处理问题,只能通过卫生监督稽查意见书建议所在卫生监督机构进行处理。稽查过程中发现有违法违纪行为应当交由其他部门处理的,应当报经同级卫生和计划生育行政部门批准后,移送有关部门处理。

法条链接

《卫生监督稽查工作规范》

第十一条　上级卫生监督机构应根据稽查工作计划对下级卫生监督机构及其卫生监督员卫生行政执法活动进行综合性稽查。

上级卫生监督机构对下级卫生监督机构的卫生监督工作每年至少稽查一次。

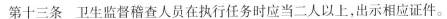

第十三条　卫生监督稽查人员在执行任务时应当二人以上,出示相应证件。

第十四条　卫生监督稽查人员在实施稽查前,应当全面了解情况,调阅有关资料,确定相应的稽查方案。稽查方案应当包括稽查目的、稽查内容及范围。

第十五条　卫生监督员应当根据稽查的要求,提供与稽查事项有关的文件、资料和情况,如实回答提出的问题。

第十六条　卫生监督稽查人员在检查、调查时应收集有效的证据,并听取被检(调)查的卫生监督机构、卫生监督员的意见;依据有关的卫生法律法规对管理相对人进行现场检查、询问调查、谈话等,调查了解卫生行政执法情况。

第十八条　卫生监督稽查人员在稽查过程中发现有违反卫生监督行为规范的,可以当场予以纠正;对于拒不改正的,可暂扣其卫生监督证件证章。

第十九条　卫生监督机构应当及时将稽查结果反馈卫生监督员。

在稽查过程中发现问题的,应当于稽查结束之日起 10 个工作日内提出稽查建议,稽查建议报卫生监督机构负责人批准后制作卫生监督稽查意见书。卫生监督稽查意见书应当报同级卫生行政部门。

第二十条　稽查过程中发现有违法违纪行为应当交由其他部门处理的,报经同级卫生行政部门批准后,移送有关部门处理。

第二十一条　被稽查单位在接到卫生监督稽查意见书后,应当及时整改并在 30 日内将整改情况报卫生行政部门和稽查单位。

实训与指导

实训项目名称　卫生监督稽查工作计划的制订

一、实训目标

1. 检验对卫生行政执法责任制和卫生监督稽查的主要内容和基本制度等本章基本知识的理解和掌握程度。

2. 训练查找资料尤其是检索实训涉及的有关法律法规并进行分析归纳与实际开展卫生监督稽查的能力。

3. 培养制作卫生监督稽查计划和方案的能力。

二、实训内容与形式

要求根据以下材料进行实训。

实训材料　某地卫生监督机构执法问题频发　市卫生监督所决定开展卫生监督稽查

2014 年 11 月,某县卫生监督所原所长王某某因为犯徇私舞弊不移交刑事案件罪,被人民法院判处有期徒刑一年。法院认定,王某某在担任某县卫生监督所所长

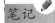
笔记

期间,为牟取本单位私利,以罚代刑,对依法应当移交司法机关追究刑事责任的案件不移交,情节严重,徇私舞弊不移交刑事案件罪的罪名和事实成立。此外,社会上也议论纷纷,认为当地卫生监督机构存在一些突出问题,比如文书制作方面,执法文书使用不规范,新老文书混用,页面不洁;自由裁量方面,尺度把握存在随意性,应重罚却轻罚,应轻罚却重罚;卫生监督协管服务方面,工作进展缓慢,部分乡镇协管工作内容过于简单或没有针对性,基本上流于形式;行政执法责任制方面,责任追究落实不力,虽然卫生监督执法犯法行为屡有发生,但是在司法机关介入之前,几年来并无任何卫生行政部门负责人、分管领导、卫生监督机构负责人乃至监督人员因此被追责;等等。根据上级卫生行政部门的要求,市卫生监督所决定在全市范围内针对社会各方反映比较强烈的主要问题开展一次卫生监督稽查活动。

要求:立足于案情事实以及合理假设,为某市卫生监督所制订1份针对性的卫生监督稽查工作计划。

三、实训要领

1. 了解实训涉及的社会背景和基本事实。

2. 学习和掌握实训涉及的本章主要知识。

3. 检索并找出实训涉及的主要法律法规及其具体规定。

4. 查找文献资料,必要时进行调查研究,根据卫生法律、法规和规章的规定,围绕稽查内容、稽查方式、稽查程序等方面为某市卫生监督所制订卫生监督稽查工作计划。

四、成果要求和评分

1. 个人独立完成。

2. 提交书面报告。要求:(1)列出作为实训依据的主要卫生法律、法规和规章的规定;(2)立足于当地卫生监督机构存在的主要问题,重点围绕稽查内容、稽查方式、稽查程序等方面内容制订卫生监督稽查计划;(3)语言流畅、条理清楚、符合规范要求。

附件:书面作业

实训报告

一、本次稽查涉及的主要卫生法律、法规和规章的规定

_____

_____

_____

_____

_____

_____

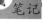

二、卫生监督稽查工作计划

（陈仕学）

笔记

第九章

卫生监督法律责任与法律救济

学习目标

通过本章案例分析与实训练习：

巩固　卫生监督行政违法的概念、构成要件、主要形式,卫生监督法律责任的概念、构成要件、承担方式,卫生监督行政复议,卫生监督行政诉讼,卫生监督行政赔偿。

培养　运用卫生监督行政复议、卫生监督行政诉讼等本章知识分析案例和解决实际问题的能力。

扩展　认识卫生监督法律救济在相对人权利保障方面的重要价值,能较为熟练地运用于分析实际案例。

导入案例

案例

某高校不服食品卫生行政处罚行政诉讼案

2005 年 10 月 11 日,某区卫生局接到当地某医院报告,称有数十名外省旅游团来京游客因腹痛、腹泻在该院就诊,怀疑病因与食品有关。某区卫生局接报后,派卫生监督员对提供该旅游团用餐的某高校大厦餐厅进行了监督检查,发现其未取得卫生许可证从事食品生产经营活动,并且存在食品生产经营过程不符合卫生要求等问题;同时,经过对旅游团 102 名游客进行食物中毒调查,判定此次某外省旅游团 66 名游客出现恶心、呕吐、腹痛、腹泻等症状是由于食用了某高校大厦餐厅提供的食品引起的细菌性食物中毒,致病菌为副溶血弧菌和奇异变形杆菌,中毒餐次为 2005 年 10 月 11 日早餐,中毒食品不详。据此,某区卫生局认定某高校大厦餐厅存在未取得卫生许可证从事食品生产经营活动、食品生产经营过程不符合卫生要求并造成食物中毒等违反《中华人民共和国食品卫生法》的违法行为,决定合并处以罚款人民币5 万元整的行政处罚。2005 年 12 月 29 日,某区卫生局正式作出行政处罚决定,并于当天送达决定书。某高校不服,于 2006 年 1 月 13 日向某区人民法院提起了行政诉讼。

在案件审理过程中,某高校称其不是造成食物中毒的某高校大厦餐厅的食品生产经营者,某区卫生局认定的某高校为被处罚主体是错误的,并向法院提供了某高校大厦与某高校大厦餐厅经理陈某签订的该大厦餐厅租赁合同,以此证明某高校大厦餐厅的经营与某高校无关,实际的食品生产经营者应为陈某。某高校还提出在实施行政处罚过程中,某区卫生局没有对相关证据进行听证,剥夺了某高校的陈述申辩权,程序违法。

某区卫生局答辩认为:卫生局在2005年10月11日接到医院举报后,立即对给某外省旅游团供餐的某高校大厦餐厅进行了现场监督检查,发现其未取得卫生许可证从事食品生产经营活动等违法事实。10月31日,某高校委托其1名党委常委及办公室副主任吴×到卫生局处接受调查。随后,在整个案件的调查处理过程中,吴×代表某高校始终承认某高校作为某高校大厦餐厅的经营者未取得卫生许可证从事食品生产经营活动、食品生产经营过程不符合卫生要求并造成食物中毒等违法行为,接受了卫生局对某高校的处罚,并且某高校于2006年1月12日将人民币5万元整的罚款全部缴纳。另一方面,卫生局在处罚过程中,于2005年11月11日向某高校下达了行政处罚陈述申辩告知书,告知其享有陈述、申辩的权利,由某高校的受委托人吴×签收。12月20日,卫生局对某高校下达了行政处罚事先告知书,告知拟作出处罚的事实、理由、依据以及可以申请听证,受委托人吴×签收,并且在法定期限内未申请听证。12月29日,卫生局对某高校送达了行政处罚决定书,由受委托人吴×签收。

某区卫生局在答辩时提交的证明卫生监督行为合法的证据有:行政处罚决定书送达回执、食物中毒个案调查登记表、非产品样品采样记录、产品样品采样记录、现场检查笔录、询问笔录、某区疾病预防控制中心检测报告、关于某高校大厦造成食物中毒事故的调查报告、授权委托书、中华人民共和国组织机构代码证复印件、某高校法定代表人李某身份证复印件、授权委托人吴某身份证复印件等。

在案件审理过程中,由于某高校提出的证据——租赁协议,系其在某区卫生局调查该案时未提供的证据,法院准许某区卫生局补充调查相应的证据并开庭质证。某区卫生局进行了补充调查:由工商及事业单位法人登记管理部门提供证明,证明"某高校大厦"不具有独立的法人资格;由公安部门提供证明,证明"某高校大厦"的公章未进行备案,说明某高校大厦不具备与任何人签订租赁协议的能力;经现场拍照,证明在某高校大厦建筑外立面上有明显的某高校标志;对某高校官方网站登出的有关说明某高校大厦与某高校存在着隶属关系的资料进行了公证,保全了证据。以上证据均说明某高校就是某高校大厦餐厅的经营者,而不是陈某。某高校对某区卫生局补充证据的真实性不持异议。

法院经过审理,认定某区卫生局作出的处罚决定认定事实清楚,证据充分,适用法律、法规正确,作出了维持某区卫生局的行政处罚决定的判决。

问题:
1. 卫生监督法律救济的方式有哪些?
2. 法律对行政诉讼举证责任是如何规定的?
3. 法院判决是否正确,为什么?

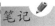

一、卫生监督行政违法

（一）卫生监督行政违法的概念

卫生监督行政违法是指卫生监督主体在卫生监督过程中实施的，违反行政法律规范而尚未构成犯罪，依法必须承担行政责任的行为。

卫生监督行政违法具有以下特征：

（1）卫生监督行政违法的主体是卫生监督主体。卫生监督行政违法是卫生监督主体的违法行为。

（2）卫生监督行政违法是通过卫生监督人员的行为表现出来的。由于卫生监督主体的行为是通过卫生监督人员实际实施的，在内部关系上，依据行政法制监督理论，作为行为执行者的卫生监督人员可以作为独立的主体被追究行政违法责任。

（3）卫生监督行政违法是违反行政法律规范，侵害法律所保护的卫生监督行政关系的行为。违反卫生民事法律规范和卫生刑事法律规范的行为不属于卫生监督行政违法。

（4）卫生监督行政违法是尚未构成犯罪的违法行为。卫生监督行政违法对社会的危害程度要轻于卫生犯罪。

（5）卫生监督行政违法的法律后果是承担卫生监督行政责任。卫生监督行政责任包括行政处分、行政赔偿等多种形式。

（二）卫生监督行政违法的构成要件

1.违法主体是卫生监督主体

卫生监督行政违法的主体仅仅是行政主体，即卫生监督主体。行政相对人不是行政违法的主体，卫生监督人员的个人行为违法也不是行政违法。

2.卫生监督主体负有相关的法定职责

卫生监督行政违法的前提条件是卫生监督主体负有卫生法律、法规规定的职责和义务。卫生监督行政违法实际上是卫生监督主体违反法定的作为或不作为义务的行为。

3.卫生监督主体有不履行法定职责的行为

不履行法定职责的行为是卫生监督行政违法的客观要件。如果卫生监督主体不履行法定职责，就构成了行政违法。行政违法可能是作为的行为，也可能是不作为的行为。

4.卫生监督主体和卫生监督人员主观上有过错

一般而言，只要卫生监督主体实施了违法行为，就视其为主观有过错，不必深究其主观因素，法律另有规定的除外。但是卫生监督主体对监督人员违法行为的追究要考虑其是否有主观过错，比如行政追偿。

卫生监督行政违法的构成要件并不完全一致，在上述四个构成要件中，某些违法行为不以过错为构成要件，某些违法行为还要求监督相对人受有损失。

（三）卫生监督行政违法的主要形式

1.行政失职

行政失职又称行政不作为违法，是指卫生监督主体及其监督人员因不履行法定的作

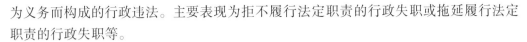

为义务而构成的行政违法。主要表现为拒不履行法定职责的行政失职或拖延履行法定职责的行政失职等。

2. 行政越权

行政越权又称行政超越职权,是指卫生监督主体超越法定行政职权的违法行为。行政越权包括时间上越权、空间上越权、事务上越权等多种类型。

3. 行政滥用职权

行政滥用职权,即滥用行政自由裁量权,是指卫生监督主体在自由裁量权限范围内不正当行使监督权力而达到一定程度的违法行为。行政滥用职权的表现有:因受不正当动机和目的支配致使行为背离法定目的和利益;因不合法考虑致使行为结果失去准确性;任意无常,违反同一性和平等性;强人所难,违背客观性;等等。

4. 程序违法

程序违法,即违反法定程序,是卫生监督主体违反行政程序法规则的违法行为。程序违法主要表现为卫生监督行为方式和步骤上的违法等。

5. 事实依据错误

事实依据错误又称事实问题瑕疵,是指卫生监督主体作出没有合格事实依据的监督行为。

6. 适法错误

适法错误,即适用法律错误,是指卫生监督主体作出监督行为没有正确地适用法律。

7. 行政侵权

行政侵权指卫生监督主体及其监督人员不法侵害他人合法权益,必须依法承担行政赔偿责任的违法行为。如果卫生监督人员有故意或者重大过失的,卫生监督主体赔偿后可以依法追偿。

二、卫生监督法律责任

(一)卫生监督法律责任的概念

卫生监督法律责任是指卫生监督主体及卫生监督人员因为卫生监督行政违法,即在卫生监督过程中实施的、违反行政法律规范但尚未构成犯罪的行为依法必须承担的行政法律责任。

卫生监督法律责任的特征有:

(1)卫生监督责任是卫生监督主体违反卫生监督法律规范所引起的法律后果,是对卫生监督行政违法的救济。

(2)卫生监督法律责任由卫生监督主体及其卫生监督人员承担。卫生监督违法行为既要追究卫生监督主体的组织责任,又要追究有关卫生监督人员的个人责任。

(3)卫生监督法律责任具有惩罚性或补救性。卫生监督法律责任主要是对卫生监督主体和卫生监督人员的惩罚,另有部分卫生监督责任是对受到侵害的监督相对人的合法权利的补救。

(4)卫生监督法律责任由法定国家机关追究或卫生监督主体自行承担。

（二）卫生监督法律责任的构成要件

（1）主体是卫生监督主体及其监督人员。

（2）有卫生监督行政违法行为。

（3）行为人有过错。仅对过错责任有意义。

（4）有责任能力。有责任能力仅对卫生监督人员有意义。

（三）卫生监督法律责任的承担方式

1. 卫生监督主体的承担方式

卫生监督主体的承担方式主要有：①通报批评；②赔礼道歉，承认错误；③恢复名誉，消除影响；④返还权益；⑤恢复原状；⑥停止违法行为；⑦履行职务；⑧撤销违法的卫生监督行为；⑨纠正不当的卫生监督行为；⑩行政赔偿。

以上责任方式可以单独使用，也可以合并使用。

2. 卫生监督人员的承担方式

卫生监督人员的承担方式主要有：①身份处分；②行政处分，其中对具有公务员身份的监督人员的行政处分分为六种，即警告、记过、记大过、降级、撤职、开除；③行政追偿；④没收、追缴、退赔；⑤通报批评。

三、卫生监督法律救济

（一）卫生监督法律救济概述

卫生监督法律救济是特定的国家机关对卫生监督主体的违法行为进行纠正，使监督相对人受到侵犯并造成损害的合法权益获得恢复和补救的法律制度。卫生监督法律救济包括行政复议、行政诉讼和行政赔偿等方式。

卫生监督法律救济是为矫正卫生监督主体的侵害行为和相对人受到侵害的情况而建立的解决纠纷、为相对人提供救济的制度。卫生监督法律救济的根本目的是保证合法利益的实现和法定义务的履行，对于保护卫生监督法律关系主体的合法权益、促进卫生监督主体依法行政、维护卫生监督法律的权威具有重要意义。

（二）卫生监督行政复议

1. 卫生监督行政复议的概念

卫生监督行政复议是指公民、法人或者其他组织认为卫生监督主体的监督行为侵犯其合法权益，依法向有行政复议权的行政机关提出复议申请，行政机关依法受理行政复议、作出复议决定的活动。

卫生监督行政复议的特征为行政监督性、行政救济性、准司法性。

2. 卫生监督行政复议的原则

（1）合法原则。卫生监督行政复议活动必须遵守法律、法规及规章的规定。

（2）公开原则。卫生监督行政复议的法律依据和卫生监督行政复议活动都要公开。

（3）公正原则。卫生监督行政复议要做到客观、公平、合理。

（4）及时原则。卫生监督行政复议必须遵守法定的期限规定。

（5）便民原则。卫生监督行政复议应当在兼顾节省费用、时间、精力的同时，尽可能

笔记

为行政复议当事人特别是申请人提供必要的便利,保证公民、法人或其他组织充分行使行政复议权。

3.卫生监督行政复议受案范围

(1)可以申请行政复议的卫生监督行为主要有:①对卫生行政处罚决定不服的;②对卫生行政强制措施不服的;③认为卫生监督主体违法集资、征收财物、摊派费用或者违法要求履行其他义务的;④认为符合法定条件,申请卫生监督主体颁发许可证、执照、资质、资格证等证书,或者申请卫生监督主体审批、登记有关事项,卫生监督主体没有依法办理的;⑤对卫生监督主体作出的有关许可证、执照、资质证、资格证等证书变更、中止、撤销的决定不服的;⑥申请卫生监督主体履行保护人身权、财产权、受教育权的法定职责,卫生监督主体没有依法履行的;⑦认为卫生监督主体的其他卫生监督行为侵犯其合法权益的。

(2)下列行政决定不能申请行政复议:①卫生监督主体作出的行政处分或者其他人事处理决定;②卫生监督主体作出的对民事纠纷的调解或其他处理。

4.卫生监督行政复议机关与复议当事人

(1)卫生监督行政复议机关包括县级以上各级人民政府和依法履行卫生监督行政复议职责的政府职能部门。

卫生监督行政复议机关内的行政复议机构具体办理卫生监督行政复议事项。

(2)认为自己的合法权益受到卫生监督行为侵害,依法以自己的名义提出复议申请的公民、法人或其他组织是复议申请人。被公民、法人或者其他组织对其作出的卫生监督行为提出复议申请的卫生监督主体是复议被申请人。

5.卫生监督行政复议管辖

(1)对人民政府部门的卫生监督行政复议管辖,分为两种情形:①对县级以上人民政府职能部门的卫生监督行为不服的,可以向该部门的本级人民政府,也可以向上一级主管部门申请行政复议;②对海关、国境卫生检疫等实行中央垂直管理的行政机关的卫生监督行为不服的,只能向其上一级主管部门申请行政复议。

(2)对派出机关、机构和法律、法规授权组织的卫生监督行政复议管辖,分为三种情形:①对县级以上地方人民政府依法设立的派出机构的卫生监督行为不服的,向设立该派出机构的人民政府申请行政复议;②对人民政府工作部门依法设立的派出机构依照法律、法规或规章的规定,以自己的名义作出的卫生监督行为不服的,向设立该派出机构的部门或者该部门的本级人民政府申请行政复议;③对法律、法规授权的组织的卫生监督行为不服的,分别向直接管理该组织的地方人民政府、地方人民政府工作部门或国务院部门申请行政复议。

6.卫生监督行政复议程序

(1)卫生监督行政复议程序的启动以相对人申请为前提。申请人申请行政复议必须满足以下条件:①由认为卫生监督行为侵犯其合法权益的公民、法人或其他组织提出复议申请;②有明确的被申请人;③有具体的复议请求和事实根据;④属于申请复议的范围;⑤向有管辖权的卫生监督行政复议机关提出;⑥符合行政复议申请的程序性要求。

(2)卫生监督行政复议机关收到卫生监督行政复议申请后,应当予以审查,分别作

笔记

出处理:符合《中华人民共和国行政复议法》规定,又属于本卫生监督行政复议机关管辖的,予以受理;不属于本机关管辖的,应告知申请人向有管辖权的卫生监督行政复议机关提出;不符合《中华人民共和国行政复议法》规定的,决定不予受理,并书面告知申请人。

(3)卫生监督行政复议的审理遵循三个原则,即书面审理原则、复议不停止执行原则和被申请人承担举证责任原则。

卫生监督行政复议的审理内容不受复议申请范围的限制;既进行合法性审查,也进行合理性审查;既审查卫生监督行为,也审查抽象卫生行政行为。其中对卫生监督行为主要审查下列内容:①被申请人作出卫生监督行为是否符合法定职权;②认定的相关事实是否清楚,证据是否确凿、充分;③适用的法律依据是否正确、有效;④卫生监督行为的内容是否合法、适当;⑤程序是否合法;⑥其他应当审查的事项。

7. 卫生监督行政复议决定的种类

卫生监督行政复议决定分为三种:①维持决定。适用于认定事实清楚、证据确凿、适用依据正确、程序合法、内容适当的卫生监督行为。②撤销、变更或确认决定。卫生监督行为有以下情形之一的,应作出撤销、变更或确认决定:主要事实不清、证据不足的;适用依据错误的;违反法定程序的;超越职权的;滥用职权的;明显不当的。决定撤销或者确认卫生监督行为违法的,可以责令被申请人在一定期限内重新作出卫生监督行为。③履行职责决定。被申请人不履行法定职责的,决定其在一定期限内履行。

8. 卫生监督行政复议决定的履行

被申请人应自行履行卫生监督行政复议决定。被申请人不履行或无正当理由拖延履行的,卫生监督行政复议机关或有关上级行政机关应责令其限期履行。

申请人逾期不起诉又不履行行政复议决定的,或者不履行最终裁决的行政复议决定的,按照下列规定分别处理:①维持卫生监督行为的行政复议决定,由作出卫生监督行为的行政机关依法强制执行,或者申请人民法院强制执行;②变更卫生监督行为的行政复议决定,由行政复议机关依法强制执行,或者申请人民法院强制执行。

(三)卫生监督行政诉讼

1. 卫生监督行政诉讼的概念

卫生监督行政诉讼是指公民、法人或者其他组织认为卫生监督行为侵犯其合法权益,向人民法院提起诉讼,人民法院依法定程序对卫生监督行为是否合法进行审理和裁判的活动。

卫生监督行政诉讼的特征主要有:解决的争议是卫生行政争议;是司法权对行政权的监督;被告始终是卫生监督主体。

2. 卫生监督行政诉讼的基本原则

卫生监督行政诉讼基本原则分为一般原则和特有原则两大类。其中特有原则为合法性审查原则和被告负举证责任原则。

(1)合法性审查原则。合法性审查原则包括两个方面的内容:从客体来看,人民法院只审查卫生监督行为,不审查抽象卫生行政行为;从内容来看,人民法院原则上只审查卫生监督行为的合法性,以审查卫生监督行为的合理性为例外。

(2)被告负举证责任原则。被告负举证责任是指在卫生监督行政诉讼中,被告对自

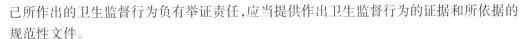

己所作出的卫生监督行为负有举证责任,应当提供作出卫生监督行为的证据和所依据的规范性文件。

3. 卫生监督行政诉讼受案范围

人民法院受理行政相对人对下列卫生监督行为不服提起的诉讼:①暂扣或者吊销许可证和执照、责令停产停业、没收违法所得、没收非法财物、罚款、警告等行政处罚;②限制人身自由或者对财产的查封、扣押、冻结等行政强制措施和行政强制执行;③行政许可;④行政确认;⑤行政征收、征用;⑥不履行保护职责;⑦侵犯经营权;⑧排除或限制竞争;⑨违法要求履行义务;⑩不支付抚恤金、最低生活保障待遇和社会保险待遇;⑪不依法履行、未按照约定履行或者违法变更、解除行政合同;⑫侵犯其他人身权、财产权等权益的行为。此外,根据《中华人民共和国行政复议法》的规定,凡是经过行政复议的卫生监督行为也都可以提起行政诉讼。

4. 卫生监督行政诉讼管辖

(1)级别管辖。级别管辖是上下级法院之间在受理第一审卫生监督行政案件上的分工和权限。基层人民法院管辖除法律规定由上级人民法院管辖以外的第一审卫生监督行政案件,中级以上人民法院管辖法律规定的特定一审卫生监督行政案件。

(2)地域管辖。地域管辖是同级人民法院在受理第一审卫生监督行政案件上的分工和权限。地域管辖分为一般地域管辖和特殊地域管辖。一般地域管辖的原则是"原告就被告":卫生监督行政案件由最初作出卫生监督行为的卫生监督主体所在地人民法院管辖;经复议的案件,复议机关改变原卫生监督行为的,也可由复议机关所在地人民法院管辖。特殊地域管辖分两种情况:一是对限制人身自由的卫生行政强制措施不服提起的诉讼,由被告所在地或者原告所在地人民法院管辖;二是因不动产提起的诉讼,由不动产所在地人民法院管辖。

(3)移送管辖。移送管辖是指人民法院受理案件以后,发现自己对受理的案件没有管辖权,作出裁定将案件移送给有管辖权的法院审理的制度。

(4)指定管辖。指定管辖是指上级法院通过指定将案件交由下级法院管辖的制度。

5. 卫生监督行政诉讼当事人和诉讼代理人

(1)原告。原告是指认为卫生监督主体的卫生监督行为侵犯其合法权益,以自己名义向人民法院提起行政诉讼的公民、法人或者其他组织。

(2)被告。被告是指被原告起诉指控侵犯其行政法上的合法权益或与之发生行政争议,由人民法院通知应诉的卫生监督主体。

(3)第三人。第三人是指同被诉卫生监督行为有利害关系,可能受到诉讼审理结果的影响,参加到已经开始的卫生监督行政诉讼中的公民、法人或者其他组织。

(4)诉讼代理人。诉讼代理人是指根据法律规定或当事人的授权,在卫生监督行政诉讼中为维护被代理人的利益,以被代理人的名义进行诉讼活动的人。

诉讼代理人分为法定代理人和委托代理人。

6. 卫生监督行政诉讼证据

(1)卫生监督行政诉讼证据是指能够证明卫生监督行政案件真实情况的一切材料。卫生监督行政诉讼证据的特征为客观性、关联性、合法性。

笔记

（2）卫生监督行政诉讼证据的种类分为 8 种：书证、物证、视听资料、证人证言、当事人陈述、鉴定结论、勘验笔录和现场笔录、电子数据。

7. 卫生监督行政诉讼第一审程序

（1）起诉和受理

起诉是公民、法人和其他组织向人民法院提出司法保护请求的行为。起诉应当符合以下条件：原告是认为卫生监督行为侵犯其合法权益的公民、法人或者其他组织；有明确的被告；有具体的诉讼请求和事实根据；属于人民法院的受案范围和受诉人民法院管辖。

受理是人民法院对原告的起诉状进行审查，认为符合法律规定的起诉条件，决定立案审理的诉讼行为。人民法院接到起诉状之后，应当组成合议庭对起诉状进行审查，并在 7 日内作出是否受理的决定。

（2）审理程序

审理程序分为审理前的准备和开庭审理两个阶段。

审理前的准备是人民法院为保证庭审工作的顺利进行，由审判人员依法进行的一系列开庭审理前的准备工作，主要包括：组成合议庭；向被告和原告发送起诉状副本、应诉通知书、答辩状副本等诉讼文书；处理管辖异议；审查诉讼文书和调查收集证据；更换和追加当事人；决定或通知第三人参加诉讼；确定审理的形式；决定开庭审理的时间、地点等。

第一审程序一律实行开庭审理。开庭审理分为以下几个阶段：①开庭准备。主要是在开庭前 3 日传唤、通知当事人、诉讼参与人按时出庭参加诉讼。②宣布开庭。由书记员查明当事人和其他诉讼参与人是否到庭。由审判长宣布开庭，宣布案由，核对当事人、诉讼代理人、第三人，宣布合议庭组成人员，告知当事人的诉讼权利和义务，询问当事人是否申请回避。③法庭调查。法院调查的主要任务是查明案件事实，审查核实证据，为法庭辩论奠定基础。法庭调查的顺序是：询问当事人，当事人陈述；证人作证，宣读未到庭证人的证人证言；询问鉴定人，宣读鉴定结论；出示书证、物证和视听资料；宣读勘验笔录、现场笔录。④法庭辩论。法庭辩论是在合议庭主持下，各方当事人就案件事实和证据及被诉卫生监督行为的法律依据，阐明自己的观点，反驳对方的主张的诉讼活动。法庭辩论的顺序是：原告及其诉讼代理人发言；被告及其诉讼代理人答辩；第三人及其诉讼代理人发言或答辩；互相辩论。⑤合议庭评议。法庭辩论结束后，合议庭休庭，由全体成员对案件进行评议。⑥宣告判决。能够当庭宣判的，在恢复开庭后当庭宣判，并在一定的工作日内向当事人发送判决书；不能当庭宣判的，应当定期宣判。定期宣判的，宣判后立即发给当事人判决书。

8. 卫生监督行政诉讼第二审程序

（1）提起上诉和上诉的受理。卫生监督行政诉讼当事人对第一审人民法院的判决或裁定不服的，可以在法定期限内提起上诉。第一审原告、被告和第三人都有权提起上诉。

第二审人民法院收到上诉状后，经审查认为诉讼主体合格、未超过法定的上诉期限的，应当予以受理。

（2）第二审案件的审理。第二审人民法院应当全面审查第一审人民法院的判决或裁定认定的事实是否清楚，适用法律是否正确，诉讼程序是否合法，审查不受上诉人在诉状中的上诉范围和上诉内容的限制。

第二审案件的审理方式可以是书面审理或开庭审理,其中开庭审理的程序与第一审相同。

9.卫生监督行政诉讼判决

(1)第一审判决。第一审判决主要有以下几种:①驳回诉讼请求判决,即确认被诉卫生监督行为合法正确,对原告诉讼请求予以否定的判决。②撤销判决,即对被告的卫生监督行为予以撤销的判决。③履行判决,即责令卫生监督主体履行颁发许可证或执照、保护人身权、财产权等法定职责的判决。④变更判决,即改变被诉卫生监督行为的判决。变更判决只能适用于行政处罚明显不当,或者其他行政行为涉及对款额的确定、认定的卫生监督行为。⑤赔偿判决,即责令被告作出行政赔偿的判决。⑥确认判决。

(2)第二审判决。第二审判决主要有以下两种:①维持原判,即认为原审判决认定事实无误,适用法律、法规正确,认可其合法性并确认其法律效力。②依法改判,即认定第一审人民法院在判决中所认定的事实或适用法律、法规有错误,直接予以改正。

10.卫生监督行政诉讼案件的执行

卫生监督主体不履行法院生效判决要求履行的义务时,作为原告的公民、法人和其他组织可以申请人民法院强制执行。监督相对人不履行法院生效判决要求履行的义务时,卫生监督主体可以向第一审人民法院申请强制执行。

(四)卫生监督行政赔偿

1.卫生监督行政赔偿的概念

卫生监督行政赔偿是指卫生监督主体及其监督人员在卫生监督过程中因违法行使职权,侵害公民、法人或者其他组织的合法权益并造成损害后果,由卫生监督主体依法承担赔偿责任的制度。

卫生监督行政赔偿的特征主要有:性质上属于国家责任;是对卫生监督侵权行为的损害赔偿;由行政赔偿义务机关代表国家向监督相对人进行赔偿;是法律对赔偿条件和范围有明确限定的一种赔偿责任。

2.卫生监督行政赔偿的构成要件

(1)主体是卫生监督主体及其监督人员。

(2)存在卫生监督主体及其监督人员违法行使行政职权,侵犯行政相对人合法权益的行为,即卫生监督行政侵权行为。

(3)有损害事实。卫生监督行政赔偿是对受到违法卫生监督行为侵害的受害人的赔偿,以损害事实或后果的客观存在为前提。

(4)侵权行为与损害事实之间有因果关系。行政相对人所受损害必须是卫生监督主体及其监督人员违法行使行政职权、侵犯行政相对人合法权益的行为所导致的。

3.卫生监督行政赔偿请求人和赔偿义务机关

受到违法卫生监督行为侵害的公民、法人和其他组织有权要求赔偿。受害的公民死亡,其继承人和其他有抚养关系的亲属有权要求赔偿。受害的法人或者其他组织终止的,其权利承受人有权要求赔偿。

卫生监督主体及其监督人员行使行政职权侵犯监督相对人合法权益造成损害的,该卫生监督主体为赔偿义务机关。两个以上卫生监督主体共同行使监督职权时侵犯监督相对人合法权益造成损害的,共同行使行政职权的卫生监督主体为共同赔偿义务机关。经复议机关复议的,最初造成侵权行为的卫生监督主体为赔偿义务机关,但复议机关的复议决定加重损害的,复议机关对加重的部分履行赔偿义务。

4.卫生行政赔偿的范围

卫生监督主体及其监督人员在行使卫生监督职权时,有下列违法行为的,监督相对人有取得赔偿的权利:

(1)有下列侵犯人身权情形之一的:违法采取限制公民人身自由的行政强制措施;非法拘禁或者以其他方法非法剥夺公民人身自由的;以殴打、虐待等行为或者唆使、放纵他人以殴打、虐待等行为造成公民身体伤害或者死亡;造成公民身体伤害或者死亡的其他违法行为。

(2)有下列侵犯财产权情形之一的:违法实施罚款、吊销许可证和执照、责令停产停业、没收财物等行政处罚;违法对财产采取查封、扣押、冻结等行政强制措施;违法征收、征用财产;造成财产损害的其他违法行为。

卫生监督主体对属于下列情形之一的,不承担赔偿责任:①卫生监督人员与行使职权无关的个人行为;②公民、法人和其他组织的行为致使损害发生的;③法律规定的其他情形。

5.卫生监督行政赔偿程序

卫生监督行政赔偿分为两种途径:单独就卫生监督行政赔偿问题向卫生监督主体及人民法院提出的单独请求行政赔偿程序;在卫生监督行政复议、行政诉讼中一并提起的附带请求行政赔偿程序。

6.卫生监督行政赔偿方式和计算标准

卫生监督行政赔偿以支付赔偿金为主要方式。对能够返还财产或恢复原状的,予以返还财产或者恢复原状。造成受害人名誉、荣誉损害的,应当在卫生侵权行为影响的范围内为受害人消除影响、恢复名誉赔礼道歉。

侵犯公民人身自由、侵犯公民生命健康权、侵犯财产权等不同违法行为行政赔偿的计算标准各有不同。

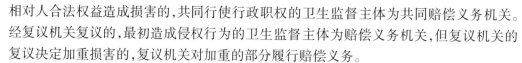

1.卫生监督法律救济是特定的国家机关对卫生监督主体的违法行为进行纠正,使监督相对人受到侵犯并造成损害的合法权益获得恢复和补救的法律制度。卫生监督法律救济包括行政复议、行政诉讼和行政赔偿等方式。卫生监督行政复议是指公民、法人或者其他组织认为卫生监督主体的监督行为侵犯其合法权益,依法向有行政复议权的行政机关提出复议申请,行政机关依法受理卫生监督行政复议、作出复议决定的活动。卫生监督行政诉讼是指公民、法人或者其他组织认为卫生监督主体的卫生监督行为侵犯其合法权益,向人民法院提起诉讼,人民法院依法定程序对卫生监督行为是否合法进行审理和裁判的活动。卫生监督行政赔偿是指卫生监督主体及其监督人员在卫生监督过程中因违法行使职权,侵害公民、法人或者其他组织的合法权益并造成损害后果,由卫生监督主体依法承担赔偿责任的制度。

2.举证责任又称证明责任,是行政诉讼证明主体为了使自己的诉讼主张得到法院裁判的确认所承担的提供和运用证据支持自己的主张,以避免对己方不利的诉讼后果的责任。行政诉讼举证责任的规定对于规范行政机关依法行政,防止滥用职权,切实保护公民、法人和其他组织的合法权益具有重要意义。

法律对行政诉讼举证责任从两个方面作了规定。一方面,《中华人民共和国行政诉讼法》确立了被告负举证责任的原则,作为被告的行政机关应当依法提供证据证明行政行为的合法性。对此,本案发生时适用的《中华人民共和国行政诉讼法》第三十二条规定:被告对作出的具体行政行为负有举证责任,应当提供作出该具体行政行为的证据和所依据的规范性文件。第三十三条规定:在诉讼过程中,被告不得自行向原告和证人收集证据。第三十六条规定:在证据可能灭失或者以后难以取得的情况下,诉讼参加人可以向人民法院申请保全证据,人民法院也可以主动采取保全措施。第四十三条规定:被告应当在收到起诉状副本之日起十日内向人民法院提交作出具体行政行为的有关材料,并提出答辩状。此外,《最高人民法院关于执行〈中华人民共和国行政诉讼法〉若干问题解释》第二十六条、第二十八条、第三十一条,《最高人民法院关于行政诉讼证据若干问题的规定》第一条等对被告举证的内容、时间、程序等都作了严格的限制性规定。据此,行政诉讼中的举证责任具有如下特点:(1)强调行政机关的举证责任,未将法院依职权取证和原告或第三人举证置于同等地位。被告负举证责任是行政诉讼的特有原则。(2)行政诉讼举证责任是单方责任,即举证责任由被诉的行政机关单方承担,不同于民事诉讼中的"谁主张、谁举证"。(3)行政机关的举证范围不仅局限于事实证据,还包括行政机关作为作出具体行政行为依据的规范性文件。另一方面,根据《最高人民法院关于执行〈中华人民共和国行政诉讼法〉若干问题解释》的规定,以下3种情况由原告承担举证责任:(1)证明起诉符合法定条件,但被告认为原告起诉超过起诉期限的除外;(2)在起诉被告不作为的案件中,证明其提出申请的事实;(3)在一并提起的行政赔偿诉讼中,证明因受被诉行为侵害而造成损失的事实。

总之,根据法律规定,行政诉讼中被告对作出的具体行政行为承担举证责任是原则,原告对有些行政案件承担责任是例外。

3.法院的判决是正确的。

首先,某区卫生局的行政处罚证据充分、事实认定正确。本案中,某区卫生局收集和提供的证据材料包括行政处罚决定书送达回执、食物中毒个案调查登记表、非产品样品采样记录、产品样品采样记录、现场检查笔录、询问笔录、某区疾病预防控制中心检测报告、关于某高校大厦造成食物中毒事故的调查报告、授权委托书、中华人民共和国组织机构代码证复印件、某高校法定代表人李某身份证复印件、授权委托人吴某身份证复印件等,并据此认定某高校存在经营某高校大厦餐厅未取得卫生许可证从事食品生产经营活动、食品生产经营过程不符合卫生要求并造成食物中毒等违反《中华人民共和国食品卫生法》的违法行为。法院经过审查,认为某区卫生局提供的证据充分、合法,违法事实认定正确。其次,某区卫生局的行政处罚适用法律、法规正确。根据调查认定的违法事实,某区卫生局正确适用《中华人民共和国食品卫生法》有关条款的规定,作出了行政处罚。最后,某区卫生局的行政处罚符合法定程序。某区卫生局在行政处罚过程中根据《中华人民共和国行政处罚法》规定的法定程序,先后对某高校送达了《行政处罚陈述申辩告知书》和《行政处罚事先告知书》,告诉其享有陈述、申辩和申请听证的权利以及拟作出处罚的事实、理由及依据,并在法定期限内作出了行政处罚决定,向当事人送达了《行政处罚决定书》。某区卫生局的做法符合法定程序的要求。因此,根据当时适用的《中华人民共和国行政诉讼法》所规定的“具体行政行为证据确凿,适用法律、法规正确,符合法定程序的”的维持判决的适用条件,本案法院作出维持判决是正确的。

法条链接

一、《中华人民共和国行政诉讼法》(1989 年)

第二条　公民、法人或者其他组织认为行政机关和行政机关工作人员的具体行政行为侵犯其合法权益,有权依照本法向人民法院提起诉讼。

第三十二条　被告对作出的具体行政行为负有举证责任,应当提供作出该具体行政行为的证据和所依据的规范性文件。

第三十三条　在诉讼过程中,被告不得自行向原告和证人收集证据。

第三十四条　人民法院有权要求当事人提供或者补充证据。

人民法院有权向有关行政机关以及其他组织、公民调取证据。

第四十三条　人民法院应当在立案之日起五日内,将起诉状副本发送被告。被告应当在收到起诉状副本之日起十日内向人民法院提交作出具体行政行为的有关材料,并提出答辩状。人民法院应当在收到答辩状之日起五日内,将答辩状副本发送原告。

被告不提出答辩状的,不影响人民法院审理。

二、《最高人民法院关于执行〈中华人民共和国行政诉讼法〉若干问题解释》

第二十六条　在行政诉讼中,被告对其作出的具体行政行为承担举证责任。

被告应当在收到起诉状副本之日起 10 日内提交答辩状,并提供作出具体行政行为时的证据、依据;被告不提供或者无正当理由逾期提供的,应当认定该具体行政行为没有证据、依据。

第二十七条　原告对下列事项承担举证责任:

(一)证明起诉符合法定条件,但被告认为原告起诉超过起诉期限的除外;

(二)在起诉被告不作为的案件中,证明其提出申请的事实;

(三)在一并提起的行政赔偿诉讼中,证明因受被诉行为侵害而造成损失的事实;

(四)其他应当由原告承担举证责任的事项。

第二十八条　有下列情形之一的,被告经人民法院准许可以补充相关的证据:

(一)被告在作出具体行政行为时已经收集证据,但因不可抗力等正当事由不能提供的；

（二）原告或者第三人在诉讼过程中，提出了其在被告实施行政行为过程中没有提出的反驳理由或者证据的。

第三十条　下列证据不能作为认定被诉具体行政行为合法的根据：

（一）被告及其诉讼代理人在作出具体行政行为后自行收集的证据；

（二）被告严重违反法定程序收集的其他证据。

三、《中华人民共和国行政处罚法》

第三十条　公民、法人或者其他组织违反行政管理秩序的行为，依法应当给予行政处罚的，行政机关必须查明事实；违法事实不清的，不得给予行政处罚。

第三十一条　行政机关在作出行政处罚决定之前，应当告知当事人作出行政处罚决定的事实、理由及依据，并告知当事人依法享有的权利。

第三十二条　当事人有权进行陈述和申辩。行政机关必须充分听取当事人的意见，对当事人提出的事实、理由和证据，应当进行复核；当事人提出的事实、理由或者证据成立的，行政机关应当采纳。

行政机关不得因当事人申辩而加重处罚。

第三十六条　除本法第三十三条规定的可以当场作出的行政处罚外，行政机关发现公民、法人或者其他组织有依法应当给予行政处罚的行为的，必须全面、客观、公正地调查，收集有关证据；必要时，依照法律、法规的规定，可以进行检查。

第四十条　行政处罚决定书应当在宣告后当场交付当事人；当事人不在场的，行政机关应当在七日内依照民事诉讼法的有关规定，将行政处罚决定书送达当事人。

第四十一条　行政机关及其执法人员在作出行政处罚决定之前，不依照本法第三十一条、第三十二条的规定向当事人告知给予行政处罚的事实、理由和依据，或者拒绝听取当事人的陈述、申辩，行政处罚决定不能成立；当事人放弃陈述或者申辩权利的除外。

第四十二条　行政机关作出责令停产停业、吊销许可证或者执照、较大数额罚款等行政处罚决定之前，应当告知当事人有要求举行听证的权利；当事人要求听证的，行政机关应当组织听证。当事人不承担行政机关组织听证的费用。听证依照以下程序组织：

（一）当事人要求听证的，应当在行政机关告知后三日内提出；

（二）行政机关应当在听证的七日前，通知当事人举行听证的时间、地点；

（三）除涉及国家秘密、商业秘密或者个人隐私外，听证公开举行；

（四）听证由行政机关指定的非本案调查人员主持；当事人认为主持人与本案有直接利害关系的，有权申请回避；

（五）当事人可以亲自参加听证，也可以委托一至二人代理；

（六）举行听证时，调查人员提出当事人违法的事实、证据和行政处罚建议；当事人进行申辩和质证；

（七）听证应当制作笔录；笔录应当交当事人审核无误后签字或者盖章。

当事人对限制人身自由的行政处罚有异议的，依照治安管理处罚条例有关规定执行。

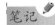

实训项目名称　医疗纠纷行政复议案例分析

一、实训目标

1. 检验对卫生监督行政复议基本知识的理解和掌握程度。
2. 训练查找资料尤其是检索实训涉及的有关法律法规并进行分析归纳的能力。
3. 培养应用卫生行政复议知识和有关法律规定分析案例和解决实际问题的能力。

二、实训内容与形式

要求根据以下材料进行案例分析。

实训材料　王某不服某市卫生局答复申请行政复议案

2010年4月30日,王某因病在某市人民医院接受骨外科手术,此后病情不见好转,反而进一步加重。王某和家人怀疑手术失败,经多方打听得知实施手术者为张某。张某2008年大学毕业后到某市人民医院骨外科工作,2009年参加全国医师资格考试,成绩合格,年底领到医师资格证书,但尚未完成医师执业注册。与医院交涉后医院也承认手术没有成功,但是认为手术结果属于在现有医学科学技术条件下发生无法预料或者不能防范的不良后果,医院无须承担医疗事故赔偿责任。王某认为张某属于非法行医,多次要求市人民医院及张某承担人身损害赔偿责任,市人民医院和张某均认为自己行为合法,拒不赔偿。

2010年6月25日,王某向市卫生局举报市人民医院和张某的非法行医行为,要求进行查处。2010年6月30日,市卫生局作出书面答复,指出张某直到2009年底才拿到执业医师资格证书是因为证件制作、上报验印有个过程,因此不能认定张某手术行为是非法行医。

王某认为市卫生局袒护市人民医院和张某,于2010年7月12日向省卫生厅提出行政复议申请,以张某没有医师执业证书,不能单独实施医疗手术为由,请求撤销市卫生局作出的不能认定张某诊疗行为为非法行医的答复并追究市卫生局和市人民医院的法律责任。2010年7月15日,省卫生厅决定受理王某的行政复议申请,向王某寄发了受理通知书,同时将行政复议申请书副本发送市卫生局,要求市卫生局自收到申请书副本之日起15日内提出书面答复,并提交当初作出卫生监督行为的证据和依据。

市卫生局于2010年7月26日向省卫生厅提交了书面答复意见及相关证据材料,指出张某直到2009年底才拿到执业医师资格证书是因为证件制作、上报验印有个过程,而且手术之时张某没有取得医师执业证书是因为张某刚刚从国外进修回国不久,尚未来得及申请执业注册,当时某市人民医院骨外科大多数医生参加抗洪救灾,张某是在上级医生的指导下主刀做手术,不属于单独执业,在王某找医院交涉时张某已经注册成功,取得医师执业证书,张某的行为不属于非法行医,市卫生局不予查处符合法律规定。此外,省卫生厅通过调查得知,张某的研究生导师是号称"杨一刀"的省内著名外科专家杨某某,研究生期间张某成绩优异,深得导师喜爱,杨某某评价张某"个性好,天资聪明,学习态度踏实、认真,动手能力很强,具备成为优秀外科医生的条件,具有极好的职业发展前景"。

2010 年 9 月 15 日,省卫生厅经过审查后作出复议决定,认定市卫生局认定事实清楚、证据确凿、适用依据正确、程序合法、内容适当,维持了市卫生局的答复。

问题:

1. 本案是否属于行政复议范围?

2. 省卫生厅的行政复议行为和决定是否正确,为什么?

三、实训要领

1. 学习和掌握案例分析涉及的卫生行政复议基本知识。

2. 检索并找出案例分析涉及的主要法律法规及其具体规定。

3. 根据卫生行政复议以及有关卫生监督知识和法律制度,分析有关问题。

四、成果要求和评分

1. 分组或独立完成。如果以分组形式完成,应当对案例分析过程实行任务分解,即分别以 1 名同学为主分段承担资料查找、案例分析和归纳总结、撰写书面报告等工作。研究过程应当在充分发挥所有成员同学主动性、积极性的基础上实现同学间的互助、交流和协作。

2. 提交书面报告。要求:(1)列出作为案例分析依据的主要法律法规的规定;(2)分析部分的字数 1000 字左右,观点明确、说理清楚,既要讲清楚作为理由和依据的基本知识和法律规定,更要针对案情事实进行分析并得出明确的结论。

3. 分组完成的案例分析报告由组长根据小组成员在参与资料查找、小组讨论、案例分析、报告撰写等过程中的贡献度进行初步评分,最后由老师根据评分规则打分。独立完成的案例分析报告由老师根据评分规则打分。

附件:书面作业

实训报告

一、案情

笔记

二、法律规定

三、分析和研究

1. 本案是否属于行政复议范围？

2. 省卫生厅的行政复议行为和决定是否正确,为什么？

（陈仕学）

第十章

医疗卫生机构监督

学习目标

通过本章案例分析与实训练习：

巩固　医疗卫生机构监督的法律依据，医疗机构设置与执业监督，采供血机构设置与执业监督，母婴保健专项技术服务监督，医疗事故监督，医疗废物监督。

培养　运用医疗卫生机构监督的法律依据、医疗机构设置与执业监督等本章知识分析案例和解决实际问题的能力。

扩展　学习其他相关法律知识和法律制度，运用现代法治理念分析认识医疗卫生机构监督领域的现象和问题。

导入案例

案例1

某市人民医院医生收取药品回扣案

2013年1月11日，中央电视台《焦点访谈》栏目播出"药单背后的秘密"，以暗访形式报道了广东省某市人民医院医生收受药品回扣的内幕。

刘先生在广东省某市人民医院里捡到一个袋子，里面装着几十张不同的纸片，纸片上有表格，列着几百种药品的名称、规格和价格。正是这些纸片引起了刘先生的注意，他觉得这些纸片不寻常。

根据刘先生提供的线索，记者调查发现，某市人民医院虽然是一家县级市人民医院，但它是全国最大的二甲医院，规模和三甲医院相当，每年接诊大约80万名患者，是一般二甲医院接诊量的2倍。在医院里挂着很多标语，表明这家医院对医生有着严格的约束，是坚决杜绝医生收红包的。

开始时记者调查了半个月，也确实没有看到医生收红包的现象，不过有一个特别的发现，在一个内科诊室的办公桌上，压着十几张纸片。而这些纸片和刘先生捡到的十分相似，上面同样有各种药的名称和价格。记者在调查中还发现在医院的很多科室里都有这样的纸片，旁边还有一些医药公司的名片。有医生透露，这些纸片就是医药公司送来的。

那么，医药公司给医生送纸片的目的又是什么呢？一位业内知情者的出现，让记者的调查有了新进展。知情者向记者提供了几段录像，记录了几位医药代表和一名医生交易的过程。从录像上可以看到，这名医生经常会把车开到医院附近的停车

笔记

131

场,然后开始打电话,随后会有不同的人先后过来进到车里。每个人见面的时间都很短,不超过五分钟。记者注意到,这名医生每次在停车场见的都是这几个人。这几个人进入车子后都做了同一件事:给医生送钱。

原来这些送钱人就是医药代表,他们送给医生的钱就是药品回扣。记者还注意到这些医药代表给医生送回扣时,还会拿出一张纸片,然后对照纸片跟医生算钱。据一位干了多年的医药代表介绍,这些纸片实际上就是医药公司给医生回扣的一个依据。单子上面是医药公司在医院里的药品销售明细单,这个明细单把药品名、规格、适应症、用法、用量以及零售价都标了出来,当然,在零售价后面还会标出回扣的数额。

记者发现,仅当初向中央电视台提供线索的刘先生捡到的纸片上就有数百种药品标明了不同的回扣金额,每个月医院都会对每个医生开出的处方进行统计,医药公司会根据这个统计计算出每个医生的回扣,一月一结账。

据知情人透露,其中一张单子是指一个大夫在住院部所开药品的数量,以及最后根据每个药的所给回扣算出来的总金额。比如氨曲南开了 197 支,每支 4.40 元,那么就是 866.8 元;哌拉西林是 2678 支,一支给 4.5 元,总共就是 16551 元。据了解,某市人民医院的一名普通医生一个月正常收入在 1 万多元,而从这张单子上看,这名医生在住院部仅仅开哌拉西林这一种药,拿的回扣就超过了他一个月正常的收入。

据记者观察,车里的这名医生收到各个医药代表的回扣并不一样,从几千元到几万元不等,一个月下来将近 5 万元。靠着这丰厚回扣的诱惑,一些医药公司的药品在某市人民医院卖得就相当好。茂名市××医药有限公司在该医院销售的药品有几十个品种,一个月的销售额就差不多有 150 万元。也就是说,仅这家茂名市××医药有限公司在某市人民医院一年的销售额就能达到 1800 万元。再按 20% 的回扣比例计算,仅仅这一个医药公司每年送给某市人民医院医生的回扣就达到了 360 万元,而这么多的回扣不可能只给一个医生。仅仅从刘先生捡到的这些纸片上看就有几百种药品,无论外科、内科、五官科都能用得上。

录像中,一名医药代表透露,要把他们公司的药品在某市人民医院卖出去,不仅要给医生回扣,医院的领导也要有好处费,但具体怎么给的、给多少是由医药公司的负责人操作的,他们并不清楚。那么一个药品的零售价和出厂价之间到底相差多大?又有哪些人在瓜分其中的利益?为了进一步探明药品回扣的真相,记者又来到几家给某市人民医院供货的医药公司进行调查。

茂名市××医药有限公司罗××经理介绍说,三零扣或者更低折扣的药品会卖得好,比如氨曲南粉针一个月能卖给该医院七八千支。所谓三零扣,指的是出厂价相当于医院采购价的 30%,一零扣价格就更低,出厂价仅仅是医院采购价的 10%。以氨曲南粉针为例,医院采购价是 19.2 元,而出厂价只要 2.5 元,就是相当于一三扣,中间的价差为 16.7 元。按一个月卖给某市人民医院 8000 支计算,这家医药公司就能赚到毛利 13 万元左右,但这笔钱并不是医药公司一家独吞。

笔记

据茂名市××药业公司黄××副经理介绍,该公司有近10种药在某市人民医院销售,每种药品销售价的35%到40%要作为回扣返给医院。在录像中一名医药代表表示,这些回扣再按什么比例分配给医院的各个部门就不是医药公司的事了。

医药代表透露,要想多卖药,给医生拿回扣是必不可少的,但医院要求他们要控制这个回扣比例不能多给,因为医院里还有其他环节也要分一杯羹。据医药公司透露,仅仅给开药的医生回扣还不够,比如某市人民医院就有这么一个情况,医院控制不让超过25%的回扣给医生,其他的回扣要给医院领导、药品采购负责人、统方人员等各个环节。医院这样规定就是一个潜规则,大家有一个默契。

"医院控制,医生收回扣不许超过25%",这不等于说某市人民医院的医生开药收回扣已经是"有组织行为"了吗?难怪他们开起药来胆子大、不害怕。统计显示某市人民医院在患者没有明显增加的情况下,药费收入从2010年的2亿元涨到了2011年的2.5亿元,人均门诊药费一年涨了36.6%,住院药费更涨了49.68%。但这正是国家为减轻群众负担,每年都在降药价的时候。

2013年3月29日,《焦点访谈》再次播出"再问药品回扣",追问调查进展。

2013年4月23日,广东省茂名市政府发布通报,称××市人民医院医生收受药品回扣等问题基本属实,其中39名医务人员和5名药商涉案,另有382名医务人员主动上缴回扣款580多万元。

通报称,对涉案人员及相关责任人,茂名纪委已根据党纪政纪和相关法律法规的有关规定,实事求是、依法依规进行处理。

一、对涉嫌犯罪的某市人民医院工会副主席(原财务科主任兼会计)陈某某、茂名市××药业有限公司实际出资人陈某、茂名市××药业有限公司法人代表杨某等3人,以及茂名市××药业有限公司偷税逃税问题,已移送司法机关作进一步侦查。

二、对某市人民医院院长、党委书记等6名工作失职的相关责任人进行党纪政纪处分。其中,给予某市人民医院院长、党委书记党内严重警告、行政记大过处分,免去其院长、党委书记职务;给予分管药品采购等业务工作的某市人民医院副院长、党委委员党内严重警告、行政记大过处分,免去其副院长、党委委员职务;给予某市卫生局局长、党组书记,分管医政、药品招标管理工作的党组成员和医政股股长,以及某市人民医院体检科主任相应的党纪政纪处分。

三、对呼吸内科一区主任等9名直接收受药品回扣的科室主任以及涉案金额较大的医生,给予相应的党纪政纪处分,并由卫生行政部门作出相应的行政处罚。其中,给予呼吸内科一区主任撤职处分,吊销其执业证书;给予呼吸内科一区副主任撤职处分,暂停其一年执业活动;给予泌尿外科二区主任、脑外科一区主任、神经内科二区主任、肾内科一区主任、医院办公室副主任、药剂科两名副主任等7人相应党纪政纪处分,并由卫生行政部门作出相应的行政处罚。

问题:

1.某市人民医院医生收取药品回扣的行为是否违法,为什么?

2.此案应该受到卫生监督主体调查处理的违法行为主体有哪些,为什么?

笔记

案例 2

<h1 style="text-align:center">白某非法行医案</h1>

2010 年 3 月 21 日,某市卫生局卫生监督员对位于城乡结合部的白某开设的行医点进行监督检查。现场发现诊桌 1 张,在诊桌上发现血压计 1 台、听诊器 1 副,现场还发现 0.9% 氯化钠注射液 3 箱,使用过的 0.9% 氯化钠注射液空瓶 15 个,以及塑料垃圾桶 1 只,内装使用过的输液器等医疗废物。检查发现诊所所谓负责人,身份证显示其名叫白某,但未发现正在执业的医务人员,白某未能提供《医疗机构执业许可证》。经过询问,白某承认其 1 年多以来在未取得《医疗机构执业许可证》的情况下,擅自开展医疗服务活动,但白某否认自己在此行医,并且拒不提供在此行医者的姓名。在检查过程中,卫生监督员要求白某提供门诊登记本和收费收据,白某称该行医点没有门诊登记本和收费收据。鉴于白某分别于半年前和三个月前曾在此地因为非法行医两次受到卫生行政部门的取缔,但每次都不到卫生行政机关接受进一步的调查和处理,所以其尚未受到行政处罚,某市卫生局当天决定予以立案并进行了进一步调查。

2010 年 3 月 23 日,卫生监督人员认定白某没有办理《医疗机构执业许可证》擅自雇用他人非法行医违反了医疗机构管理法律法规的规定,根据《医疗机构管理条例》第四十四条和《医疗机构管理条例实施细则》第七十七条的规定,依法作出责令白某立即停止非法诊疗活动,并给予罚款人民币 1000 元整,没收血压计 1 台、听诊器 1 副、0.9% 氯化钠注射液 3 箱的行政处罚。对于为何作出罚款 1000 元的行政处罚,当事卫生监督员有一个说明:根据地方立法,当地对个人罚款超过 1000 元的行政处罚要进行听证程序,这将导致处罚拖的时间过长,但是本案当事人有可能逃逸,使得行政处罚无法进行,因此卫生行政部门在处罚额度和程序上做文章,仅用 2 天就作出了处罚决定。而且,对无证行医者罚款也不宜过高,如果处罚金额过高,可能导致当事人产生抵触情绪,不利于行政处罚的顺利执行。

问题:

1. 某市卫生局的法律适用是否正确,为什么?

2. 某市卫生局的考虑是否正确,为什么?

主要知识点

一、医疗卫生机构监督概述

(一)医疗卫生机构和医疗卫生机构监督的概念

医疗卫生机构是个复合概念,根据现有卫生法律法规的规定,主要包括医疗机构、采供血机构、疾病预防控制机构等从事相应卫生技术工作的组织。其中医疗机构是指依法设立并取得医疗机构执业许可证,从事疾病诊断、治疗活动的卫生机构的总称。采供血机构是指依法设立,采集、储存血液,并向临床或血液制品生产单位供血的卫生机构。

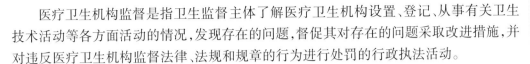

医疗卫生机构监督是指卫生监督主体了解医疗卫生机构设置、登记、从事有关卫生技术活动等各方面活动的情况,发现存在的问题,督促其对存在的问题采取改进措施,并对违反医疗卫生机构监督法律、法规和规章的行为进行处罚的行政执法活动。

(二)医疗卫生机构监督的法律依据

医疗卫生机构监督作为卫生监督的最重要组成部分之一,涉及大量的卫生法律、法规、规章和其他规范性文件,如《中华人民共和国传染病防治法》、《中华人民共和国母婴保健法》、《中华人民共和国献血法》、《突发公共卫生事件应急条例》、《血液制品管理条例》、《医疗机构管理条例》、《医疗事故处理条例》、《医疗机构管理条例实施细则》、《中华人民共和国母婴保健法实施办法》、《医疗美容服务管理办法》、《放射诊疗管理规定》、《处方管理办法》、《医院感染管理办法》、《消毒管理办法》等。其中,作为医疗卫生机构监督主体部分的医疗机构监督的基本法律依据是《医疗机构管理条例》。

二、医疗机构设置与执业监督

医疗机构设置与执业的监督是卫生和计划生育行政部门对医疗机构的设置审批、执业登记和执业活动是否合法进行监督、检查,并对医疗机构设置与执业中的违法、违规行为进行处理的行政执法活动。

(一)医疗机构设置审批

医疗机构不分类别、所有制形式、隶属关系、服务对象,其设置必须符合当地的医疗机构设置规划。

任何单位和个人设置医疗机构,必须经所在地县级以上卫生和计划生育行政部门审查批准,经批准取得设置医疗机构批准书后,方可向有关部门办理其他手续。县级以上卫生和计划生育行政部门应当自受理设置申请之日起30日内,作出批准或者不批准的书面答复;批准设置的,发给设置医疗机构批准书。

(二)医疗机构执业登记

1.医疗机构执业登记

医疗机构执业必须进行登记,领取《医疗机构执业许可证》。

医疗机构执业登记由批准其设置的卫生和计划生育行政部门办理。国家统一规划设置的医疗机构的执业登记,由所在地的省级卫生和计划生育行政部门办理。

卫生和计划生育行政部门经审核合格的,发给《医疗机构执业许可证》;审核不合格的,将审核结果和不予批准的理由以书面形式通知申请人。

医疗机构执业登记的事项包括类别、名称、地址、法定代表人或者主要负责人,所有制形式,注册资金(资本),服务方式,诊疗科目,房屋建筑面积、床位(牙椅),服务对象,职工人数,执业许可证登记号(医疗机构代码),省级卫生和计划生育行政部门规定的其他登记事项。

2.医疗机构登记的变更与注销

医疗机构变更名称、地址、法定代表人或者主要负责人、所有制形式、服务对象、服务方式、注册资金、诊疗科目、床位等,必须向登记机关申请办理变更登记。

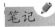
笔记

医疗机构歇业或因合并而终止的,必须向原登记机关办理注销登记。

(三)医疗机构校验

医疗机构的校验是卫生和计划生育行政部门依法定期通过书面审查了解医疗机构执业活动情况并作出相应处理的监督活动。医疗机构校验由原登记机关办理。校验期限为:床位在一百张以上的综合医院、中医医院、中西医结合医院、民族医医院以及专科医院、疗养院、康复医院、妇幼保健院、急救中心、临床检验中心和专科疾病防治机构的校验期为三年;其他医疗机构的校验期为一年。

卫生和计划生育行政部门经审核,发现申请校验的医疗机构不符合《医疗机构基本标准》或尚在限期改正期间,或存在省级卫生和计划生育行政部门规定的其他情形,可以根据情况,给予1~6个月的暂缓校验期。不设床位的医疗机构在暂缓校验期间不得执业。暂缓校验期满仍不能通过校验的,卫生和计划生育行政部门注销其《医疗机构执业许可证》。

(四)医疗机构执业的监督

(1)医疗机构执业,必须取得《医疗机构执业许可证》。未取得《医疗机构执业许可证》,不得开展诊疗活动。

(2)医疗机构执业,必须遵守有关法律、法规和医疗技术规范。

(3)医疗机构必须将《医疗机构执业许可证》、诊疗科目、诊疗时间和收费标准悬挂于明显处所。医疗机构必须按照核准登记的诊疗科目开展诊疗活动。

(4)医疗机构应当加强对医务人员的医德教育。医疗机构工作人员上岗工作,必须佩戴载有本人姓名、职务或者职称的标牌。医疗机构不得使用非卫生技术人员从事医疗卫生技术工作。未经医师(士)亲自诊查病人,医疗机构不得出具疾病诊断书、健康证明书或者死亡证明书等证明文件;未经医师(士)、助产人员亲自接产,医疗机构不得出具出生证明书或者死产报告书。

(5)医疗机构施行手术、特殊检查或者特殊治疗时,必须征得患者同意,并应当取得其家属或者关系人同意并签字;无法取得患者意见时,应当取得家属或者关系人同意并签字;无法取得患者意见又无家属或者关系人在场,或者遇到其他特殊情况时,经治医师应当提出医疗处置方案,在取得医疗机构负责人或者被授权负责人员的批准后实施。

(6)医疗机构对危重病人应当立即抢救。对限于设备或者技术条件不能诊治的患者,应当及时转诊。

(7)医疗机构对传染病、精神病、职业病等患者的特殊诊治和处理,应当按照国家有关法律、法规的规定办理。

(8)医疗机构必须按照有关药品管理的法律、法规,加强药品管理。

(9)医疗机构必须承担相应的预防保健工作,承担县级以上卫生和计划生育行政部门委托的支援农村、指导基层医疗卫生工作等任务。发生重大灾害、事故、疾病流行或者其他意外情况时,医疗机构及其卫生技术人员必须服从县级以上卫生和计划生育行政部门的调遣。

笔记

三、采供血机构设置与执业监督

（一）采供血机构的设置与审批

1. 采供血机构的设置

（1）血站的设置。在省、自治区人民政府所在地的城市和直辖市，应规划设置一所相应规模的血液中心。在设区的市级人民政府所在地的城市，可规划设置一所相应规模的中心血站。在血液中心或中心血站3个小时车程内不能提供血液的县（市），可根据实际需要在县级医疗机构内设置一所中心血库。

在符合全国规划设置的省级行政区域范围内，只能设置一个脐带血造血干细胞库。

（2）单采血浆站的设置。单采血浆站应设置在县及县级市，不得与一般血站设置在同一县级行政区划内。有地方病或者经血传播的传染病流行、高发的地区不得规划设置单采血浆站。

2. 采供血机构的执业登记

（1）血站的执业登记。一般血站和脐带血造血干细胞库等特殊血站执业应当向所在地省级卫生和计划生育行政部门申请办理执业登记，取得《血站执业许可证》。

（2）单采血浆站的执业登记。设置单采血浆站应当向所在地县级卫生和计划生育行政部门提交申请材料。经逐级审批认为符合条件的，由省级卫生和计划生育行政部门核发《单采血浆许可证》，并报国家卫生和计划生育委员会备案。

（二）采供血执业的监督

1. 采供血机构执业许可的监督

采供血机构必须取得有效的《血站执业许可证》或《单采血浆许可证》方可执业，没有取得许可的，不得开展采供血、采供脐带血造血干细胞或原料血浆等业务。

2. 采血的监督

血站应当按照国家有关规定对献血者进行健康检查和血液采集，采血前对献血者身份进行核对及登记；严禁采集冒名顶替者的血液；严禁超量、频繁采集血液；不得采集非血液制品生产用原料血浆；采集血液遵循自愿和知情同意的原则，并对献血者履行规定的告知义务；建立献血者信息保密制度，为献血者保密。血站应保证所采集的血液由具有血液检测实验室资格的实验室进行检测；对检测不合格或者报废的血液，严格按照有关规定处理。

3. 供血的监督

血液的包装、储存、运输应当符合《血站质量管理规范》的要求。血液包装袋上应标明法定内容。血站使用的药品、体外诊断试剂、一次性卫生器材应符合国家有关标准，应保证发出的血液质量符合国家标准。

4. 特殊血站的监督

特殊血站除应遵守采供血执业的一般规定外，还应遵守国务院卫生和计划生育行政部门的特别规定。

笔记

四、母婴保健专项技术服务监督

(一)母婴保健技术服务执业的许可

医疗保健技术服务机构从事规定的婚前医学检查、遗传病诊断、产前诊断以及施行结扎手术和终止妊娠手术的,必须符合国务院卫生和计划生育行政部门规定的条件和技术标准,并经县级以上卫生和计划生育行政部门许可。审批机关受理申请后,应当进行审查和核实,经审核合格的,发给《母婴保健技术服务执业许可证》。

从事婚前医学检查、施行结扎手术和终止妊娠手术的人员以及从事家庭接生的人员,必须经过县级卫生和计划生育行政部门的考核,并取得相应的合格证书。

(二)母婴保健技术服务执业的监督

1. 母婴保健技术服务机构执业许可的监督

医疗保健机构开展母婴保健技术服务,必须取得《母婴保健技术服务执业许可证》。

2. 母婴保健技术服务活动的监督

母婴保健技术服务机构应当按照规定,负责其职责范围内的母婴保健技术服务工作,建立医疗保健工作规范,提高医学技术水平,采取各种措施方便人民群众,做好母婴保健技术服务工作。

五、医疗事故的监督

(一)医疗事故的概念和立法

医疗事故是指医疗机构及其医务人员在医疗活动中,违反医疗卫生管理法律、行政法规、部门规章和诊疗护理规范、常规,过失造成患者人身损害的事故。

医疗事故的立法包括《医疗事故处理条例》和卫生部出台的一系列配套文件,其中《医疗事故处理条例》是医疗事故监督的基本法律依据。

(二)医疗事故的预防与处置

1. 加强医务人员执业法律素质和职业道德教育

医疗机构应当对其医务人员进行医疗卫生法律、行政法规、部门规章和诊疗护理规范、常规的培训和医疗服务职业道德教育。

2. 设置质量监控机构或配备专(兼)职人员

医疗机构应当设置医疗服务质量监控部门或者配备专(兼)职人员,负责监督医务人员的医疗服务工作,接受患者对医疗服务的投诉,向其提供咨询服务。

3. 规范病历书写与保管制度

医疗机构应将病历书写纳入医疗质量考核体系,建立病历质量管理责任制。医疗机构应当设置专门部门、专门人员负责病历保管。一旦出现医疗事故争议,严禁医患双方涂改、伪造、隐匿、销毁或者抢夺病历资料。

4. 保障患者知情权

在医疗活动中,医疗机构及其医务人员应当将患者的病情、医疗措施、医疗风险等如实告知患者,及时解答其咨询;但是应避免对患者产生不利后果。

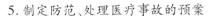

5.制定防范、处理医疗事故的预案

医疗机构应当制定防范、处理医疗事故的预案,预防医疗事故的发生,减轻医疗事故的损害。

6.建立医疗事故报告制度

发生医疗事故的,医疗机构应当按照规定向所在地卫生和计划生育行政部门报告。发生重大医疗过失行为的,医疗机构应在12小时内向所在地卫生和计划生育行政部门报告。

7.采取有效措施防止损害扩大

发生或者发现医疗过失行为,医疗机构及其医务人员应当立即采取有效措施,避免或者减轻对患者身体健康的损害,防止损害扩大。

(三)对发生医疗事故和医疗事故争议的监督

1.对重大医疗过失行为的监督

卫生和计划生育行政部门接到报告后,应当对重大医疗过失行为的调查及采取措施的情况进行监督,包括封存病历资料、封存现场实物、对尸体妥善处理等。

2.对医疗事故技术鉴定的监督

卫生和计划生育行政部门收到医疗事故技术鉴定书后,应当对参加鉴定的人员资格和专业类别、鉴定程序进行审核;必要时,可以组织调查,听取医疗事故争议双方当事人的意见。卫生和计划生育行政部门经审核,对符合《医疗事故处理条例》的规定作出的医疗事故技术鉴定结论,应当作为对发生医疗事故的医疗机构和医务人员作出行政处理以及进行医疗事故赔偿调解的依据。

3.对医疗事故处理结果的监督

医疗事故争议解决后,医疗机构应当将争议解决的情况向卫生和计划生育行政部门报告。

六、医疗废物的监督

(一)医疗废物的管理

医疗卫生机构和医疗废物集中处置单位,应当加强自身管理,落实下列工作:①建立健全管理责任制、规章制度,设置监控机构;②采取有效的职业卫生防护措施;③实行登记制度;④防止医疗废物流失、泄漏、扩散;⑤禁止转让、买卖、邮寄医疗废物;⑥严格按照要求收集、贮存、运送、处置医疗废物。

(二)对医疗废物管理的监督

(1)卫生和计划生育行政部门应当对医疗卫生机构和医疗废物集中处置单位从事医疗废物的收集、运送、贮存、处置中的疾病防治工作以及工作人员的卫生防护等情况进行定期监督检查或者不定期的抽查。

(2)卫生和计划生育行政部门接到对医疗卫生机构、医疗废物集中处置单位和监督管理部门及其工作人员违法行为的举报、投诉、检举和控告后,应当及时核实,依法作出处理。

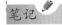
笔记

导入案例评析

案例1

1. 某市人民医院医生收取药品回扣的行为是违法的。

《医疗机构管理条例》第三十六条规定:医疗机构必须按照有关药品管理的法律、法规,加强药品管理。《中华人民共和国药品管理法》第五十九条规定:禁止药品的生产企业、经营企业和医疗机构在药品购销中帐外暗中给予、收受回扣或者其他利益。禁止药品的生产企业、经营企业或者其代理人以任何名义给予使用其药品的医疗机构的负责人、药品采购人员、医师等有关人员以财物或者其他利益。禁止医疗机构的负责人、药品采购人员、医师等有关人员以任何名义收受药品的生产企业、经营企业或者其代理人给予的财物或者其他利益。《中华人民共和国执业医师法》第二十七条规定:医师不得利用职务之便,索取、非法收受患者财物或者牟取其他不正当利益。本案中,中央电视台披露,要把医药公司的药品在某市人民医院卖出去,就得给医生回扣,当地有关部门经过调查确认中央电视台报道属实。对照上述有关卫生法律、法规的规定,某市人民医院医生收取药品回扣的行为无疑是违法的,必须承担相应的法律责任。

2. 此案应该受到卫生监督主体调查处理的违法行为主体不仅有收取药品回扣的医生,还有同样收取了回扣的其他医务人员(比如药品采购负责人、统方人员、医疗机构负责人等)和对整个事件一目了然、全局操控的某市人民医院。

一方面,就医生和其他医务人员而言,《中华人民共和国执业医师法》第三十七条第十项规定:医师在执业活动中,利用职务之便,索取、非法收受患者财物或者牟取其他不正当利益的,由县级以上卫生行政部门给予警告或者责令暂停六个月以上一年以下执业活动;情节严重的,吊销其执业证书;构成犯罪的,依法追究刑事责任。《中华人民共和国药品管理法》第九十一条第二款规定:医疗机构的负责人、药品采购人员、医师等有关人员收受药品生产企业、药品经营企业或者其代理人给予的财物或者其他利益的,由卫生行政部门或者本单位给予处分,没收违法所得;对违法行为情节严重的执业医师,由卫生行政部门吊销其执业证书;构成犯罪的,依法追究刑事责任。

另一方面,对于医疗机构而言,《医疗机构管理条例》第三十六条规定:医疗机构必须按照有关药品管理的法律、法规,加强药品管理。《中华人民共和国药品管理法》第九十条规定:药品的生产企业、经营企业、医疗机构在药品购销中暗中给予、收受回扣或者其他利益的,药品的生产企业、经营企业或者其代理人给予使用其药品的医疗机构的负责人、药品采购人员、医师等有关人员以财物或者其他利益的,由工商行政管理部门处一万元以上二十万元以下的罚款,有违法所得的,予以没收;情节严重的,由工商行政管理部门吊销药品生产企业、药品经营企业的营业执照,并通知药品监督管理部门,由药品监督管理部门吊销其《药品生产许可证》、《药品经营许可证》;构成犯罪的,依法追究刑事责任。本案中,中央电视台披露,要把医药公司的药品在某市人民医院卖出去,不仅要给医生回扣,医院的领导也要有好处费。比如有医药公司负责人介绍,该公司有近10种药在某市人民医院销售,每种药品销售价的35%~40%要作为回扣返给医院。在录像中一名医药代表表示,这些回扣再按什么比例分配给医院的各个部门就不是医药公司的事了。有医药代表透露,要想多卖药,给医生拿回扣是必不可少的,但医院要求他们要控制这个回扣比例不能多给,因为医院里还有其他环节也要分一杯羹。据医药公司透露,仅仅给开药的医生回扣还不够,比如某市人民医院就有这么一个情况,医院控制不让超过25%的回扣给医生,其他的回扣要给医院领导、药品采购负责人、统方人员等各个环节。可以说,作为医疗机构的某市人民医院对整个事件一目了然甚至是全局操控的,自当承担相应的法律责任,不过其查处主体不是卫生行政部门而是工商行政管理部门。

案例2

1.某市卫生局的法律适用并不正确。

《医疗机构管理条例》第二十四条规定:任何单位或者个人,未取得《医疗机构执业许可证》,不得开展诊疗活动。本案中,白某在未取得《医疗机构执业许可证》的情况下擅自开展医疗诊疗活动,应当承担非法行医的法律责任。对此,《医疗机构管理条例》第四十四条规定:违反第二十四条规定,未取得《医疗机构执业许可证》擅自执业的,由县级以上卫生行政部门责令其停止执业活动,没收非法所得和药品、器械,并可以根据情节处以一万元以下的罚款。《医疗机构管理条例实施细则》第七十七条进一步规定:对未取得《医疗机构执业许可证》擅自执业的,责令其停止执业活动,没收非法所得和药品、器械,并处以三千元以下的罚款;有下列情形之一的,责令其停止执业活动,没收非法所得的药品、器械,处以三千元以上一万元以下的罚款:(一)因擅自执业曾受过卫生行政部门处罚;(二)擅自执业的人员为非卫生技术专业人员;(三)擅自执业时间在三个月以上;(四)给患者造成伤害;(五)使用假药、劣药蒙骗患者;(六)以行医为名骗取患者钱物;(七)省、自治区、直辖市卫生行政部门规定的其他情形。本案中,因为取缔不属于行政处罚,所以第(一)项不能适用,而第(二)、(四)、(五)、(六)、(七)项的情形也未能查实,但是白某承认其1年多以来在未取得《医疗机构执业许可证》的情况下,擅自开展医疗诊疗活动,白某也分别于半年前和三个月前曾在此地因为非法行医两次而受到卫生行政部门的取缔,只是由于不到卫生行政机关接受调查和处理而尚未受到卫生行政部门的行政处罚。因此,案中白某在当地非法行医远远超过了三个月,应当适用《医疗机构管理条例实施细则》第(三)项,即"责令其停止执业活动,没收非法所得的药品、器械,处以三千元以上一万元以下的罚款",就罚款额度而言,本案罚款人民币一千元是不正确的。而且,本案卫生行政部门仅仅因为当事人不到卫生行政机关接受调查和处理,就没有对其作出行政处罚的行为也是错误的,属于行政不作为违法行为。

2.某市卫生局的考虑并不正确。

在一定意义上可以说,作出处罚的某市卫生局和当事卫生监督员的担心不无道理,毕竟除了合法性要求,合理性也是重要的监督执法考虑因素。但是根据本案案情,当事卫生监督员所称的考虑并不正确,理由在于:一方面,合理性以合法性为基

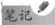
笔记

础,是合法性基础上的进一步要求,但是如上所述,案中某市卫生局的法律适用并不正确;另一方面,由于现行医疗体制、医疗资源分布和底层群众收入较低等多种原因,非法行医在我国有着顽强的生命力,再加上非法行医条件要求简单、行医者流动性较强等特性,诸如当事人有可能逃逸,使得行政处罚无法进行;处罚金额过高,可能导致当事人产生抵触情绪,不利于行政处罚的执行等问题才会存在,而且可以说很多同样问题在其他行政管理领域都会存在。解决这一难题绝非因噎废食,置法律的严肃性于不顾,而是要求卫生行政部门在严格执法、加大非法行医打击力度的基础上,综合运用经济、行政、法律等多种手段切实抓紧、抓细、抓出成效。比如大力建设和发展规范的社区医疗服务机构、乡镇医疗服务机构,加强民营医疗机构建设及监管,完善医疗保障体系,努力解决基层群众"看病贵"、"看病难"等问题,挤压非法行医生成空间;又如将打击非法行医作为一项社会系统工程,公安、卫生计生、药监、城管、街道等各个有关部门充分发挥各自职能作用,相互支持,主动配合,齐抓共管,联合执法,对非法行医保持高压严打的态势等。

法条链接

案例 1

一、《医疗机构管理条例》

第三十六条 医疗机构必须按照有关药品管理的法律、法规,加强药品管理。

二、《中华人民共和国执业医师法》

第二十七条 医师不得利用职务之便,索取、非法收受患者财物或者牟取其他不正当利益。

第三十七条 医师在执业活动中,违反本法规定,有下列行为之一的,由县级以上人民政府卫生行政部门给予警告或者责令暂停六个月以上一年以下执业活动;情节严重的,吊销其执业证书;构成犯罪的,依法追究刑事责任:

(一)违反卫生行政规章制度或者技术操作规范,造成严重后果的;

(二)由于不负责任延误急危患者的抢救和诊治,造成严重后果的;

(三)造成医疗责任事故的;

(四)未经亲自诊查、调查,签署诊断、治疗、流行病学等证明文件或者有关出生、死亡等证明文件的;

(五)隐匿、伪造或者擅自销毁医学文书及有关资料的;

(六)使用未经批准使用的药品、消毒药剂和医疗器械的;

(七)不按照规定使用麻醉药品、医疗用毒性药品、精神药品和放射性药品的;

(八)未经患者或者其家属同意,对患者进行实验性临床医疗的;

(九)泄露患者隐私,造成严重后果的;

(十)利用职务之便,索取、非法收受患者财物或者牟取其他不正当利益的;

(十一)发生自然灾害、传染病流行、突发重大伤亡事故以及其他严重威胁人民生命

健康的紧急情况时,不服从卫生行政部门调遣的;

（十二）发生医疗事故或者发现传染病疫情,患者涉嫌伤害事件或者非正常死亡,不按照规定报告的。

三、《中华人民共和国药品管理法》（2001 年）

第五十九条　禁止药品的生产企业、经营企业和医疗机构在药品购销中帐外暗中给予、收受回扣或者其他利益。

禁止药品的生产企业、经营企业或者其代理人以任何名义给予使用其药品的医疗机构的负责人、药品采购人员、医师等有关人员以财物或者其他利益。禁止医疗机构的负责人、药品采购人员、医师等有关人员以任何名义收受药品的生产企业、经营企业或者其代理人给予的财物或者其他利益。

第九十条　药品的生产企业、经营企业、医疗机构在药品购销中暗中给予、收受回扣或者其他利益的,药品的生产企业、经营企业或者其代理人给予使用其药品的医疗机构的负责人、药品采购人员、医师等有关人员以财物或者其他利益的,由工商行政管理部门处一万元以上二十万元以下的罚款,有违法所得的,予以没收;情节严重的,由工商行政管理部门吊销药品生产企业、药品经营企业的营业执照,并通知药品监督管理部门,由药品监督管理部门吊销其《药品生产许可证》、《药品经营许可证》;构成犯罪的,依法追究刑事责任。

第九十一条　药品的生产企业、经营企业的负责人、采购人员等有关人员在药品购销中收受其他生产企业、经营企业或者其代理人给予的财物或者其他利益的,依法给予处分,没收违法所得;构成犯罪的,依法追究刑事责任。

医疗机构的负责人、药品采购人员、医师等有关人员收受药品生产企业、药品经营企业或者其代理人给予的财物或者其他利益的,由卫生行政部门或者本单位给予处分,没收违法所得;对违法行为情节严重的执业医师,由卫生行政部门吊销其执业证书;构成犯罪的,依法追究刑事责任。

案例 2

一、《医疗机构管理条例》

第十五条　医疗机构执业,必须进行登记,领取《医疗机构执业许可证》。

第二十四条　任何单位或者个人,未取得《医疗机构执业许可证》,不得开展诊疗活动。

第四十四条　违反本条例第二十四条规定,未取得《医疗机构执业许可证》擅自执业的,由县级以上人民政府卫生行政部门责令其停止执业活动,没收非法所得和药品、器械,并可以根据情节处以一万元以下的罚款。

二、《医疗机构管理条例实施细则》

第七十七条　对未取得《医疗机构执业许可证》擅自执业的,责令其停止执业活动,没收非法所得和药品、器械,并处以三千元以下的罚款;有下列情形之一的,责令其停止

执业活动,没收非法所得的药品、器械,处以三千元以上一万元以下的罚款:

　　(一)因擅自执业曾受过卫生行政部门处罚;

　　(二)擅自执业的人员为非卫生技术专业人员;

　　(三)擅自执业时间在三个月以上;

　　(四)给患者造成伤害;

　　(五)使用假药、劣药蒙骗患者;

　　(六)以行医为名骗取患者钱物;

　　(七)省、自治区、直辖市卫生行政部门规定的其他情形。

实训与指导

实训项目名称　非法行医行政处罚强制执行案例分析与问题研究

一、实训目标

　　1.检验对医疗卫生机构监督的法律依据、医疗机构设置与执业监督等本章知识的理解和掌握程度。

　　2.训练查找资料尤其是检索实训涉及的有关法律法规并进行分析归纳的能力。

　　3.培养应用医疗机构监督基本知识和有关法律规定分析非法行医案例和解决实际问题的能力。

二、实训内容与形式

　　要求根据以下材料进行案例分析和问题研究。

实训材料　非法行医耍"老赖"　行政处罚强执行

　　2014年11月27日,西湖区卫生局96301卫生监督投诉举报电话接到举报,"患者陈某由于左手拇指外伤,于2014年11月21日在马某位于西湖区蒋村三组的诊所就医,5天后出现全身浮肿的症状,陈某找马某讨要说法时发生纠纷"。西湖区卫生局马上派出卫生监督员赶赴现场进行调查,对马某做了询问笔录。做好笔录后,马某立马给老婆通风报信。得知此消息,卫生监督员立刻联合公安人员赶到马某的出租屋,但马某妻子事先对诊疗药品做了转移。监督员只在废物桶内找到一次性使用输液器带针外包装及已使用过的注射用青霉素钠空瓶等医疗废物。大衣柜内仅剩健儿药丸、蛇胆川贝液,马某辩解说这些药品是他老婆和孙子孙女吃的,医疗废物都是他给自己老婆用过的,现场不承认自己开设诊所。当日,卫生监督员出具《相对人提供材料通知书》,要求马某2014年12月1日下午14:30前到西湖区卫生监督所配合进一步调查。事后当事人马某并未到场且不配合进一步调查。西湖区卫生局根据行医人马某和就医者陈某的询问笔录,以及公安机关的移交说明,认定马某存在

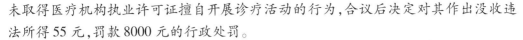

未取得医疗机构执业许可证擅自开展诊疗活动的行为,合议后决定对其作出没收违法所得55元,罚款8000元的行政处罚。

2014年12月17日,卫生监督员到马某家中送达行政处罚事先告知书,当事人在家但拒绝签收,卫生监督员作了留置送达,拍摄视频留证。2015年1月12日,卫生监督员再次到马某家中送达行政处罚决定书,当事人在家但仍拒绝签收,卫生监督员再次作留置送达,拍摄视频留证。2015年4月23日,卫生监督员到马某家中送达催告书,当事人在家仍拒绝签收,卫生监督员继续采取留置送达,拍摄视频留证。2015年6月,因马某拒不执行行政处罚决定,西湖区卫生局决定申请人民法院强制执行。2015年6月15日,西湖区卫生监督所收到杭州市西湖区人民法院准予强制执行的行政裁定书,卫生行政部门执法程序告一段落。(来源:浙江在线)

问题:

1. 法院强制执行有哪些特点和优势?

2. 本案的卫生行政处罚是否符合法律要求,为什么?

3. 非法行医行政处罚金额往往较小,卫生监督机构和人民法院为此耗时费力,值得吗?

三、实训要领

1. 了解案情涉及的社会背景和基本事实。

2. 学习和掌握实训涉及的本章主要知识。

3. 检索并找出实训涉及的主要法律法规及其具体规定。

4. 查找文献资料,必要时进行调查研究,根据有关法律原理和法律制度,分析本案的卫生行政处罚是否符合法律要求,研究法院强制执行的特点、优势以及有关部门严格查处非法行医行为的必要性。

四、成果要求和评分

1. 分组或独立完成。如果以分组形式完成,应当对实训过程实行任务分解,即分别以1名同学为主分段承担资料查找、分析研究和归纳总结、撰写书面报告等工作。研究过程应当在充分发挥所有成员同学主动性、积极性的基础上实现同学间的互助、交流和协作。

2. 提交书面报告。要求:(1)列出作为实训依据的主要法律法规的规定;(2)分析研究部分的字数1000字左右,观点明确、说理清楚,既要讲清楚作为理由和依据的基本知识和法律规定,更要立足于案情事实对有关问题进行分析研究并得出明确的结论。

3. 分组完成的实训报告由组长根据小组成员在参与资料查找、小组讨论、报告撰写等过程中的贡献度进行初步评分,最后由老师根据评分规则打分。独立完成的实训报告由老师根据评分规则打分。

附件:书面作业

实训报告

一、案情

_____

_____

_____

_____

_____

_____

_____

_____

二、法律规定

_____

_____

_____

_____

_____

_____

_____

_____

_____

三、分析和研究

1.法院强制执行有哪些特点和优势?

_____

_____

_____

_____

_____

_____

_____

2.本案的行政处罚是否符合法律要求,为什么?

_____

_____

_____

_____

_____

_____

3.非法行医行政处罚金额往往较小,卫生监督机构和人民法院为此耗时费力,值得吗?

_____

_____

_____

_____

_____

_____

_____

（陈仕学）

笔记

第十一章

卫生技术人员监督

通过本章案例分析与实训练习：

巩固　卫生技术人员的含义和范围，卫生技术人员监督的法律依据，卫生技术人员执业资格监督，卫生技术人员执业注册监督，专项卫生技术服务资格监督，执业医师考核和培训监督，卫生技术人员从业行为监督。

培养　运用卫生技术人员监督的法律依据、卫生技术人员执业注册监督、卫生技术人员从业行为监督等本章知识分析案例和解决实际问题的能力。

扩展　学习其他相关法律知识和法律制度，分析认识卫生技术人员监督领域的现象和问题。

导入案例

案例

某医院医师超执业地点开具处方和伪造病历资料案

2013年10月7日，某区卫生局接到群众举报，称某医院有不是医生的人员冒充医生给患者看病。10月10日，卫生局派出卫生监督员到某医院进行调查，发现该医院内科医师马某某是当地另一家医院的医师，并未注册在该医院，在医院药房找到马某某8月5日至10月10日为患者开具的处方笺共36份。卫生监督员还发现，有15份书写时间为9月15日至10月5日期间的外科住院患者医嘱单医师签名为杨某某，但与杨某某本人签名留样并不相符。经过进一步调查核实，医院负责人张某和外科主任李某承认是因为实际为患者诊治的医师熊某在该医院尚未取得处方权，于是授意熊某在书写患者病历时签署杨某某的名字，而杨某某虽是注册在医院的外科执业，但因病自2013年8月份至卫生局进行调查时一直在家休养。某区卫生局决定对某医院、马某某、熊某分别立案查处。

经过进一步调查，某区卫生局认定：医师经注册取得执业证书之后，只能在对应的执业地点、类别和范围开展诊疗活动，本案中马某某虽然为其他医院的执业医师，但是在未变更之前并未取得某医院的处方权；某医院负责人和外科负责人授意尚未取得处方权的熊某冒签杨某某名字，下达医嘱的医师杨某某并未对这些患者做过任何检查、诊断、治疗，属于伪造病历资料。某医院、马某某、熊某的行为均违反了有关卫生法律、法规的规定。对于某医院使用未取得处方权的医师开具处方及伪造病历的行为,根据《医疗事故处理条例》第五十八条第二项、《处方管理办法》第五十四条第一项的规定,作出警告并罚款人民币三千元的行政处罚;对于马某某未取得处方权开具处方的行为,根据《处方管理办法》第五十七条第一项的规定,作出责令暂停一年执业活动的行政处罚;对于熊某伪造病历资料的行为,根据《中华人民共和国执业医师法》第三十七条第五项的规定,作出警告的行政处罚。

某区卫生局调查收集的证据和制作的卫生监督文书主要有:(1)某医院《医疗机构执业许可证》复印件;(2)住院病历复印件16份;(3)马某某、杨某某分别开具的处方笺;(4)马某某、熊某、杨某某医师执业证书复印件;(5)某医院员工登记表;(6)某医院药房处方权医师签字留样复印件;(7)现场照片5张;(8)对马某某、熊某、医院负责人张某、外科主任李某的询问笔录;(9)现场检查笔录。

问题:

1. 本案存在哪些违法行为,为什么?

2. 某区卫生局的行政处罚是否正确,为什么?

主要知识点

一、卫生技术人员监督概述

(一)卫生技术人员的含义和范围

卫生技术人员,简称卫技人员,是指受过高等或中等医药卫生教育或培训,掌握医药卫生知识,经卫生和计划生育行政部门或者其他行政机关审查合格,从事医疗、预防、药剂、护理或其他卫生技术工作的专业技术人员。

卫生技术人员包括医师、乡村医生、护士、药剂师、医技人员、其他卫生技术人员等,但不包括未经注册的医务人员、护理员、卫生监督员、卫生协管员、医疗机构的管理人员和工勤人员等人员。

(二)卫生技术人员监督的概念

卫生技术人员监督是指卫生监督主体依据卫生法律、法规了解卫生技术人员活动的情况,发现存在的问题,并对违法行为进行处罚的行政执法活动。

(三)卫生技术人员监督的法律依据

针对不同的卫生技术人员类型,我国出台了相应的卫生监督法律依据,如针对医师的《中华人民共和国执业医师法》、《乡村医生从业管理条例》,针对护士的《护士条例》,针对药剂师的《执业药师资格制度暂行规定》,针对其他卫生技术人员的《医疗机构从业人员行为规范》等。

二、卫生技术人员执业资格监督

(一)卫生技术人员执业资格的概念和程序

卫生技术人员执业资格是指成为卫生技术人员所应该具有的学识、技术和能力的基本要求。

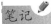
笔记

一般来说,卫生技术人员执业资格的获得从考试或考核开始,到卫生和计划生育行政部门或者其他行政机关注册或登记后结束。

(二)执业医师资格监督

取得执业医师资格必须通过考试。医师资格考试分为临床医师、中医(包括中医、民族医、中西医结合)师、口腔医师、公共卫生医师四个类别,报考人员需要按照本人取得学历的医学专业和与之相一致的试用期考核合格证明报考相应类别的执业医师或执业助理医师资格。

医师资格考试分为医学综合笔试和实践技能考试。实践技能考试由省级医师资格考试领导小组负责,考试合格的,发给由主考签发的实践技能考试合格证明。实践技能考试合格者方能参加医学综合笔试。医学综合笔试考试成绩合格的,授予执业医师资格或执业助理医师资格,颁发国家卫生和计划生育委员会统一印制的《医师资格证书》。

(三)护士执业资格监督

取得护士执业资格也必须通过考试。

护士执业资格考试包括专业知识和实践能力两个科目。一次考试通过两个科目为考试成绩合格,取得护士执业资格。

(四)执业药师资格考试

取得执业药师资格同样必须通过考试。

执业药师资格考试科目分为药学(中药学)专业知识(一)、药学(中药学)专业知识(二)、药事管理与法规、综合知识与技能四个科目。参加执业药师资格考试合格的,由省级人事部门颁发人力资源和社会保障部统一印制、人力资源和社会保障部与国家食品药品监督管理总局用印的《执业药师资格证书》。

三、卫生技术人员执业注册监督

(一)医师执业注册监督

凡取得执业医师资格或者执业助理医师资格的,均可向所在地县级以上卫生和计划生育行政部门申请医师执业注册。注册主管部门应当对申请人提交的申请材料进行审核,只要申请者没有《中华人民共和国执业医师法》规定不予注册的情形的,都应当给予注册。

医师执业注册的主要事项为:

(1)执业类别,指临床、中医(包括中医、民族医和中西医结合)、口腔、公共卫生。医师进行执业注册的类别必须以取得医师资格的类别为依据。

(2)执业范围,是医师可以依法从事医疗活动的领域,即特定的一级诊疗科目或二级诊疗科目。在计划生育技术服务机构中执业的临床医师,其执业范围为计划生育技术服务专业。取得全科医学专业技术职务任职资格者,方可申请注册全科医学专业作为执业范围。

(3)执业地点,是医师执业的医疗、预防、保健机构及其登记注册的地址。

法律对注销注册、重新注册和变更注册的情形和程序也作了相应规定。

(二)乡村医生执业注册监督

《乡村医生从业管理条例》公布前的乡村医生,取得县级以上卫生行政部门颁发的《乡村医生执业证书》,并符合下列条件之一的,应当向县级卫生行政部门申请执业注册:

(1)已经取得中等以上医学专业学历的;

(2)在村医疗卫生机构连续工作20年以上的;

(3)按照省级卫生行政部门制定的培训规划,接受培训取得合格证书的。

县级卫生行政部门应当自受理申请之日起15日内完成审核工作,对符合规定条件的,准予执业注册,发给《乡村医生执业证书》;对不符合规定条件的,不予注册,并书面说明理由。

《乡村医生从业管理条例》公布之日起进入村医疗卫生机构从事预防、保健和医疗服务的人员,应当具备执业医师资格或者执业助理医师资格。不具备规定条件的地区,根据实际需要,可以允许具有中等医学专业学历的人员,或者经培训达到中等医学专业水平的其他人员申请执业注册,进入村医疗卫生机构执业。具体办法由省、自治区、直辖市人民政府制定。

(三)护士执业注册监督

申请护士执业注册的,应当向拟执业地省级卫生和计划生育行政部门提出申请。收到申请的卫生和计划生育行政部门应当自收到申请之日起20个工作日内作出决定,对具备本条例规定条件的,准予注册,并发给护士执业证书;对不具备本条例规定条件的,不予注册,并书面说明理由。

护士执业注册有效期为5年。有效期届满需要继续执业的,应当在护士执业注册有效期届满前30日向执业地省级卫生和计划生育行政部门申请延续注册。收到申请的卫生和计划生育行政部门对符合法定条件的,准予延续,延续执业注册有效期为5年。

(四)药师执业注册监督

省级食品药品监督管理部门为药师执业注册机构。执业药师按照执业类别、执业范围、执业地区注册,执业类别分为药学、中药学,执业范围分为药品生产、药品经营、药品使用,执业地区是省、自治区或者直辖市。

执业药师注册有效期为3年,有效期满前3个月,持证者须到注册机构办理再次注册手续。

四、专项卫生技术服务资格监督

(一)母婴保健技术服务资格监督

从事婚前医学检查、遗传病诊断、产前诊断、施行结扎手术和终止妊娠手术以及家庭接生技术服务的人员,必须符合有关规定,经考核合格,取得《母婴保健技术考核合格证书》或《家庭接生员技术合格证书》。

(二)放射诊疗技术服务资格监督

从事放射诊疗工作的人员必须具备法定条件,经健康检查与放射防护专业知识和相

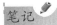

关法规知识培训合格,持有《放射工作人员证》。

(三)抗菌药物临床应用资格监督

二级以上医院应当定期对医师和药师进行抗菌药物临床应用知识和规范化管理的培训。医师经本机构培训并考核合格后,方可获得相应的处方权。

其他医疗机构依法享有处方权的医师、乡村医生和从事处方调剂工作的药师,由县级以上卫生和计划生育行政部门组织相关培训、考核。经考核合格的,授予相应的抗菌药物处方权或者抗菌药物调剂资格。

(四)医疗美容技术服务资格监督

负责实施医疗美容项目的主诊医师和从事医疗美容护理工作的人员必须分别符合法定条件。未取得主诊医师资格的执业医师,只能在主诊医师的指导下从事医疗美容临床技术服务工作。省级卫生和计划生育行政部门可以委托中介组织对主诊医师资格进行认定。未经卫生和计划生育行政部门核定并办理执业注册手续的人员不得从事医疗美容诊疗服务。

五、执业医师考核和培训监督

(一)执业医师考核监督

执业医师考核是按照医师执业标准对医师的业务水平、工作成绩和职业道德进行的考核。县级以上卫生和计划生育行政部门委托的医疗、预防、保健机构或者医疗机构评审委员会、医师协会或者其他医学专业组织负责对执业医师进行考核。

执业医师考核实行定期考核,平时考核是定期考核的依据。考核内容包括:①业务水平,即医师从事本职工作所具备的知识和技能;②工作成绩,即医师完成工作的数量和质量;③职业道德,即医师遵守医德规范的情况。

考核机构应当将考核结果报告准予医师注册的卫生和计划生育行政部门备案。对考核不合格的执业医师,县级以上卫生和计划生育行政部门可以责令其暂停执业活动3个月至6个月,并接受培训和继续医学教育。暂停执业活动期满,再次进行考核,对再次考核合格的,允许其继续执业;对再次考核仍不合格的,由县级以上卫生和计划生育行政部门注销注册,收回医师执业证书。

(二)执业医师培训监督

执业医师培训是以提高医师的业务水平和素质为目的的各种教育和训练活动。培训对象是正在从事医学专业技术工作的各类医务人员,包括执业医师、执业助理医师以及其他医务人员。

县级以上卫生和计划生育行政部门应当制订医师培训计划,对医师进行多种形式的培训,为医师接受继续医学教育提供条件;采取有力措施,对在农村和少数民族地区从事医疗、预防、保健业务的医务人员实施培训。医疗、预防、保健机构应当按照规定和计划保证本机构医师的培训和继续医学教育;县级以上卫生和计划生育行政部门委托的承担医师考核任务的医疗卫生机构,应当为医师的培训和接受继续医学教育提供和创造条件。

六、卫生技术人员从业行为监督

(一)卫生技术人员从业范围监督

1. 医生从业范围监督

(1)医师执业范围监督。执业医师应当依据注册的执业范围从事执业活动。执业助理医师应当在执业医师的指导下,在医疗、预防、保健机构中按照其执业类别执业;在乡、民族乡、镇的医疗、预防、保健机构中工作的执业助理医师,可以根据医疗诊治的情况和需要,独立从事一般的执业活动。

执业医师和执业助理医师超出执业范围或违反法律规定擅自独立从事的医疗活动属于非法行医。

(2)其他类别医生从业范围监督。乡村医生只能提供一般医疗服务,进行一般医学处置,且使用的药物必须在各省、直辖市、自治区制定的乡村医生基本用药目录之内。对超出一般医疗服务范围的患者需及时转诊。

全科医生可从事社区预防保健以及一般常见病、多发病的临床诊疗,不得从事专科手术、助产、介入治疗等风险较高、不适宜在社区卫生服务机构开展的专科诊疗,不得跨类别从事口腔科诊疗。

(3)不属于超范围执业的情形。对患者实施紧急医疗救护不受执业范围的限制。根据首诊负责制的要求,接诊医生必须提供力所能及的急救服务。

临床医师进行规范化培训需要临床转科的,可以按照取得的医师资格类别,根据培训计划在培训基地不同科室及基层医疗卫生机构轮转,其执业地点和执业范围不受限制。

经医疗、预防、保健机构批准的卫生支农、会诊、进修、学术交流、承担政府交办的任务和卫生和计划生育行政部门批准的义诊等,不受执业范围的限制。

2. 护士执业范围监督

护士的工作内容从属于医生的诊疗行为,不得从事只能由执业医师做出的执业行为。

护工只能从事生活护理工作。

(二)卫生技术人员执业地点监督

卫生技术人员应当在其注册的执业地点,即卫生技术人员执业的医疗、预防、保健机构及其登记注册的地址执业。

在下列情形下,医生有权在执业地点之外行医:执业医师外出会诊;社区卫生技术人员家庭诊疗服务;住院医师和全科医生规范化培训;义诊、进修、学术交流、支农等活动。

(三)卫生技术人员执业行为监督

1. 医师执业行为监督

医师必须规范行医,严格遵循临床诊疗技术规范,使用适宜诊疗技术和药物,因病施治,合理医疗,不得隐瞒、误导或夸大病情,不过度医疗。在实施胎儿性别鉴定、产前诊断、终止妊娠、气功治疗等特殊医疗行为时,医师的行为还需符合某些特别要求。

笔记

2. 护士执业行为监督

护士应当遵守有关卫生法律、法规的要求，正确执行临床护理实践和护理技术规范，全面履行医学照顾、病情观察、协助诊疗、心理支持、健康教育和康复指导等护理职责，为患者提供安全优质的护理服务。

3. 药师执业行为监督

执业药师负责处方审核、评估、核对、发药以及安全用药指导等药品调剂工作，仅具有药士职称的人员只能从事处方调配工作。

药师执业行为规则的基本内容为：①执业药师必须严格执行有关药品研究、生产、经营、使用的各项法规及政策；②执业药师在执业范围内负责对药品质量的监督和管理，参与制定、实施药品全面质量管理及对本单位违反规定的处理；③执业药师负责处方的审核及监督调配，提供用药咨询与信息，指导合理用药，开展治疗药物的检测及药品疗效的评价等临床药学工作。

4. 医技人员诊疗行为监督

医技人员有权出具非诊断性临床检验报告。临床检验报告应当使用中文或者国际通用的、规范的缩写。临床检验报告应当包括以下内容：①实验室名称、患者姓名、性别、年龄、住院病历或者门诊病历号；②检验项目、检验结果和单位、参考范围、异常结果提示；③操作者姓名、审核者姓名、标本接收时间、报告时间；④其他需要报告的内容。

5. 特定义务履行行为的监督

卫生技术人员应当依法履行急救义务。执业医师对急危患者应当采取紧急措施进行诊治；不得拒绝急救处置。护士在执业活动中，发现患者病情危急，应当立即通知医师；在紧急情况下为抢救垂危患者生命，应当先行实施必要的紧急救护。

卫生技术人员不得利用职务之便索取、非法收受患者财物或者牟取其他不正当利益。遇有自然灾害、传染病流行、突发重大伤亡事故及其他严重威胁人民生命健康的紧急情况时应服从政府调遣。发现传染病疫情、职业病患者、药品不良反应等情况时应及时依法报告。

导入案例评析

1. 案中至少存在下列违法行为：

（1）某医院使用未取得处方权的医师开具处方和伪造病历。本案中，某医院内科医师马某某是当地另一家医院的医师，并未注册在该医院，但是在该医院坐诊并开具处方，同时，医院外科病房医师熊某在该医院尚未取得处方权，于是医院有关负责人授意熊某在书写患者病历时签署杨某某的名字，而杨某某虽是注册在该医院的外科执业医生，但因病一直在家休养，并没有真正给病人看病并书写病历。《处方管理办法》第八条第一款规定：经注册的执业医师在执业地点取得相应的处方权。第四十七条规定：未取得处方权的人员及被取消处方权的医师不得开具处方。《中华人民共和国执业医师法》第二十三条第一款规定：医师实施医疗、预防、保健措施，签署有关医学证明文件，必须亲自诊查、调查，并按照规定及时填写医学文书，不得隐匿、伪造或者销毁医学文书及有关资料。《医疗事故处理条例》第九条规定：严禁涂

笔记

改、伪造、隐匿、销毁或者抢夺病历资料。因此,医师经注册取得执业证书之后,只能在注册的执业地点、类别和范围开展诊疗活动。本案中,马某某虽然为其他医院的执业医师,但是在未变更之前并未取得某医院的处方权。此外,本案中医院负责人和科室负责人授意尚未取得处方权的医师熊某冒签杨某某名字,下达医嘱的医师杨某某并未对这些患者做过任何检查、诊断、治疗,属于伪造病历资料。

(2)马某某未取得处方权开具处方。如上所述,本案中,某医院内科医师马某某是当地另一家医院的医师,并未注册在该医院,但是在该医院坐诊并开具处方。《处方管理办法》第八条第一款规定:经注册的执业医师在执业地点取得相应的处方权。《处方管理办法》第四十七条规定:未取得处方权的人员及被取消处方权的医师不得开具处方。马某某在某医院坐诊并开具处方无疑属于违法行为。

(3)熊某伪造病历资料。如上所述,本案中,外科医师熊某在某医院尚未取得处方权,医院负责人张某和外科主任李某授意熊某在书写患者病历时签署杨某某的名字,杨某某并未对这些患者做过任何检查、诊断、治疗。《医疗事故处理条例》第九条规定:严禁涂改、伪造、隐匿、销毁或者抢夺病历资料。《中华人民共和国执业医师法》第二十三条第一款也规定:医师实施医疗、预防、保健措施,签署有关医学证明文件,必须亲自诊查、调查,并按照规定及时填写医学文书,不得隐匿、伪造或者销毁医学文书及有关资料。因此,虽然仅仅是冒签医师姓名,病历内容并未更改,但是在严格意义上也属于伪造病历资料,因而属于违法行为。此外,如果被冒签的杨某某明知医院负责人和科室负责人授意熊某在住院病历上签其名字却表示同意,也属于伪造病历资料的违法行为。

2. 某区卫生局的行政处罚基本正确。

如上所述,本案至少存在3个违法行为:某医院使用未取得处方权的医师开具处方和伪造病历;医师马某某在某医院未取得处方权开具处方;医师熊某伪造病历资料。对于某医院使用未取得处方权的医师开具处方和伪造病历的违法行为,《处方管理办法》第五十四条第一项规定:医疗机构使用未取得处方权的人员、被取消处方权的医师开具处方的,由县级以上卫生行政部门按照《医疗机构管理条例》第四十八条的规定,责令限期改正,并可处以5000元以下的罚款;情节严重的,吊销其《医疗机构执业许可证》。《医疗事故处理条例》第五十八条第二项规定:医疗机构或者其他有关机构违反本条例的规定,涂改、伪造、隐匿、销毁病历资料的,由卫生行政部门责令改正,给予警告;对负有责任的主管人员和其他直接责任人员依法给予行政处分或者纪律处分;情节严重的,由原发证部门吊销其执业证书或者资格证书。对于医师马某某未取得处方权开具处方的违法行为,《处方管理办法》第五十七条第一项规定:医师未取得处方权或者被取消处方权后开具药品处方的,按照《中华人民共和国执业医师法》第三十七条的规定,由县级以上卫生行政部门给予警告或者责令暂停六个月以上一年以下执业活动;情节严重的,吊销其执业证书。对于医师熊某伪造病历资料的行为,《中华人民共和国执业医师法》第三十七条第五项规定:医师在执业活动中,违反本法规定,隐匿、伪造或者擅自销毁医学文书及有关资料的,由县

笔记

级以上卫生行政部门给予警告或者责令暂停六个月以上一年以下执业活动;情节严重的,吊销其执业证书;构成犯罪的,依法追究刑事责任。《医疗事故处理条例》第五十八条第二项规定:医疗机构或者其他有关机构违反本条例的规定,涂改、伪造、隐匿、销毁病历资料的,由卫生行政部门责令改正,给予警告;对负有责任的主管人员和其他直接责任人员依法给予行政处分或者纪律处分;情节严重的,由原发证部门吊销其执业证书或者资格证书。根据本案事实,可以说某区卫生局调查取证、事实认定和法律适用均基本符合法律要求,因此行政处罚基本符合要求。但是需要指出的是,对于医师熊某伪造病历资料的行为,依据《医疗事故处理条例》第五十八条第二项的规定,除了行政处罚以外,还应当"对负有责任的主管人员和其他直接责任人员依法给予行政处分或者纪律处分"。如果本案中作出行政处罚的某区卫生局并无此权限,也应交由有权部门或者责令医疗机构作出行政处分或纪律处分。此外,如前所述,虽然本案中被冒签的杨某某因病于2013年8月至某区卫生局调查处理时一直在家休养,但仍有可能对医院负责人和科室负责人授意熊某在住院病历上冒签其名字是知情的甚至表示同意。对此,某区卫生局也应该进行调查,若杨某某知情甚至表示同意,那就应该依据《中华人民共和国执业医师法》第三十七条第五项的规定对杨某某作出相应的行政处罚。

　　本案需要特别说明的是,医师异地行医曾经是卫生行政处罚中的难点。虽然《中华人民共和国执业医师法》明确规定了医师经注册取得执业证书之后,只能在注册的执业地点、类别和范围开展诊疗活动,但是由于《中华人民共和国执业医师法》没有规定对应的行政处罚条款,对于类似违法行为即使卫生行政部门查实也往往只能不了了之。直到《处方管理办法》出台,规定医师在执业地点方能取得处方权,并对没有处方权却开具处方的违法行为法律责任做了明确的规定,才为卫生监督执法提供了行政处罚的明确依据。此外,依据有关规定,病历是医务人员在医疗活动过程中形成的文字、符号、图表、影像、切片等资料的总和,是医务人员对病人的问诊、查体、辅助检查、诊断、治疗、护理等医疗活动的文字记录。本案中,尽管仅仅是熊某冒签杨某某名字,而病历内容看似并未更改,但是由于下达医嘱的医师杨某某并未对患者做过任何检查、诊断、治疗,因此可以认定这些病历资料仍然是虚假的,熊某冒签杨某某名字的行为属于伪造病历资料,而且熊某的行为得到医院及其科室负责人的授意,是某医院和熊某的共同违法行为。

法条链接

一、《中华人民共和国执业医师法》

　　第二十三条　医师实施医疗、预防、保健措施,签署有关医学证明文件,必须亲自诊查、调查,并按照规定及时填写医学文书,不得隐匿、伪造或者销毁医学文书及有关资料。

　　医师不得出具与自己执业范围无关或者与执业类别不相符的医学证明文件。

　　第三十七条　医师在执业活动中,违反本法规定,有下列行为之一的,由县级以上人民政府卫生行政部门给予警告或者责令暂停六个月以上一年以下执业活动;情节严重的,吊销其执业证书;构成犯罪的,依法追究刑事责任:

（一）违反卫生行政规章制度或者技术操作规范,造成严重后果的;

（二）由于不负责任延误急危患者的抢救和诊治,造成严重后果的;

（三）造成医疗责任事故的;

（四）未经亲自诊查、调查,签署诊断、治疗、流行病学等证明文件或者有关出生、死亡等证明文件的;

（五）隐匿、伪造或者擅自销毁医学文书及有关资料的;

（六）使用未经批准使用的药品、消毒药剂和医疗器械的;

（七）不按照规定使用麻醉药品、医疗用毒性药品、精神药品和放射性药品的;

（八）未经患者或者其家属同意,对患者进行实验性临床医疗的;

（九）泄露患者隐私,造成严重后果的;

（十）利用职务之便,索取、非法收受患者财物或者牟取其他不正当利益的;

（十一）发生自然灾害、传染病流行、突发重大伤亡事故以及其他严重威胁人民生命健康的紧急情况时,不服从卫生行政部门调遣的;

（十二）发生医疗事故或者发现传染病疫情,患者涉嫌伤害事件或者非正常死亡,不按照规定报告的。

二、《医疗事故处理条例》

第九条　严禁涂改、伪造、隐匿、销毁或者抢夺病历资料。

第五十八条　医疗机构或者其他有关机构违反本条例的规定,有下列情形之一的,由卫生行政部门责令改正,给予警告;对负有责任的主管人员和其他直接责任人员依法给予行政处分或者纪律处分;情节严重的,由原发证部门吊销其执业证书或者资格证书:

（一）承担尸检任务的机构没有正当理由,拒绝进行尸检的;

（二）涂改、伪造、隐匿、销毁病历资料的。

三、《处方管理办法》

第八条　经注册的执业医师在执业地点取得相应的处方权。

经注册的执业助理医师在医疗机构开具的处方,应当经所在执业地点执业医师签名或加盖专用签章后方有效。

第四十七条　未取得处方权的人员及被取消处方权的医师不得开具处方。未取得麻醉药品和第一类精神药品处方资格的医师不得开具麻醉药品和第一类精神药品处方。

第五十四条　医疗机构有下列情形之一的,由县级以上卫生行政部门按照《医疗机构管理条例》第四十八条的规定,责令限期改正,并可处以 5000 元以下的罚款;情节严重的,吊销其《医疗机构执业许可证》:

（一）使用未取得处方权的人员、被取消处方权的医师开具处方的;

（二）使用未取得麻醉药品和第一类精神药品处方资格的医师开具麻醉药品和第一类精神药品处方的;

笔记

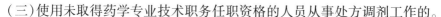
（三）使用未取得药学专业技术职务任职资格的人员从事处方调剂工作的。

第五十七条　医师出现下列情形之一的,按照《执业医师法》第三十七条的规定,由县级以上卫生行政部门给予警告或者责令暂停六个月以上一年以下执业活动;情节严重的,吊销其执业证书:

（一）未取得处方权或者被取消处方权后开具药品处方的;

（二）未按照本办法规定开具药品处方的;

（三）违反本办法其他规定的。

四、《医疗机构管理条例》

第四十八条　违反本条例第二十八条规定,使用非卫生技术人员从事医疗卫生技术工作的,由县级以上人民政府卫生行政部门责令其限期改正,并可以处以5000元以下的罚款;情节严重的,吊销其《医疗机构执业许可证》。

实训与指导

实训项目名称　虚假诊疗卫生监督及其相关法律问题实训

一、实训目标

1. 检验对卫生技术人员监督的法律依据、卫生技术人员执业注册监督、卫生技术人员从业行为监督等本章知识的理解和掌握程度。

2. 训练查找资料尤其是检索法律实训涉及的有关法律法规并进行分析归纳的能力。

3. 培养应用卫生技术人员监督基本知识和有关法律规定分析案例和解决实际问题的能力。

二、实训内容与形式

要求根据以下材料进行法律实训。

实训材料　杭州非公医院黑幕

2004年以后,杭州市的非公医院雨后春笋般地涌现出来。据有关部门介绍,杭州市这些非公医院都是伴随着雪片般的广告和投诉长大的,一面大打惠民旗号,一面变着法子从患者口袋里捞钱。

一、"你的病后果严重"

伴随着铺天盖地的广告,杭州又一家非公医院——××医院热热闹闹地开张了。自2004年上半年开张以后,有的患者却苦恼不断。2005年11月,根据患者的投诉,记者委托小珍暗访了该医院。

小珍以腹部不适为由前往该院妇科就诊。在交了11元的挂号费（此费用高于公立医院)后,该院妇科副主任医师沈××开始询问病情。当小珍告诉她怀疑自己患有妇科疾病后,医生给小珍开出了几乎涵盖该院妇科的所有检查项目,其中居然包括癌症病变检查,粗略计算,这套检查费用共计 500 多元。

检查结果出来后,该医生表情严肃地说,小珍的病情比较严重,患有宫颈管炎、宫颈肥大、宫颈糜烂、宫颈囊肿糜烂,同时盆腔有大量积液,如不及时治疗会影响到以后的生育。这一消息对小珍的"打击"非同小可,小珍事后告诉记者:"暗访前我没觉得自己有什么不舒服,医生拿着那些花花绿绿的检查单子告诉我这个结果后,我着实吓了一跳。"

沈医生见小珍神色惊慌,立即表示:你的各项炎症我基本上可以一个疗程(7 天)把你医好,但至于盆腔积液我不能保证,要根据你本人对微波的吸收情况来定,如果一个疗程不行那就再治疗一个疗程,情况应该会好转。

医生随即又开出了治疗单子,记者看到,治疗项目包括打点滴、清洗全套、微波治疗等,其内容也几乎涵盖了该院全套的妇科治疗项目。小珍问医生能否精简治疗项目,减少开支,医生表示不能。

经计算,治疗项目中仅微波治疗一项,每天的治疗费用就高达 560 元,而且还是"优惠"了 20% 的,如果照此计算,治疗一个疗程则至少需要花去 7000 元的费用。

诊断结束后,小珍提出取回病历卡,医生却表示要先放在她这里,等治疗结束复查无碍后才能取回。令人不解的是,医院强扣病历是否有强迫患者接受治疗之嫌呢?

同时,记者还发现,医生给其他几位比小珍早来就诊的女性开出的检查项目以及治疗方案竟如出一辙,即先是全套检查,再是全套治疗。

为了验证病情,第二天,小珍前往浙江省妇女保健院专家门诊复查。在花去了不到百元的检查费用后,有着几十年妇科疾病治疗经验的专家林医师在病历卡的最后一行醒目地写下:显著轻微,不必治疗。同时为了对自己的诊断负责,她在病历上签了名。

当得知小珍原先在××医院治疗后,她说,最近像小珍这样先去××医院治疗,因承担不起高额的费用再来妇保院复诊,最后却查出没事的人很多。对于病情显著轻微的患者,用上所谓的高科技微波等治疗手法,是否会对患者的健康造成负面影响,这还要打上个问号。

针对暗访情况,记者来到××医院行政办公室,要求采访分管医务的有关负责人,但被医院拒绝。

二、包治百病天花乱坠的不实广告

"家门口的上海专家医院",非公医院的诸如此类医疗广告每天都充斥于各种媒介。杭州大部分非公医院动辄就以专家医院相称,高明医术、先进设备的种种表述让有病乱投医的人不得不信。

记者调查后发现,非公医院的大量医疗广告存在不实和违反广告法的情况,这些天花乱坠的医疗广告一方面给坐诊医师脸上贴金,另一面不遗余力地误导和欺骗老百姓。

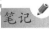

给小珍看病的沈××医师在该院的广告中和自己的名片上是这样介绍的:副主任医师,在三甲医院工作十五年,对滴虫性阴道炎……盆腔炎等生殖道炎症、不孕症、外阴白斑等有较深研究。能利用新技术、新药物、新设备开展工作。有较高的治愈率,曾在省级、国家级医学书刊上发表论文数十篇。

为了核实情况,记者拨通了沈××此前就职的医院——沈阳市××区妇婴保健院的电话,该院人事科一位姓杨的负责人告诉记者:"沈××在1989年7月大学本科毕业后一直就职于我们医院,七八年前因收受红包,以休长假的形式离开医院,但因为一直找不到接收单位,人事关系一直留在医院里,截至离开单位,她的职称一直是主治医师。"这位负责人还透露,该院截至目前还是二甲医院。

如果这位姓杨的负责人介绍属实,那么××医院的医疗广告则将沈××的职称抬高了一级,而且把沈××原供职医院改成了三甲医院,同时,根据卫生部门的有关规定,主治医师不能称为专家。记者还通过卫生部的门户网站、辽宁省和浙江省卫生信息网对沈××的执业医师注册情况进行查询,结果却是没有关于沈××的任何记录。(来源:法制日报)

要求:

1.分析与小珍就医经历有关的医疗机构、医务人员、卫生监督主体、患者等各方主体的法律权利和法律义务。

2.分析被曝光的医疗机构及其医务人员是否应当承担相应的法律责任。

3.为小珍等受害的患者提供保护自身合法权益的法律建议。

三、实训要领

1.了解案情涉及的社会背景和基本事实。

2.学习和掌握实训涉及的本章主要知识。

3.检索并找出实训涉及的主要法律法规及其具体规定。

4.查找文献资料,必要时进行调查研究,根据有关法律原理和法律制度,研究本案相关主体的法律权利、法律义务、法律责任以及患者保护自身合法权益的法律建议。

四、成果要求和评分

1.分组或独立完成。如果以分组形式完成,应当对实训过程实行任务分解,即分别以1名同学为主分段承担资料查找、分析研究和归纳总结、撰写书面报告等工作。研究过程应当在充分发挥所有成员同学主动性、积极性的基础上实现同学间的互助、交流和协作。

2.提交书面报告。要求:(1)列出作为实训依据的主要法律法规的规定;(2)分析部分的字数1000字左右,观点明确、说理清楚,既要讲清楚作为理由和依据的基本知识和法律规定,更要针对案情事实对有关问题进行分析研究并得出明确的结论。

3.分组完成的实训报告由组长根据小组成员在参与资料查找、小组讨论、报告撰写等过程中的贡献度进行初步评分,最后由老师根据评分规则打分。独立完成的实训报告由老师根据评分规则打分。

笔记

附件:书面作业

实训报告

一、案情

_____

_____

_____

_____

_____

_____

_____

二、法律规定

_____

_____

_____

_____

_____

_____

_____

三、分析和研究

1.分析与小珍就医经历有关的医疗机构、医务人员、卫生监督主体、患者等各方主体的法律权利和法律义务。

_____

_____

_____

_____

_____

_____

_____

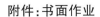

2. 被曝光的医疗机构及其医务人员是否应当承担相应的法律责任？

_____

_____

_____

_____

_____

_____

_____

3. 为小珍等受害的患者提供保护自身合法权益的法律建议。

_____

_____

_____

_____

_____

_____

_____

（余庆君）

笔记

第十二章

传染病防治监督

通过本章案例分析与实训练习：

巩固　传染病防治监督的法律依据、范围和职责，《传染病防治法》的主要内容，艾滋病防治的监督。

培养　运用传染病防治监督的法律依据、传染病防治监督的职责、《传染病防治法》的主要内容等本章知识分析案例和解决实际问题的能力。

扩展　熟悉传染病防治监督工作规范，运用相关法律知识和法律制度分析认识传染病防治监督领域的现象和问题。

导入案例

案例

北安艾滋病事件

2005 年 12 月 26 日，中央电视台《东方时空》栏目播出"北安艾滋病事件"节目，以下为节目摘录：

2004 年 9 月，在黑龙江的北安××农场发现了 19 名艾滋病病毒感染者。12 月 10 日，记者在北安××农场见到小李的时候，他刚刚从外地赶来，现在在这儿他已经没有家了。而一年多以前，这个餐馆就曾经是他和妻子杨丽华开设的水果店，现在水果店已经变成餐厅，换了主人，而他的妻子也永远地离开了他，而让他无法接受的是，妻子死得很冤。

妻子宫外孕紧急输血感染艾滋病

小李：2002 年 6 月 8 日那天，妻子说肚子疼，我们就去了职工医院。到了之后医生告诉我说，你爱人得了宫外孕，得输血，你赶紧找血源吧，找直系亲属。我说直系亲属那找她爹呗，完了就有人说找血鬼。

当地把经常卖血的人叫作血鬼。

小李：说找孙老四吧，孙老四 A 型血。

就在找孙老四的路上，小李先找了妻子的父亲和一个同学，希望他们能给妻子输血。就在他们两人已经做完检验可以给妻子输血的时候，一个医院的熟人把小李拉到了一边。

小李：……你看你岳父岁数也大了，还有老年病，这抽完了他再有啥事，你就花

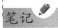
笔记

163

点钱走"干道"吧,反正这血鬼也来了。

小李听从了这个熟人的话,花600元钱买了孙老四400mL的血液。谁也没想到就是这血液埋下了祸根,从这次病后,妻子就经常感冒,而且身体越来越消瘦,2004年5月,妻子瘦成皮包骨头,但是几次去北安××农场职工医院做常规检查结果都是正常。

小李:医生说你家吃得不好,你营养不良,你得多吃蔬菜水果。

到了6月,妻子的嘴里长了白膜。8月,妻子出现了腹泻、发烧、呕吐,病倒在床上。9月4日,小李领着妻子来到了哈尔滨医科大学附属第一医院皮肤科门诊,大夫建议做了艾滋病病毒检测。

小李:做的快速法15分钟就出来结果了,就是阳性,当时我俩就都傻了。

大夫马上给黑龙江省疾病预防控制中心打电话,经过两次检验,确认妻子杨丽华得了艾滋病。

也许是经受不了这样巨大的打击,小李妻子回到家后身体每况愈下,9月27日被送到了哈尔滨农垦医院,10月1日就永远地闭上了眼睛。小李也离开了北安××农场,孩子送到了外地。其实就在小李的妻子发现得艾滋病之前,离北安××农场不远的一个镇上已经有一个妇女小赵在沈阳被查出了艾滋病,只是她无法相信这个结果,一直不肯正视这个现实。

小赵:那时候我也不认为是这病,我不相信这病。我以为只是生活不检点的人才会得的,只是性传播的,我也不出去,我对象他也不是那样的人,我怎么会得这个病呢?

小赵先后在沈阳、北京、哈尔滨按白血病、肺结核治了一圈之后,9月,农场里传出了杨丽华因为输血得了艾滋病的消息,小赵才意识到,她的病是真的。因为在1997年5月,她曾在北安××农场职工医院因为误诊为宫外孕而输过孙老四妻子的血。而更让她没有想到的是,丈夫也被她传染上了艾滋病。

小赵的丈夫:打击太大了,还不如让车撞死得了。

共19人通过输血感染艾滋病

小李的妻子在黑龙江省疾病预防控制中心被确诊得了艾滋病之后,检查人员让小李回北安××农场之后,打听一下周围是否有类似的状况。

小李:我走访了我所知道的曾经输过孙老四血的,其中的几个人,基本上和我爱人相差无几。

小李随后给黑龙江省疾病预防控制中心打了电话,说明情况,省疾病预防控制中心要求黑河市和北安市疾病预防控制中心协助调查,结果在采集的五份血样中有四份艾滋病病毒检测呈阳性。

黑龙江省疾病预防控制中心病毒所所长王开利:听到这个结果呢当时我们非常震惊,所以我们把这个结果及时报给我们中心主任,我们主任马上报告给省卫生厅,省卫生厅在第二天就成立了医政、监督、疾控等专家调查组到北安调查去了。

调查组到达北安××农场之后,连夜调出这家医院的4000多份病历,初步确定了 53 个密切接触者,所有密切接触者都进行了艾滋病病毒检测。卫生部也派出了专家调查组对这一事件进行调查,结果一共查出了 19 名艾滋病病毒感染者。

黑龙江省卫生厅医政处处长杨松:直接输血感染是 15 个人,间接感染、二代感染 4 个人。

这 15 个直接感染者全部输过孙老四夫妇的血。由此断定,孙老四夫妇是这起艾滋病感染事件的源头,而孙老四的妻子在 2002 年就已经去世了,孙老四也在 2014 年 8 月事件被发现之前的一个月死在了异地的一个火车站。

《献血法》实施 6 年医院化验员不知

根据这些艾滋病病毒感染者当时就医的情况,的确大部分患者属于紧急用血,我国 1998 年 10 月 1 日颁布实施的《献血法》规定医疗单位在紧急用血时,必须确保采血安全。卫生部 1999 年 1 月 5 日公布实施的《医疗机构临床用血管理办法》以及《黑龙江省献血条例》都明确要求对献血者要做艾滋病病毒抗体检测,那么这家医院在事发之前是不是做了检测,都做了哪些检测呢?

北安××农场职工医院检验员王××:咱们没有大型仪器,只能做乙肝和甲肝病毒检测。

卫生部对这次艾滋病感染事件的调查中认定,北安××农场职工医院从 1999 年至 2004 年共自采血液 17 次,这家医院不仅没有艾滋病病毒抗体检测设备,而且三名化验员都没有受过采血培训。

北安××农场职工医院检验员王××:在 2004 年 7 月份之前,我没接触过任何《献血法》和《黑龙江省献血条例》。

到事发时,《献血法》和《医疗机构临床用血管理办法》已经实施快 6 年了,这家医院的化验员竟然不知道这些法律法规,而上级主管部门是不是对这家医院的血液使用情况做过检查呢?

北安××农场职工医院前院长李××:各级卫生行政部门经常来检查,但从没说过不允许我们采血。

卫生部的调查结果是,农垦北安卫生局作为北安××农场职工医院的行政主管部门,虽然每年对该院进行医疗质量等方面的检查,但没有进行过血液方面的专项检查,也不了解医院落实《献血法》等相关法律法规的情况。对医院遇到的应急用血困难和缺乏艾滋病病毒抗体检测设备等问题,长期未予解决,致使北安××农场职工医院非法采供血没有得到及时纠正和处理。而事实上,像北安××农场职工医院这样规模和处境的医院不止一家,它们也存在着应急私自采血的情况。

黑龙江省卫生厅医政处处长杨松:私自采血,我们在全省当时一共发现了五六家。但是非法私自采血感染艾滋病病毒的只有这一家,就是其他医院也存在这种私自采血的情况,但由于地处偏远、属于基层单位而无法详细了解情况。

记者从黑龙江省卫生厅了解到,对于北安××农场职工医院这样条件比较差的医院,可以采取简便的用试纸检测艾滋病病毒抗体的办法。

黑龙江省卫生厅医政处处长杨松:这种方法医院都可以用的吧,比较简单。

笔记

记者:成本高吗?

黑龙江省卫生厅医政处处长杨松:成本不太高。

这样的检测手段已经实行很多年了,但是直到事发后北安××农场职工医院才拿到了这样的试纸,现在北安市血站也在离北安××农场较近的通北镇设了储血点,虽然说亡羊补牢,但是,如果这些工作都能早些做好,如果相关部门的管理能够严谨一些,这个悲剧就远不是现在的结果。

问题:

1. 北安××农场职工医院的行为是否符合法律规定,为什么?

2. 有关卫生监督主体是否应当承担相应的法律责任,为什么?

主要知识点

一、传染病防治监督概述

(一)传染病防治监督的概念

传染病防治监督是卫生监督主体依据卫生法律、法规的规定,对自然人、法人和其他组织从事与传染病防治有关的事项实施许可,对遵守传染病防治法律规范的情况进行监督检查,并对其行为作出处理的行政执法活动。

传染病防治监督的特征主要有:①政府领导,社会各部门参与;②预防为主;③经常性、科学性和全面性;④分级管理;⑤内部监督与外部监督相结合。

(二)传染病防治监督的法律依据

《中华人民共和国传染病防治法》是传染病防治监督的基本法,该法规定了传染病预防、疫情报告和公布、疫情控制、监督管理和保障措施等传染病防治监督的主要法律制度。此外,我国还发布了一系列有关传染病预防与控制的卫生法规和规章,如《艾滋病防治条例》、《疫苗流通和预防接种管理条例》、《病原微生物实验室生物安全管理条例》、《突发公共卫生事件应急条例》、《医疗废物管理条例》、《消毒管理办法》等。

(三)传染病防治监督的范围

在中国境内的一切单位和个人,都是传染病防治监督的对象。

我国对传染病实行分类管理。根据《中华人民共和国传染病防治法》的规定和国务院卫生行政部门的决定,法定管理的传染病病种有38种,分为甲、乙、丙3类,其中甲类2种,乙类25种,丙类11种。同时,对乙类传染病中的传染性非典型肺炎、炭疽中的肺炭疽采取甲类传染病的预防、控制措施。

(四)传染病防治监督的主体及其职责

各级人民政府领导传染病防治工作。县级以上人民政府制定传染病防治规划并组织实施,建立健全传染病防治的疾病预防控制、医疗救治和监督管理体系。县级以上人民政府其他部门在各自的职责范围内负责传染病防治工作。

国务院卫生和计划生育行政部门主管全国传染病防治及其监督管理工作。省级以上人民政府卫生和计划生育行政部门负责组织对传染病防治重大事项的处理。县级以上地方人民政府卫生和计划生育行政部门负责本行政区域内的传染病防治及其监督管理工作。

二、《中华人民共和国传染病防治法》的主要内容

(一)传染病的预防

1. 加强传染病防治工作

县级以上人民政府制定传染病防治规划并组织实施,建立健全传染病防治的疾病预防控制、医疗救治和监督管理体系。各级人民政府农业、水利、林业行政部门按照职责分工负责指导和组织消除农田、湖区、河流、牧场、林区的鼠害与血吸虫危害,以及其他传播传染病的动物和病媒生物的危害。铁路、交通、民用航空行政部门负责组织消除交通工具以及相关场所的鼠害和蚊、蝇等病媒生物的危害。地方各级人民政府应当有计划地建设和改造公共卫生设施,改善饮用水卫生条件,对污水、污物、粪便进行无害化处置。

国家将传染病防治工作纳入国民经济和社会发展计划,县级以上地方人民政府将传染病防治工作纳入本行政区域的国民经济和社会发展计划。国务院卫生和计划生育行政部门会同国务院有关部门,根据传染病流行趋势,确定全国传染病预防、控制、救治、监测、预测、预警、监督检查等项目。中央财政对困难地区实施重大传染病防治项目给予补助。省、自治区、直辖市人民政府根据本行政区域内传染病流行趋势,在国务院卫生和计划生育行政部门确定的项目范围内,确定传染病预防、控制、监督等项目,并保障项目的实施经费。

国家加强基层传染病防治体系建设。地方各级人民政府应当保障城市社区、农村基层传染病预防工作的经费。国家对患有特定传染病的困难人群实行医疗救助,减免医疗费用。

2. 开展健康教育

各级人民政府组织开展群众性卫生活动,进行预防传染病的健康教育,倡导文明健康的生活方式,提高公众对传染病的防治意识和应对能力。新闻媒体应当无偿开展传染病防治和公共卫生教育的公益宣传。各级各类学校应当对学生进行健康知识和传染病预防知识的教育。医学院校应当加强预防医学教育和科学研究,对在校学生以及其他与传染病防治相关人员进行预防医学教育和培训,为传染病防治工作提供技术支持。疾病预防控制机构、医疗机构应当定期对其工作人员进行传染病防治知识、技能的培训。

3. 实行有计划的预防接种制度

国务院卫生和计划生育行政部门和省、自治区、直辖市人民政府卫生和计划生育行政部门,根据传染病预防、控制的需要,制定传染病预防接种规划并组织实施。用于预防接种的疫苗必须符合国家质量标准。国家对儿童实行预防接种证制度。国家免疫规划项目的预防接种实行免费。医疗机构、疾病预防控制机构与儿童的监护人应当相互配合,保证儿童及时接受预防接种。

4. 实行传染病监测和预警制度

国务院卫生和计划生育行政部门制定国家传染病监测规划和方案。省、自治区、直

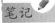

辖市人民政府卫生和计划生育行政部门根据国家传染病监测规划和方案,制订本行政区域的传染病监测计划和工作方案。各级疾病预防控制机构对传染病的发生、流行以及影响其发生、流行的因素,进行监测;对国外发生、国内尚未发生的传染病或者国内新发生的传染病,进行监测。

国务院卫生和计划生育行政部门和省、自治区、直辖市人民政府根据传染病发生、流行趋势的预测,及时发出传染病预警,根据情况予以公布。县级以上地方人民政府应当制定传染病预防、控制预案,报上一级人民政府备案。地方人民政府和疾病预防控制机构接到国务院卫生和计划生育行政部门或者省、自治区、直辖市人民政府发出的传染病预警后,应当按照传染病预防、控制预案,采取相应的预防、控制措施。

5.加强对传染源的管理

国家建立传染病菌种、毒种库。医疗机构必须严格防止传染病的医源性感染和医院感染。疾病预防控制机构、医疗机构等对传染病病原体样本实行严格监督管理,严防实验室感染和病原微生物的扩散。使用血液和血液制品,必须遵守规定,防止经血液传播疾病的发生。采供血机构、生物制品生产单位必须保证血液、血液制品的质量。禁止非法采集血液或者组织他人出卖血液。对被传染病病原体污染的污染物进行严格消毒处理。自然疫源地计划兴建水利、交通等项目的,应当采取必要的传染病预防、控制措施。用于传染病防治的消毒产品、饮用水等产品,应当符合国家卫生标准和卫生规范。

(二)传染病疫情报告、通报和公布

1.疫情的报告

任何单位和个人发现传染病患者或者疑似传染病患者时,应当及时向附近的疾病预防控制机构或者医疗机构报告。疾病预防控制机构、医疗机构和采供血机构及其执行职务的人员应当按照国务院或者国家卫生和计划生育委员会规定的内容、程序、方式和时限报告。负有传染病疫情报告职责的人民政府有关部门、疾病预防控制机构、医疗机构、采供血机构及其工作人员,不得隐瞒、谎报、缓报传染病疫情。

疾病预防控制机构应当主动收集、分析、调查、核实传染病疫情信息。接到甲类、乙类传染病疫情报告或者发现传染病暴发、流行时,应当立即报告当地卫生和计划生育行政部门,由当地卫生和计划生育行政部门立即报告当地人民政府,同时报告上级卫生和计划生育行政部门和国务院卫生和计划生育行政部门。

2.疫情的通报

国务院卫生和计划生育行政部门应当及时向国务院有关部门和各省、自治区、直辖市人民政府卫生和计划生育行政部门通报全国传染病疫情以及监测、预警的相关信息。毗邻的以及相关的地方人民政府卫生和计划生育行政部门,应当及时互相通报本行政区域的传染病疫情以及监测、预警的相关信息。县级以上人民政府有关部门发现传染病疫情时,应当及时向同级人民政府卫生和计划生育行政部门通报。

3.疫情的公布

国家建立传染病疫情信息公布制度。公布传染病疫情信息应当及时、准确。国务院卫生和计划生育行政部门定期公布全国传染病疫情信息。省、自治区、直辖市人民政府卫生和计划生育行政部门定期公布本行政区域的传染病疫情信息。传染病暴发、流行时,国务院卫生和计划生育行政部门负责向社会公布传染病疫情信息,并可以授权省、自治区、直辖市人民政府卫生和计划生育行政部门向社会公布本行政区域的传染病疫情信息。

（三）传染病疫情控制

1. 医疗机构的措施

（1）医疗机构的控制措施。医疗机构发现甲类传染病时,应当及时采取下列措施：①对病人、病原携带者,予以隔离治疗,隔离期限根据医学检查结果确定；②对疑似病人,确诊前在指定场所单独隔离治疗；③对医疗机构内的病人、病原携带者、疑似病人的密切接触者,在指定场所进行医学观察和采取其他必要的预防措施。

医疗机构发现乙类或丙类传染病病人,应当根据病情采取必要的治疗和控制传播措施。

医疗机构对本单位内被传染病病原体污染的场所、物品以及医疗废物,必须依照法律、法规的规定实施消毒和无害化处置。

（2）医疗机构的救治措施。医疗机构应当对传染病病人或者疑似传染病病人提供医疗救护、现场救援和接诊治疗,书写病历记录以及其他有关资料,并妥善保管。医疗机构应当实行传染病预检、分诊制度；对传染病病人、疑似传染病病人,应当引导至相对隔离的分诊点进行初诊。医疗机构不具备相应救治能力的,应当将患者及其病历记录复印件一并转至具备相应救治能力的医疗机构。

2. 疾病预防控制机构的措施

疾病预防控制机构发现传染病疫情或者接到传染病疫情报告时,应当及时采取下列措施：①对传染病疫情进行流行病学调查,根据调查情况提出划定疫点、疫区的建议,并向卫生和计划生育行政部门提出疫情控制方案。②在传染病暴发、流行时,对疫点、疫区进行卫生处理,向卫生和计划生育行政部门提出疫情控制方案,并按照卫生和计划生育行政部门的要求采取措施；指导下级疾病预防控制机构实施传染病预防、控制措施,组织、指导有关单位对传染病疫情的处理。

3. 政府的控制措施

（1）隔离措施。对已经发生甲类传染病病例的场所或者该场所内的特定区域的人员,所在地的县级以上地方人民政府可以实施隔离措施。在隔离期间,实施隔离措施的人民政府应当对被隔离人员提供生活保障；被隔离人员有工作单位的,所在单位不得停止支付其隔离期间的工作报酬。隔离措施的解除,由原决定机关决定并宣布。

（2）切断传播途径的措施。在传染病暴发、流行时,县级以上地方人民政府应当立即组织力量,按照预防、控制预案进行防治,切断传染病的传播途径,必要时,报经上一级人民政府决定,可以采取下列紧急措施并予以公告：①限制或者停止集市、影剧院演出或者其他人群聚集的活动；②停工、停业、停课；③封闭或者封存被传染病病原体污染的公共饮用水源、食品以及相关物品；④控制或者扑杀染疫野生动物、家畜家禽；⑤封闭可能造成传染病扩散的场所。

（3）宣布疫区和疫区封锁。在甲类、乙类传染病暴发、流行时,县级以上地方人民政府报经上一级人民政府决定,可以宣布本行政区域部分或者全部为疫区。县级以上地方人民政府可以在疫区内对出入疫区的人员、物资和交通工具实施卫生检疫。省、自治区、直辖市人民政府可以决定对本行政区域内的甲类传染病疫区实施封锁；封锁大、中城市的疫区或者封锁跨省、自治区、直辖市的疫区，以及封锁疫区导致中断干线交通或者封锁国境的，由国务院决定。

（4）人员物资的征调。在传染病暴发、流行时，根据传染病疫情控制的需要，国务院有权在全国范围或者跨省、自治区、直辖市范围内，县级以上地方人民政府有权在本行政区域内紧急调集人员或者调用储备物资，临时征用房屋、交通工具以及相关设施、设备。紧急调集人员的，应当按照规定给予合理报酬。

4.其他措施

患甲类传染病、炭疽死亡的，应当将尸体立即进行卫生处理，就近火化。患其他传染病死亡的，必要时，应当将尸体进行卫生处理后火化或者按照规定深埋。疫区中被传染病病原体污染或者可能被传染病病原体污染的物品，经消毒可以使用的，应当在当地疾病预防控制机构的指导下，进行消毒处理后，方可使用、出售和运输。

三、艾滋病防治的监督

（一）艾滋病防治监督的法律依据

《艾滋病防治条例》是艾滋病防治监督的基本法。《艾滋病防治条例》将"四免一关怀"政策法律化，明确规定了政府的工作职责和保证艾滋病防治工作可持续开展的各种制度和措施，强调保护艾滋病病毒感染者和艾滋病病人的权益。

（二）政府的职责

国务院卫生和计划生育行政部门会同国务院有关部门制定国家艾滋病防治规划。县级以上地方人民政府依照《艾滋病防治条例》规定和国家艾滋病防治规划，制定并组织实施本行政区域的艾滋病防治行动计划。县级以上人民政府统一领导艾滋病防治工作，建立健全艾滋病防治工作协调机制和工作责任制，对有关部门承担的艾滋病防治工作进行考核、监督。

（三）艾滋病防治的宣传教育

地方各级人民政府和政府有关部门应当组织开展艾滋病防治以及关怀和不歧视艾滋病病毒感染者、艾滋病病人及其家属的宣传教育，提倡健康文明的生活方式，营造良好的艾滋病防治的社会环境。医疗卫生机构应当组织工作人员学习有关艾滋病防治的有关知识；医务人员在开展艾滋病、性病等相关疾病咨询、诊断和治疗过程中，应当对就诊者进行艾滋病防治的宣传教育。广播、电视、报刊、互联网等新闻媒体应当开展艾滋病防治的公益宣传。

（四）艾滋病的预防与控制

1.建立健全艾滋病监测网络

国务院卫生和计划生育行政部门制定国家艾滋病监测规划和方案。省、自治区、直辖市人民政府卫生和计划生育行政部门根据国家艾滋病监测规划和方案，制定本行政区域的艾滋病监测计划和工作方案，组织开展艾滋病监测和专题调查，掌握艾滋病疫情变化情况和流行趋势。

2. 实行艾滋病自愿咨询和自愿检测制度

县级以上地方人民政府卫生和计划生育行政部门指定的医疗卫生机构,应当按照国务院卫生和计划生育行政部门会同国务院有关部门制定的艾滋病自愿咨询和检测办法,为自愿接受艾滋病咨询、检测的人员免费提供咨询和初筛检测。

3. 推广行为干预措施

县级以上地方人民政府和政府有关部门应当根据本行政区域艾滋病的流行情况,制定措施,鼓励和支持居民委员会、村民委员会以及其他有关组织和个人推广预防艾滋病的行为干预措施,帮助有易感染艾滋病病毒危险行为的人群改变行为。有关组织和个人对有易感染艾滋病病毒危险行为的人群实施行为干预措施应当符合《艾滋病防治条例》的规定以及国家艾滋病防治规划和艾滋病防治行动计划的要求。

省、自治区、直辖市人民政府卫生和计划生育行政部门、公安部门和食品药品监督管理部门应当互相配合,根据本行政区域艾滋病流行和吸毒者的情况,积极稳妥地开展对吸毒成瘾者的药物维持治疗工作,并有计划地实施其他干预措施。

4. 对易感人群的管理

县级以上人民政府有关部门应当组织推广使用安全套,建立和完善安全套供应网络。省、自治区、直辖市人民政府确定的公共场所的经营者应当在公共场所内放置安全套或者设置安全套发售设施。公共场所的服务人员应当依照《公共场所卫生管理条例》的规定,定期进行相关健康检查,取得健康合格证明。

5. 对血液制品的管理

血站、单采血浆站应当对采集的人体血液、血浆进行艾滋病检测;不得向医疗机构和血液制品生产单位供应未经艾滋病检测或者艾滋病检测阳性的人体血液、血浆。医疗机构应当对因应急用血而临时采集的血液进行艾滋病检测,对临床用血艾滋病检测结果进行核查;对未经艾滋病检测、核查或者艾滋病检测阳性的血液,不得采集或者使用。

（五）艾滋病的治疗与救助

医疗机构应当为艾滋病病毒感染者和艾滋病病人提供艾滋病防治咨询、诊断和治疗服务。

县级以上人民政府应当采取下列艾滋病防治关怀、救助措施:农村居民和城镇未参加基本医疗保险等医疗保障制度的经济困难人员中的艾滋病病人,可得到免费的抗病毒药物,接受抗病毒治疗;所有自愿接受艾滋病咨询和病毒检测的人员,都可得到免费咨询和艾滋病病毒抗体初筛检测;对已感染艾滋病病毒的孕妇,由当地承担艾滋病抗病毒治疗任务的医院提供健康咨询、产前指导和分娩服务,及时免费提供母婴阻断药物和婴儿检测试剂;地方各级人民政府要通过多种途径筹集经费,开展艾滋病遗孤的心理康复,为其提供免费义务教育;各级政府将经济困难的艾滋病患者及其家属,纳入政府补助范围,按有关社会救济政策的规定给予生活补助;扶助有生产能力的艾滋病病毒感染者和患者从事力所能及的生产活动,增加其收入。

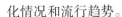

（六）艾滋病病人的权利和义务

1. 艾滋病病人的权利

任何单位和个人不得歧视艾滋病病毒感染者、艾滋病病人及其家属；艾滋病病毒感染者、艾滋病病人及其家属享有的婚姻、就业、就医、入学等合法权益受法律保护；未经本人或者其监护人同意，任何单位和个人不得公开艾滋病病毒感染者、艾滋病病人及其家属的有关信息；医疗机构不得因就诊的病人是艾滋病病毒感染者或者艾滋病病人，推诿或者拒对其他疾病进行治疗；县级以上地方人民政府卫生和计划生育行政部门指定的医疗卫生机构，应当按照国家有关规定，为自愿接受艾滋病咨询、检测的人员免费提供咨询和初筛检测；县级以上地方人民政府应当对生活困难并符合社会救助条件的艾滋病毒感染者、艾滋病人及其家属给予生活救助。

2. 艾滋病病人的义务

艾滋病病人应当接受疾病预防控制机构或者出入境检验检疫机构的流行病学调查和指导；将感染或者发病的事实及时告知与其有性关系者；就医时，将感染或者发病的事实如实告知接诊医生；采取必要的防护措施，防止感染他人；不得以任何方式故意传播艾滋病。

附：传染病防治卫生监督工作规范（国卫监督发〔2014〕44号）

传染病防治卫生监督工作规范

第一章　总则

第一条　为保障公众健康，规范传染病防治卫生监督工作，根据《中华人民共和国传染病防治法》及相关法规、规章，制定本规范。

第二条　本规范所称传染病防治卫生监督，是指县级以上地方卫生计生行政部门及其综合监督执法机构依据传染病防治相关法律法规，对医疗卫生机构传染病防治工作进行监督执法的活动。

本规范所指的医疗卫生机构包括医疗机构、疾病预防控制机构和采供血机构。

第三条　县级以上地方卫生计生行政部门负责传染病防治卫生监督能力建设，保障人员配备，合理配置工作装备，并将工作经费纳入预算管理。

第四条　县级以上地方卫生计生行政部门及其综合监督执法机构在开展传染病防治卫生监督时，适用本规范。

第二章　监督职责及要求

第五条　省级卫生计生行政部门及其综合监督执法机构职责：

（一）制定全省（区、市）传染病防治卫生监督工作规划、年度计划，以及相应工作制度；根据传染病防治卫生监督工作情况，确定年度重点监督工作；

（二）组织实施全省（区、市）传染病防治卫生监督工作及相关培训；对下级传染病防治卫生监督工作进行指导、督查；

（三）组织协调、督办、查办辖区内传染病防治重大违法案件；

笔记

（四）承担国家卫生监督抽检任务，组织实施辖区内卫生监督抽检；

（五）负责全省（区、市）传染病防治卫生监督信息管理及数据汇总、核实、分析和上报工作；

（六）承担上级部门指定或交办的传染病防治卫生监督任务。

第六条　设区的市、县级卫生计生行政部门及其综合监督执法机构职责：

（一）根据本省（区、市）传染病防治卫生监督工作规划、年度计划，结合实际，制订辖区内传染病防治卫生监督计划，明确重点监督内容并组织落实；

（二）组织开展辖区内传染病防治卫生监督培训工作；

（三）组织开展辖区内医疗卫生机构预防接种、传染病疫情报告、传染病疫情控制措施、消毒隔离制度执行情况、医疗废物处置及病原微生物实验室生物安全管理等传染病防治日常卫生监督工作；

（四）组织查处辖区内传染病防治违法案件；

（五）负责辖区内传染病防治卫生监督信息的汇总、核实、分析和上报工作；

（六）设区的市对县级传染病防治卫生监督工作进行指导、督查；

（七）承担上级部门指定或交办的传染病防治卫生监督任务。

第七条　省级和设区的市级综合监督执法机构应当明确具体科（处）室，负责传染病防治卫生监督工作；县级综合监督执法机构应当有负责传染病防治监督的科室或指定专人从事传染病防治卫生监督工作。

第八条　实施现场卫生监督前，监督人员应当明确传染病防治卫生监督任务、方法、要求，检查安全防护装备，做好安全防护。

第九条　实施现场卫生监督时，发现违法行为，应当依法收集证据；在证据可能灭失或以后难以取得的情况下，应当依法先行采取证据保全措施。

第十条　县级以上地方综合监督执法机构应当建立传染病防治卫生监督档案，掌握辖区内医疗卫生机构的基本情况及传染病防治工作情况。

第三章　卫生监督内容及方法

第一节　预防接种的卫生监督

第十一条　疾病预防控制机构、接种单位预防接种的卫生监督内容：

（一）接种单位和人员的资质情况；

（二）接种单位疫苗公示、接种告知（询问）的情况；

（三）疫苗的接收、购进、分发、供应、使用登记和报告情况；

（四）预防接种异常反应或者疑似预防接种异常反应的处理和报告情况；

（五）疾病预防控制机构开展预防接种相关宣传、培训、技术指导等工作情况。

第十二条　监督检查疾病预防控制机构、接种单位预防接种时，主要采取以下方法：

（一）查阅接种单位的医疗机构执业许可证、经过县级卫生计生行政部门指定的证明文件、工作人员的预防接种专业培训和考核合格资料；

（二）核查接种单位接收第一类疫苗或者购进第二类疫苗的记录，接种情况登记、报告记录，以及完成国家免疫规划后剩余第一类疫苗的报告记录；

（三）查阅接种单位医疗卫生人员在实施接种前,对受种者或者其监护人告知、询问记录;查阅实施预防接种的医疗卫生人员填写的接种记录;

（四）检查接种单位在其接种场所的显著位置公示第一类疫苗的品种和接种方法的情况;

（五）查阅乡级医疗卫生机构向承担预防接种工作的村医疗卫生机构分发第一类疫苗的记录;

（六）查阅疾病预防控制机构的疫苗购进、分发、供应记录,核查记录的保存期限;

（七）查阅疾病预防控制机构开展预防接种相关宣传、培训、技术指导等工作记录和资料;

（八）查阅疾病预防控制机构、接种单位接收或者购进疫苗时向疫苗生产企业、疫苗批发企业索取的证明文件,核查文件的保存期限;

（九）查阅疾病预防控制机构、接种单位对预防接种异常反应或者疑似预防接种异常反应的处理和报告的记录。

第二节　传染病疫情报告的卫生监督

第十三条　传染病疫情报告的卫生监督内容:

（一）建立传染病疫情报告的管理组织、制度情况;

（二）依法履行传染病疫情报告、日常管理和质量控制的情况;

（三）疾病预防控制机构及时对辖区内的传染病疫情信息审核确认,并开展疫情分析、调查与核实的情况;

（四）疾病预防控制机构依法履行与相关部门传染病疫情信息通报职责的情况。

第十四条　监督检查疾病预防控制机构传染病疫情报告情况时,主要采取以下方法:

（一）查阅设置疫情报告管理部门或明确疫情报告管理职责分工的文件资料,核查疫情报告管理部门和专职疫情报告人员,查阅传染病疫情报告管理制度;

（二）查阅传染病疫情报告和审核记录、各类常规疫情分析报告等文字资料,核查设置疫情值班、咨询电话的情况;核查收到无网络直报条件责任报告单位报送的传染病报告卡后,进行网络直报的情况;

（三）查阅传染病疫情通报制度,与港口、机场、铁路疾病预防控制机构以及国境卫生检疫机关互相通报甲类传染病疫情的记录;与动物防疫机构互相通报动物间和人间发生的人畜共患传染病疫情以及相关信息的记录;

（四）检查传染病疫情网络直报设备运行情况,疫情报告人员现场演示传染病的报告、审核确认、查重等情况;

（五）查阅与传染病疫情报告相关的其他记录情况。

第十五条　监督检查医疗机构传染病疫情报告情况时,主要采取以下方法:

（一）查阅设置疫情报告管理部门或明确疫情报告管理职责分工的文件资料,核查专职疫情报告人员;查阅传染病报告管理制度,内容应当包括传染病诊断、登记、报告、异常信息的快速反馈、自查等方面。

（二）查阅诊疗原始登记(包括门诊日志、出入院登记、检验和影像阳性结果)、传染

病报告卡、传染病网络直报信息等资料,核查未按照规定报告传染病疫情或隐瞒、谎报、缓报传染病疫情报告的情况;

(三)查阅开展传染病疫情报告管理内部自查的记录及有关资料;

(四)查阅定期组织临床医生、新上岗人员开展传染病报告管理专业培训与考核的资料;

(五)检查传染病疫情网络直报专用设备及运转情况,专职疫情报告人员演示传染病网络直报操作;

(六)对不具备网络直报条件的县级以下医疗机构,查阅传染病报告登记记录。

第十六条　监督检查采供血机构传染病疫情报告情况时,主要采取以下方法:

(一)查阅传染病疫情报告管理制度;

(二)查阅 HIV 抗体检测两次初筛阳性结果登记情况,以及献血者或供浆员登记簿,核查 HIV 初筛阳性结果报告情况及送检确认情况;

(三)对于设置疫情网络直报系统的机构,检查疫情报告人员演示网络直报操作,检查传染病疫情网络直报系统的运转情况;

(四)对不具备网络直报条件的机构,查阅传染病报告登记记录。

第三节　传染病疫情控制的卫生监督

第十七条　医疗机构传染病疫情控制的卫生监督内容:

(一)建立传染病预检、分诊制度及落实情况;检查医疗卫生人员、就诊病人防护措施的落实情况;

(二)感染性疾病科或分诊点的设置和运行情况;

(三)发现传染病疫情时,按照规定对传染病病人、疑似传染病病人提供诊疗的情况;

(四)消毒隔离措施落实情况;对传染病病原体污染的污水、污物、场所和物品的消毒处理情况。

第十八条　监督检查医疗机构传染病疫情控制时,主要采取以下方法:

(一)查阅传染病预检、分诊制度和应急处理预案等管理文件;

(二)检查感染性疾病科或分诊点设置情况和预检、分诊落实情况;

(三)检查医疗卫生人员、就诊病人防护措施落实情况;

(四)检查对传染病病人、疑似传染病病人提供诊疗服务情况;

(五)检查对法定传染病病人或者疑似传染病病人采取隔离控制措施的场所、设施设备以及使用记录。查阅对被传染病病原体污染的场所、物品以及对医疗废物实施消毒或者无害化处置的记录。

第十九条　疾病预防控制机构传染病疫情控制的卫生监督内容:

(一)依法履行传染病监测职责的情况;

(二)发现传染病疫情时,依据属地管理原则及时采取传染病控制措施的情况。

第二十条　监督检查疾病预防控制机构传染病疫情控制时,主要采取以下方法:

(一)查阅传染病监测制度、本辖区内的传染病监测计划和工作方案,收集、分析和报告传染病监测信息的资料,以及预测传染病的发生、流行趋势的资料;

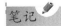

（二）查阅传染病疫情调查处置技术方案或预案，以及传染病疫情调查处理记录、报告；

（三）查阅传染病疫情流行病学调查工作记录和资料，以及疫点、疫区卫生处理记录。

第四节　消毒隔离制度执行情况的卫生监督

第二十一条　消毒隔离制度执行情况的卫生监督内容：

（一）建立消毒管理组织、制度及落实情况；

（二）医疗卫生人员接受消毒技术培训、掌握消毒知识、执行消毒隔离制度的情况；

（三）医疗用品、器械的消毒、灭菌情况；

（四）开展消毒与灭菌效果检测的情况；

（五）消毒产品进货检查验收、使用和管理情况；

（六）对传染病病人、疑似传染病病人的消毒隔离措施落实情况。

第二十二条　监督检查消毒隔离制度执行情况时，主要采取以下方法：

（一）查阅消毒管理组织设置文件、消毒管理制度、工作计划及检查记录；

（二）查阅工作人员消毒技术培训记录；现场提问相关工作人员消毒隔离知识；检查相关工作人员消毒隔离制度执行情况；

（三）查阅消毒与灭菌效果检测记录或检测报告，查阅检测结果不合格的整改记录。必要时现场采样监测消毒与灭菌效果；

（四）查阅消毒产品进货检查验收记录；检查消毒产品相关证明文件、使用日期和有效期；

（五）检查医疗机构相关科室（重点是发热门诊、肠道门诊和感染性疾病科等）执行消毒技术规范、标准和规定情况；

（六）检查对传染病病人、疑似传染病病人进行隔离的场所、设施和措施。

第五节　医疗废物处置的卫生监督

第二十三条　医疗废物处置情况的卫生监督内容：

（一）医疗废物管理组织、制度、应急方案的建立和落实情况；

（二）从事医疗废物分类收集、运送、暂时贮存、处置工作人员和管理人员的职业卫生安全防护和培训情况；

（三）医疗废物分类收集、转运、登记的情况；

（四）医疗废物暂时贮存的情况；

（五）医疗废物、污水的处置情况；

（六）实行医疗废物集中处置的医疗卫生机构与具有资质的医疗废物集中处置单位签订合同的情况；不具备集中处置医疗废物条件的医疗卫生机构按照有关部门的要求自行处置医疗废物的情况。

第二十四条　监督检查医疗废物处置时，主要采取以下方法：

（一）查阅设置医疗废物管理监控部门或者专（兼）职人员、岗位职责的文件资料，核查监控部门和管理人员；

（二）查阅医疗废物管理责任制，医疗废物分类收集、交接、登记等规章制度以及应急方案；

（三）查阅从事医疗废物分类收集、运送、暂时贮存、处置的工作人员和管理人员，进行相关法律和专业技术、安全防护以及紧急处理等知识培训的资料；

（四）检查从事医疗废物分类收集、运送、暂时贮存、处置的工作人员和管理人员的职业卫生安全防护设备，查阅健康检查记录；

（五）查阅医疗废物登记簿，检查医疗废物分类收集点是否按照《医疗废物分类目录》规定，使用专用包装物或容器分类收集医疗废物，检查医疗废物分类收集方法说明和警示标识；

（六）检查医疗废物运送工具、专用包装物或容器、暂时贮存的地点和条件，核查医疗废物运送线路；

（七）检查使用后的医疗废物运送工具的消毒、清洁地点与情况；

（八）查阅医疗废物集中处置单位资质、危险废物转移联单等资料；检查不具备集中处置医疗废物条件的医疗卫生机构自行处置医疗废物的设施、方法及记录资料；

（九）检查对污水、传染病病人或者疑似传染病病人的排泄物实施消毒的设备设施及其运转维护情况；查阅消毒处理记录和监测记录。

第六节　病原微生物实验室生物安全管理的卫生监督

第二十五条　病原微生物实验室生物安全管理的卫生监督内容：

（一）一、二级病原微生物实验室的备案情况；三、四级病原微生物实验室开展高致病性病原微生物实验活动的资格；

（二）从事实验活动的人员培训、考核及上岗持证情况；

（三）管理制度、应急预案的制定和落实情况；

（四）开展实验活动情况；

（五）实验档案建立和保存情况；

（六）菌（毒）种和样本的采集、运输和储存情况。

第二十六条　监督检查病原微生物实验室菌（毒）种和样本采集、运输及实验活动等管理情况时，主要采取以下方法：

（一）查阅一级、二级实验室的备案证明和三级、四级实验室《高致病性病原微生物实验室资格证书》；

（二）查阅实验室工作人员的培训、考核资料和上岗证；

（三）核查实验室将病原微生物菌（毒）种和样本就地销毁或者送交保藏机构保管的记录；

（四）检查二级及以上实验室相应设备配置情况；

（五）查阅实验档案；核查高致病性病原微生物相关实验活动实验档案的保存年限；

（六）查阅从事某种高致病性病原微生物或者疑似高致病性病原微生物实验活动的批准文件；查阅实验室经论证可使用新技术、新方法从事高致病性病原微生物相关实验活动的证明文件；查阅从事在我国尚未发现或者已经宣布消灭的病原微生物相关实验活动的资质证明文件，以及相关实验活动的记录；

（七）查阅高致病性病原微生物实验室安全保卫制度；检查三、四级实验室在明显位

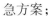
笔记

置标示的生物危险标识和生物安全实验室级别标志,以及进入实验室人员的防护用品配备情况;

(八)查阅高致病性病原微生物或者疑似高致病性病原微生物相关实验活动的登记及结果报告记录;检查是否在同一个实验室的同一个独立安全区域内同时从事两种或者两种以上高致病性病原微生物的相关实验活动;

(九)查阅高致病性病原微生物实验室感染应急处置预案及向所在地省级卫生计生行政部门备案的资料;

(十)查阅实验室工作人员出现高致病性病原微生物感染、实验室发生高致病性病原微生物泄漏的报告、处置记录;

(十一)查阅高致病性病原微生物样本来源、采集过程和方法的记录;

(十二)查阅运输高致病性病原微生物菌(毒)种或样本的批准文件;查阅高致病性病原微生物菌(毒)种和样本运输过程中发生被盗、被抢、丢失、泄漏后的报告记录。

第二十七条 监督检查保藏机构菌(毒)种和样本储存管理时,主要采取以下方法:

(一)查阅保藏机构的资格证书;

(二)查阅安全保管制度、病原微生物菌(毒)种和样本进出与储存的记录,接受实验室提交的病原微生物菌(毒)种和样本的登记和开具接收证明情况;

(三)查阅向实验室提供高致病性病原微生物菌(毒)种和样本的登记,核查实验室提交的从事高致病性病原微生物相关实验活动的批准文件;检查高致病性病原微生物菌(毒)种和样本设专库或者专柜单独储存的情况;

(四)查阅高致病性病原微生物菌(毒)种和样本储存过程中发生被盗、被抢、丢失、泄漏后的报告记录。

第四章 信息管理

第二十八条 各级卫生计生行政部门应当加强传染病防治卫生监督信息系统建设,组织分析辖区传染病防治卫生监督信息,为制定传染病防治相关政策提供依据。

第二十九条 各级综合监督执法机构应当定期汇总分析传染病防治卫生监督信息,报同级卫生计生行政部门和上级综合监督执法机构。

各级综合监督执法机构应当设置专(兼)职人员负责辖区传染病防治卫生监督信息采集、报告任务,及时、准确上报监督检查相关信息。

第五章 监督情况的处理

第三十条 县级以上地方卫生计生行政部门及其综合监督执法机构开展传染病防治卫生监督后,应当及时将检查情况反馈被检查单位,将监督检查结果与医疗机构不良执业行为记分、校验和等级评审等管理工作挂钩。对存在问题的,应当出具卫生监督意见书;对存在违法行为的,应当依法查处;对涉嫌犯罪的,应当及时移送当地公安机关。

第三十一条 对菌(毒)种保藏机构未依照规定储存实验室送交的菌(毒)种和样本,或者未依照规定提供菌(毒)种和样本的,县级以上地方卫生计生行政部门应当及时逐级报告。

第三十二条　对重大的传染病防治违法案件,县级以上地方卫生计生行政部门应当及时向上级卫生计生行政部门报告。

第六章　附则

第三十三条　对涉及消毒产品、饮用水、学校和公共场所的传染病防治卫生监督,应当适用相关的法律、法规和规章。

对医疗废物集中处置单位、科研机构及其他相关单位的传染病防治卫生监督参照本规范执行。

第三十四条　传染病疫情暴发、流行期间,县级以上地方卫生计生行政部门及其综合监督执法机构应当重点对医疗卫生机构传染病疫情报告、疫情控制措施等进行监督检查。

第三十五条　本规范自公布之日起实施。原卫生部 2010 年 9 月 17 日印发的《传染病防治日常卫生监督工作规范》(卫监督发〔2010〕82 号)同时废止。

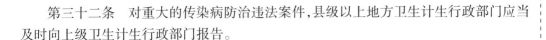

1. 北安××农场职工医院的行为不符合法律规定。

我国诸多卫生法律、法规对于预防和治疗艾滋病都作了规定。《中华人民共和国传染病防治法》第二十四条规定:各级人民政府应当加强艾滋病的防治工作,采取预防、控制措施,防止艾滋病的传播。具体办法由国务院制定。第七十条第二款规定:非法采集血液或者组织他人出卖血液的,由县级以上人民政府卫生行政部门予以取缔,没收违法所得,可以并处十万元以下的罚款;构成犯罪的,依法追究刑事责任。第七十四条第三项规定:违反本法规定,疾病预防控制机构、医疗机构未执行国家有关规定,导致因输入血液、使用血液制品引起经血液传播疾病发生的,由县级以上地方人民政府卫生行政部门责令改正,通报批评,给予警告,已取得许可证的,可以依法暂扣或者吊销许可证;造成传染病传播、流行以及其他严重后果的,对负有责任的主管人员和其他直接责任人员,依法给予降级、撤职、开除的处分,并可以依法吊销有关责任人员的执业证书;构成犯罪的,依法追究刑事责任。《艾滋病防治条例》第三十五条第三款规定:医疗机构应当对因应急用血而临时采集的血液进行艾滋病检测,对临床用血艾滋病检测结果进行核查;对未经艾滋病检测、核查或者艾滋病检测阳性的血液,不得采集或者使用。第五十五条第三项规定:医疗卫生机构未依照本条例规定履行职责,对临时应急采集的血液未进行艾滋病检测,对临床用血艾滋病检测结果未进行核查,或者将艾滋病检测阳性的血液用于临床的,由县级以上人民政府卫生主管部门责令限期改正,通报批评,给予警告;造成艾滋病传播、流行或者其他严重后果的,对负有责任的主管人员和其他直接责任人员依法给予降级、撤职、开除的处分,并可以依法吊销有关机构或者责任人员的执业许可证件;构成犯罪的,依法追究刑事责任。此前施行并适用于北安艾滋病事件的《艾滋病监测管理的若干规定》第十一条规定:血液和血液制品必须进行艾滋病病毒抗体监测。禁止艾滋病病毒感染者献人体组织、器官、血液和精液。《中华人民共和国献血法》

第十五条规定:为保障公民临床急救用血的需要,国家提倡并指导择期手术的患者自身储血,动员家庭、亲友、所在单位以及社会互助献血。为保证应急用血,医疗机构可以临时采集血液,但应当依照本法规定,确保采血用血安全。对此《中华人民共和国献血法》的主要规定为:对献血者必须免费进行必要的健康检查;身体状况不符合献血条件的,不得采集血液;采集血液必须严格遵守有关操作规程和制度,采血必须由具有采血资格的医务人员进行;对采集的血液必须进行检测;未经检测或者检测不合格的血液,不得提供;医疗机构对临床用血必须进行核查,不得将不符合国家规定标准的血液用于临床。第十八条第一项规定:非法采集血液的,由县级以上地方人民政府卫生行政部门予以取缔,没收违法所得,可以并处十万元以下的罚款;构成犯罪的,依法追究刑事责任。第二十二条规定:医疗机构的医务人员违反本法规定,将不符合国家规定标准的血液用于患者的,由县级以上地方人民政府卫生行政部门责令改正;给患者健康造成损害的,应当依法赔偿,对直接负责的主管人员和其他直接责任人员,依法给予行政处分;构成犯罪的,依法追究刑事责任。事件发生时有效的《医疗机构临床用血管理办法(试行)》第十九条规定:医疗机构因应急用血需要临时采集血液的,必须符合以下情况:(一)边远地区的医疗机构和所在地无血站(或中心血库);(二)危及病人生命,急需输血,而其他医疗措施所不能替代;(三)具备交叉配血及快速诊断方法检验乙型肝炎病毒表面抗原、丙型肝炎病毒抗体、艾滋病病毒抗体的条件。医疗机构应当在临时采集血液后十日内将情况报告当地县级以上人民政府卫生行政主管部门。本案中,根据媒体披露的事件信息,有关艾滋病病毒感染者当时到北安××农场职工医院就诊时,大部分人都需要紧急输血。北安××农场职工医院从1999年至2004年共自采血液17次,然而这家医院不仅没有艾滋病抗体检测设备,而且三名化验员都没有受过采血培训,最终造成多人感染艾滋病病毒的严重后果,根据以上卫生法律、法规和规章尤其是《中华人民共和国献血法》和《艾滋病监测管理的若干规定》的规定,北安××农场职工医院的行为无疑是不符合法律规定的。

2. 有关卫生监督主体并未尽到卫生监督职责,应当承担相应的法律责任。

传染病防治监督是卫生监督职责的重要组成部分,对此有关卫生法律、法规作了明确规定。《中华人民共和国传染病防治法》第六条第一款规定:国务院卫生行政部门主管全国传染病防治及其监督管理工作。县级以上地方人民政府卫生行政部门负责本行政区域内的传染病防治及其监督管理工作。第五十三条规定:县级以上人民政府卫生行政部门对传染病防治工作履行下列监督检查职责:(一)对下级人民政府卫生行政部门履行本法规定的传染病防治职责进行监督检查;(二)对疾病预防控制机构、医疗机构的传染病防治工作进行监督检查;等等。第六十六条第三项、第六项规定:县级以上人民政府卫生行政部门违反本法规定,未依法履行监督检查职责,或者发现违法行为不及时查处,或者有其他失职、渎职行为的,由本级人民政府、上级人民政府卫生行政部门责令改正,通报批评;造成传染病传播、流行或者其他严重后果的,对负有责任的主管人员和其他直接责任人员,依法给予行政处分;构成犯罪的,依法追究刑事责任。《中华人民共和国献血法》第二十三条也规定:卫生行政部门及其工作人员在献血、用血的监督管理工作中,玩忽职守,造成严重后果,构成犯罪的,依法追究刑事责任;尚不构成犯罪的,依法给予行政处分。据此,作为传染病防治监督主体的有关卫生行政部门本应履行法定职责开展相应的监督工作,然而在本事件中,根据媒体披露的官方调查结果,黑龙江农垦北安分局卫生局作为××农场职工医院的行政主管部门,虽然每年对该院进行医疗质量等方面的检查,但没有进行过血液方面的专项检查,也不了解医院落实《中华人民共和国献血法》等相关法律、法规的情况,对医院遇到的应急用血困难和缺乏艾滋病病毒抗体检测设备等问题,长期未予解决,致使××农场职工医院非法采供血没有得到及时纠正和处理。而且事实上当地像北安××农场职工医院这样规模和处境的医院不止一家,他们也存在着应急私自采血的情况! 因此,有关卫生监督主体并未尽到卫生监督职责,应当承担相应的法律责任。

法条链接

一、《中华人民共和国传染病防治法》

第六条　国务院卫生行政部门主管全国传染病防治及其监督管理工作。县级以上地方人民政府卫生行政部门负责本行政区域内的传染病防治及其监督管理工作。

县级以上人民政府其他部门在各自的职责范围内负责传染病防治工作。

军队的传染病防治工作,依照本法和国家有关规定办理,由中国人民解放军卫生主管部门实施监督管理。

第二十四条　各级人民政府应当加强艾滋病的防治工作,采取预防、控制措施,防止艾滋病的传播。具体办法由国务院制定。

第五十三条　县级以上人民政府卫生行政部门对传染病防治工作履行下列监督检查职责:

(一)对下级人民政府卫生行政部门履行本法规定的传染病防治职责进行监督检查;

(二)对疾病预防控制机构、医疗机构的传染病防治工作进行监督检查;

(三)对采供血机构的采供血活动进行监督检查;

(四)对用于传染病防治的消毒产品及其生产单位进行监督检查,并对饮用水供水单位从事生产或者供应活动以及涉及饮用水卫生安全的产品进行监督检查;

(五)对传染病菌种、毒种和传染病检测样本的采集、保藏、携带、运输、使用进行监督检查;

(六)对公共场所和有关单位的卫生条件和传染病预防、控制措施进行监督检查。

省级以上人民政府卫生行政部门负责组织对传染病防治重大事项的处理。

第六十六条　县级以上人民政府卫生行政部门违反本法规定,有下列情形之一的,由本级人民政府、上级人民政府卫生行政部门责令改正,通报批评;造成传染病传播、流行或者其他严重后果的,对负有责任的主管人员和其他直接责任人员,依法给予行政处

笔记

分;构成犯罪的,依法追究刑事责任:

(一)未依法履行传染病疫情通报、报告或者公布职责,或者隐瞒、谎报、缓报传染病疫情的;

(二)发生或者可能发生传染病传播时未及时采取预防、控制措施的;

(三)未依法履行监督检查职责,或者发现违法行为不及时查处的;

(四)未及时调查、处理单位和个人对下级卫生行政部门不履行传染病防治职责的举报的;

(五)违反本法的其他失职、渎职行为。

第七十条　采供血机构未按照规定报告传染病疫情,或者隐瞒、谎报、缓报传染病疫情,或者未执行国家有关规定,导致因输入血液引起经血液传播疾病发生的,由县级以上人民政府卫生行政部门责令改正,通报批评,给予警告;造成传染病传播、流行或者其他严重后果的,对负有责任的主管人员和其他直接责任人员,依法给予降级、撤职、开除的处分,并可以依法吊销采供血机构的执业许可证;构成犯罪的,依法追究刑事责任。

非法采集血液或者组织他人出卖血液的,由县级以上人民政府卫生行政部门予以取缔,没收违法所得,可以并处十万元以下的罚款;构成犯罪的,依法追究刑事责任。

第七十四条　违反本法规定,有下列情形之一的,由县级以上地方人民政府卫生行政部门责令改正,通报批评,给予警告,已取得许可证的,可以依法暂扣或者吊销许可证;造成传染病传播、流行以及其他严重后果的,对负有责任的主管人员和其他直接责任人员,依法给予降级、撤职、开除的处分,并可以依法吊销有关责任人员的执业证书;构成犯罪的,依法追究刑事责任:

(一)疾病预防控制机构、医疗机构和从事病原微生物实验的单位,不符合国家规定的条件和技术标准,对传染病病原体样本未按照规定进行严格管理,造成实验室感染和病原微生物扩散的;

(二)违反国家有关规定,采集、保藏、携带、运输和使用传染病菌种、毒种和传染病检测样本的;

(三)疾病预防控制机构、医疗机构未执行国家有关规定,导致因输入血液、使用血液制品引起经血液传播疾病发生的。

二、《艾滋病防治条例》

第三十五条　血站、单采血浆站应当对采集的人体血液、血浆进行艾滋病检测;不得向医疗机构和血液制品生产单位供应未经艾滋病检测或者艾滋病检测阳性的人体血液、血浆。

血液制品生产单位应当在原料血浆投料生产前对每一份血浆进行艾滋病检测;未经艾滋病检测或者艾滋病检测阳性的血浆,不得作为原料血浆投料生产。

医疗机构应当对因应急用血而临时采集的血液进行艾滋病检测,对临床用血艾滋病检测结果进行核查;对未经艾滋病检测、核查或者艾滋病检测阳性的血液,不得采集或者使用。

第五十五条　医疗卫生机构未依照本条例规定履行职责,有下列情形之一的,由县

笔记

级以上人民政府卫生主管部门责令限期改正,通报批评,给予警告;造成艾滋病传播、流行或者其他严重后果的,对负有责任的主管人员和其他直接责任人员依法给予降级、撤职、开除的处分,并可以依法吊销有关机构或者责任人员的执业许可证件;构成犯罪的,依法追究刑事责任:

(一)未履行艾滋病监测职责的;

(二)未按照规定免费提供咨询和初筛检测的;

(三)对临时应急采集的血液未进行艾滋病检测,对临床用血艾滋病检测结果未进行核查,或者将艾滋病检测阳性的血液用于临床的;

(四)未遵守标准防护原则,或者未执行操作规程和消毒管理制度,发生艾滋病医院感染或者医源性感染的;

(五)未采取有效的卫生防护措施和医疗保健措施的;

(六)推诿、拒绝治疗艾滋病病毒感染者或者艾滋病病人的其他疾病,或者对艾滋病病毒感染者、艾滋病病人未提供咨询、诊断和治疗服务的;

(七)未对艾滋病病毒感染者或者艾滋病病人进行医学随访的;

(八)未按照规定对感染艾滋病病毒的孕产妇及其婴儿提供预防艾滋病母婴传播技术指导的。

出入境检验检疫机构有前款第(一)项、第(四)项、第(五)项规定情形的,由其上级主管部门依照前款规定予以处罚。

三、《艾滋病监测管理的若干规定》

第十一条　血液和血液制品必须进行艾滋病病毒抗体监测。

禁止艾滋病病毒感染者献人体组织、器官、血液和精液。

四、《中华人民共和国献血法》

第九条　血站对献血者必须免费进行必要的健康检查;身体状况不符合献血条件的,血站应当向其说明情况,不得采集血液。献血者的身体健康条件由国务院卫生行政部门规定。

血站对献血者每次采集血液量一般为二百毫升,最多不得超过四百毫升,两次采集间隔期不少于六个月。

严格禁止血站违反前款规定对献血者超量、频繁采集血液。

第十条　血站采集血液必须严格遵守有关操作规程和制度,采血必须由具有采血资格的医务人员进行,一次性采血器材用后必须销毁,确保献血者的身体健康。

血站应当根据国务院卫生行政部门制定的标准,保证血液质量。

血站对采集的血液必须进行检测;未经检测或者检测不合格的血液,不得向医疗机构提供。

第十三条　医疗机构对临床用血必须进行核查,不得将不符合国家规定标准的血液用于临床。

第十五条　为保障公民临床急救用血的需要,国家提倡并指导择期手术的患者自身储血,动员家庭、亲友、所在单位以及社会互助献血。

为保证应急用血,医疗机构可以临时采集血液,但应当依照本法规定,确保采血用血安全。

第十八条 有下列行为之一的,由县级以上地方人民政府卫生行政部门予以取缔,没收违法所得,可以并处十万元以下的罚款;构成犯罪的,依法追究刑事责任:

(一)非法采集血液的;

(二)血站、医疗机构出售无偿献血的血液的;

(三)非法组织他人出卖血液的。

第二十二条 医疗机构的医务人员违反本法规定,将不符合国家规定标准的血液用于患者的,由县级以上地方人民政府卫生行政部门责令改正;给患者健康造成损害的,应当依法赔偿,对直接负责的主管人员和其他直接责任人员,依法给予行政处分;构成犯罪的,依法追究刑事责任。

第二十三条 卫生行政部门及其工作人员在献血、用血的监督管理工作中,玩忽职守,造成严重后果,构成犯罪的,依法追究刑事责任;尚不构成犯罪的,依法给予行政处分。

五、《医疗机构临床用血管理办法(试行)》

第十九条 医疗机构因应急用血需要临时采集血液的,必须符合以下情况:

(一)边远地区的医疗机构和所在地无血站(或中心血库);

(二)危及病人生命,急需输血,而其他医疗措施所不能替代;

(三)具备交叉配血及快速诊断方法检验乙型肝炎病毒表面抗原、丙型肝炎病毒抗体、艾滋病病毒抗体的条件。

医疗机构应当在临时采集血液后十日内将情况报告当地县级以上人民政府卫生行政主管部门。

实训与指导

实训项目名称 传染病疫情控制法律问题案例分析与问题研究

一、实训目标

1.检验对传染病防治监督的法律依据、《传染病防治法》的主要内容等本章知识的理解和掌握程度。

2.训练查找资料尤其是检索实训涉及的有关法律法规并进行分析归纳的能力。

3.培养应用相关法律知识和法律规定分析案例和解决实际问题的能力。

二、实训内容与形式

要求根据以下材料进行案例分析和问题研究。

笔记

实训材料　北京地坛医院救命仪器无人愿运　辗转10小时到位

截至2003年4月28日,北京地坛医院作为收治非典型肺炎患者的定点医院已经被隔离4天,在该院接受治疗的百余名病人每天需要拍摄150余张X光片,一些危重病人无法起身,便需要医护人员将X光机搬到病床前拍摄。而这些X光片也成为医生了解、治疗病人病情的关键设备,但是北京地坛医院仅有的3台床边X光机已经不能满足目前的要求,添置新仪器迫在眉睫,也成为关系病人生命的大事。几天前,人民医院答应支援地坛医院一台床边X光机,就在医护人员满心欢喜时,他们却遇到了意想不到的麻烦:没有任何一家搬家公司愿意帮他们将这台370千克的救命仪器运回来。

救命仪器无人愿运

昨天一大早,地坛医院医疗器械科工作人员就为迎接这台仪器忙活起来,一直负责联系仪器的该医院基建科科长汪浩告诉记者,他们几乎打了整整一天的电话。

由于从来没有和这个行当打过交道,医生们只能翻报纸、打114查号,从上午8点上班开始,他们先后联系了中铁快运、东铁快运、丽康搬家公司等几家公司,然而这些公司听说需要从人民医院拉东西到地坛医院,有的说暂时没有车,有的公司说只负责向外埠托运,本市内的业务不受理,甚至有的公司干脆说工人或司机不敢进医院,纷纷回绝了地坛医院的医生们。"您放心,工人不用进入警戒线,离病人还远着呢";"我们保证工人的安全,该多少钱我们给多少钱"……医生们一遍一遍打电话向对方解释着,甚至开始了软磨硬泡,然而得到的结果都是一样的,没有人答应帮助他们。

"只有医生心里知道,这台仪器对于我们,对于那些病人是多么重要,总算盼来了仪器,却只能眼睁睁地看着它弄不回来",汪浩说着这句话的时候面容凝重,由于仪器迟迟到不了位,很多医生急得团团转,恨不得自己想办法把它弄回来。对于一些公司的推搪,"我们可以理解,也不好责备人家什么,可是心里很不是滋味,毕竟这关系到几十名病人的治疗情况啊。"汪浩说。

派出所紧急接下任务

软磨硬泡一直持续到下午3点半,情急之下副院长郭丽珠拨通了东城公安分局安外大街派出所所长马明伦的电话,请求公安机关的协助,这个派出所正是东城区防治"非典"地坛分指挥部。正在指挥部值班的东城公安分局副局长谢世龙当即表示,公安机关要全力协助医院争分夺秒,把仪器在最短时间内运到。

马明伦所长开始和一些搬家公司联系。然而和上午的情况差不多,许多公司仍是以各种理由拒绝搬运任务。直到下午4时30分许,交友公司的一辆车终于到了地坛。傍晚5时许,他们顺利地到达人民医院,然而当他们开始装车时,却突然发现这台仪器只比货柜的顶部高了几厘米,死活也装不上车,无奈之下只能将这台"宝贝"卸下车,失望而归。

借大车！马明伦赶紧与地坛公园办事处联系，幸运的是，办事处领导一听说是救助"非典"病人急需，痛快地表示全力配合，晚6时24分，一辆货车开到了马明伦面前。

临时组成搬运队伍

"你们比较有经验，能不能再帮我们一下？"在马明伦问出这句话时，搬运工人却将头摇得像拨浪鼓："不行，不行。我们公司领导要求所有工人立即回到公司。"此时距找到车刚过了不到10分钟，马明伦和医生们的高兴劲还没有过去。

"我跟你们领导说"，马明伦抓起电话，"这台仪器对病人太重要了，我绝对保证工人的安全，我可以跟工人一起搬！"虽然他一再保证不需要接触任何可能传染的物品，但对方决不松口，一定要让工人们都回去。

晚6时38分许，工人撤离，看着370千克的大家伙，马明伦无奈地呆立在现场。"没关系，这里还有我们！"几名医生、保安们站了出来，看着大家将胳膊挽袖子的样子，马明伦又来了精神，他挥挥手，大家爬上车，不到10个人的搬运队伍在傍晚的小雨中显得有些悲壮。10分钟后，仪器终于被装上车，从人民医院出发。

10小时后仪器终于运到

晚7时24分，货车缓缓开进地坛医院。在历经了10个小时的周折后，仪器终于被搬进隔离病房，来不及道谢的医护人员们又赶回各自的工作岗位去加班加点。虽然这次的成功运输值得兴奋，但谁都明白这次运输的曲折所折射出的问题——究竟有多少人对"非典"还存在着误解，甚至谈医院色变。（来源：京华时报）

问题：

1. 搬家公司是否负有协助搬运床边X光机的法律义务，为什么？

2. 解决此难题有否法律途径，依据是什么？

3. 应该如何保护有关组织和个人的合法权益在此间可能受到的侵害，他们又有哪些可采用的维权的法律途径？

三、实训要领

1. 了解事件涉及的社会背景和基本事实。

2. 学习和掌握实训涉及的本章主要知识。

3. 检索并找出实训涉及的主要法律法规及其具体规定。

4. 查找文献资料，必要时进行调查研究，根据有关法律原理和法律制度，研究谁应承担搬运床边X光机的义务以及有关组织和个人合法权益可能受到侵害时的维权途径。

四、成果要求和评分

1. 分组或独立完成。如果以分组形式完成，应当对实训过程实行任务分解，即分别以1名同学为主分段承担资料查找、分析研究和归纳总结、撰写书面报告等工作。研究过程应当在充分发挥所有成员同学主动性、积极性的基础上实现同学间的互助、交流和协作。

笔记

2.提交书面报告。要求:(1)列出作为实训依据的主要法律法规的规定;(2)分析研究部分的字数1000字左右,观点明确、说理清楚,既要讲清楚作为理由和依据的基本知识和法律规定,更要针对案情事实进行分析并得出明确的结论。

3.分组完成的实训报告由组长根据小组成员在参与资料查找、小组讨论、案例分析、报告撰写等过程中的贡献度进行初步评分,最后由老师根据评分规则打分。独立完成的实训报告由老师根据评分规则打分。

附件:书面作业

实训报告

一、案情

二、法律规定

笔记

三、分析和研究

1.搬家公司是否负有协助搬运床边 X 光机的法律义务,为什么?

_____

_____

_____

_____

_____

2.解决此难题有否法律途径,依据是什么?

_____

_____

_____

_____

_____

_____

_____

3.应该如何保护有关组织和个人的合法权益在此间可能受到的侵害,他们又有哪些可采用的维权的法律途径?

_____

_____

_____

_____

_____

_____

（陈仕学）

笔记

职业卫生监督

通过本章案例分析与实训练习：

巩固 职业卫生监督法律依据、职业病防治监督管理体制、职业卫生监督的框架，预防性职业卫生监督，经常性职业卫生监督。

培养 运用职业卫生监督法律依据、职业病防治监督管理体制、经常性职业卫生监督等本章知识分析案例和解决实际问题的能力。

扩展 学习其他相关法律知识和法律制度，分析认识职业卫生监督领域的现象和问题。

导入案例

案例

某公司因违反职业病防治法受到行政处罚案

某公司是一家生产五金配件的台资企业，存在的职业危害主要有高温、噪声、三氯乙烯等因素。2004年4月7日，某市卫生局卫生监督员会同市疾病预防控制中心有关人员到公司进行监督检查。卫生监督员在现场检查时发现公司存在一系列违法行为：未组织劳动者进行职业卫生培训；与劳动者订立劳动合同时，未告知劳动者职业病危害真实情况；未组织工人进行职业健康体检；工作场所无有效的职业病防护措施；无有效的职业病个人防护用品。卫生监督员制作了现场检查笔录，发出了卫生监督意见书，责令某公司20天内改正违法行为。市疾病预防控制中心有关人员在公司射腊车间采集了两个空气样本，经检测三氯乙烯浓度分别为150.8mg/m^{3}和85.2mg/m^3，都超过了标准值30mg/m^3。4月12日，某省级卫生行政部门职业病防治研究所诊断公司1名工人为职业性急性重度三氯乙烯中毒。某市卫生局经过初步调查，认为有证据表明某公司违反了《中华人民共和国职业病防治法》的规定，应当予以行政处罚，于4月15日正式立案。

4月22日，卫生监督员对公司经理进行了询问，制作了询问笔录。4月29日，卫生监督员检查某公司落实卫生监督意见书的情况时，发现某公司并没有落实整改意见，卫生监督员当场制作了卫生行政控制决定书，责令某公司射腊车间停产整顿。5月9日，某市卫生局合议后认为某公司违反了《中华人民共和国职业病防治法》第二十条、第二十四条、第三十条第一款、第三十一条第二款、第三十二条的规定。根据

 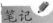

《中华人民共和国职业病防治法》第六十三条第四项，第六十四条第三项、第四项，第六十五条第一项、第二项的规定，决定给予某公司罚款人民币五万元的行政处罚，并于5月20日送达行政处罚事先告知书，此后公司并未进行陈述和申辩，也没有提出听证申请。5月28日，某市卫生局向公司送达了行政处罚决定书。6月14日，某公司缴纳了罚款。

问题：

1. 某公司的行为是否违反《中华人民共和国职业病防治法》，为什么？

2. 某市卫生局的卫生行政处罚是否符合法律要求，为什么？

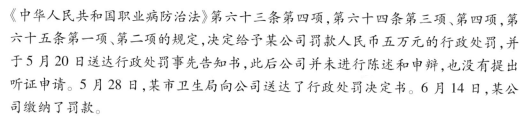

一、职业卫生监督概述

（一）职业病与职业卫生监督的概念

职业病是指企业、事业单位和个体经济组织等用人单位的劳动者在职业活动中，因接触粉尘、放射性物质和其他有毒、有害因素而引起的疾病。

职业卫生监督是指卫生监督主体依据国家职业病防治法律法规的规定，运用行政管理的手段和医学技术方法，对用人单位的职业卫生和职业病防治活动、职业卫生技术服务机构的职业卫生服务活动进行监督检查，并对其行为作出处理的行政执法活动。

（二）职业卫生监督法律依据

职业卫生监督基本法是《中华人民共和国职业病防治法》。此外，国务院、国务院卫生和计划生育行政部门、安全生产监督管理部门以及其他国务院有关部门还制定了一定数量的职业卫生方面的行政法规、部门规章、其他规范性文件和卫生标准。

（三）职业病防治监督管理体制

国务院安全生产监督管理部门、卫生和计划生育行政部门、劳动保障行政部门依照《中华人民共和国职业病防治法》和国务院确定的职责，负责全国职业病防治的监督管理工作。县级以上安全生产监督管理部门、卫生和计划生育行政部门、劳动保障行政部门依据各自职责，负责本行政区域内职业病防治的监督管理工作。

（四）职业卫生监督的框架

职业卫生监督的框架可归结为"企业自律、行业管理、政府监管、社会监督"的模式，通过建立用人单位负责、行政机关监管、行业自律、职工参与和社会监督的机制，多渠道开展职业卫生监督相关法律、法规和标准的教育、宣传和指导，严格执法，打击各种危害劳动者生命健康权的违法行为。

二、预防性职业卫生监督

（一）职业病危害项目申报制度

职业病危害项目是指存在或者产生职业病危害因素的项目。职业病危害因素是对

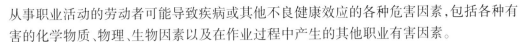

从事职业活动的劳动者可能导致疾病或其他不良健康效应的各种危害因素,包括各种有害的化学物质、物理、生物因素以及在作业过程中产生的其他职业有害因素。

1. 申报的内容

职业病危害项目申报的主要内容为:①用人单位的基本情况;②工作场所职业病危害因素种类、浓度和强度;③产生职业病危害因素的生产技术、工艺和材料;④职业病危害防护设施和应急救援设施。

2. 申报程序

新建、改建、扩建、技术改造、技术引进项目在竣工验收之日起三十日内向所在地安全生产监督管理部门申报职业病危害项目。因采用的生产技术、工艺、材料等变更导致所申报的职业病危害因素及其相关内容发生改变的,自发生改变之日起十五日内向原申报机关申报变更内容。安全生产监督管理部门在收到职业病危害项目申报材料后五个工作日内,出具《职业病危害项目申报回执》,并建立职业病危害项目管理档案。

3. 监督管理

安全生产监督管理部门对用人单位申报的情况应进行抽查,并对职业病危害项目实施监督管理。

(二)建设项目职业病危害的监督管理

1. 建设项目职业病危害风险分类管理

国家根据建设项目可能产生职业病危害的风险程度实行分类监督管理:

(1)职业病危害一般的建设项目:其职业病危害预评价报告向安全生产监督管理部门备案,职业病防护设施由建设单位自行组织竣工验收,并将验收情况报安全生产监督管理部门备案。

(2)职业病危害较重的建设项目:其职业病危害预评价报告应报安全生产监督管理部门审核,职业病防护设施竣工后,由安全生产监督管理部门组织验收。

(3)职业病危害严重的建设项目:其职业病危害预评价报告应报安全生产监督管理部门审核,职业病防护设施设计应报安全生产监督管理部门审查,职业病防护设施竣工后,由安全生产监督管理部门组织验收。

2. 建设项目职业病危害预评价的管理

建设项目职业病危害预评价是可能产生职业病危害的建设项目,在可行性论证阶段,对建设项目可能产生的职业病危害因素、危害程度、健康影响、防护措施等进行预测性卫生评价。

建设项目职业病危害预评价报告的主要内容包括:①建设项目概况;②建设项目可能产生的职业病危害因素及其对劳动者健康危害程度的分析和评价;③建设项目职业病危害的类型分析;④建设项目拟采取的职业病防护设施的技术分析和评价;⑤职业卫生管理机构设置和职业卫生管理人员配置及有关制度建设的建议;⑥建设项目职业病防护措施的建议;⑦职业病危害预评价的结论。

职业病危害预评价报告编制完成后,建设单位应组织有关职业卫生专家,对职业病危害预评价报告进行评审,按照规定向安全生产监督管理部门申请职业病危害预评价备案或者审核。

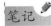
笔记

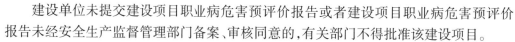
建设单位未提交建设项目职业病危害预评价报告或者建设项目职业病危害预评价报告未经安全生产监督管理部门备案、审核同意的,有关部门不得批准该建设项目。

3.**建设项目职业病防护设施设计管理**

对存在职业病危害的建设项目,建设单位应当委托具有相应资质的设计单位编制职业病防护设施设计专篇。设计单位、设计人应当对其编制的职业病防护设施设计专篇的真实性、合法性和实用性负责。

建设项目职业病防护设施设计经审查同意后,建设项目的生产规模、工艺或者职业病危害因素的种类等发生重大变更的,建设单位应当根据变更的内容,重新进行职业病防护设施设计,并在变更之日起三十日内按照规定办理相应的审查手续。

4.**职业病危害控制效果评价与防护设施竣工验收管理**

建设项目职业病防护设施应当由取得相应资质的施工单位负责施工,并与建设项目主体工程同时进行。工程监理单位、监理人员应按照法律法规和工程建设强制性标准,对职业病防护设施施工工程实施监理,并对职业病防护设施的工程质量承担监理责任。

建设项目完工后,需要进行试运行的,其配套建设的职业病防护设施必须与主体工程同时投入试运行。建设项目试运行期间,建设单位应当对职业病防护设施运行的情况和工作场所的职业病危害因素进行监测,并委托具有相应资质的职业卫生技术服务机构进行职业病危害控制效果评价。建设项目没有进行试运行的,应当在其完工后委托具有相应资质的职业卫生技术服务机构进行职业病危害控制效果评价。建设单位在职业病危害控制效果评价报告编制完成后,应当组织有关职业卫生专家对职业病危害控制效果评价报告进行评审。建设单位对职业病危害控制效果评价报告的真实性和合法性负责。

职业病危害一般的建设项目竣工验收时,由建设单位自行组织职业病防护设施的竣工验收,并自验收完成之日起三十日内按照规定向安全生产监督管理部门申请职业病防护设施竣工备案。职业病危害较重和严重的建设项目竣工验收时,建设单位应当按照规定向安全生产监督管理部门申请建设项目职业病防护设施竣工验收。安全生产监督管理部门收到备案或者竣工验收申请后,应当进行核对和审查,符合要求的,予以备案,出具备案通知书;不符合要求的,不予备案,书面通知建设单位并说明理由。对已经受理的竣工验收申请,安全生产监督管理部门应对建设项目职业病危害控制效果评价报告等申请文件、资料进行合法性审查,对建设项目职业病防护设施进行现场验收,通过验收的,予以批复;未通过验收的,书面告知建设单位并说明理由。

(三)职业卫生服务机构资质审批

职业卫生服务机构包括职业卫生技术服务机构、职业健康检查机构和职业病诊断机构等。职业卫生技术服务机构由安全生产监督管理部门认可并颁发证书,职业健康检查机构和职业病诊断机构由省级卫生和计划生育行政部门批准并颁发证书。

1.**职业卫生技术服务机构的审批**

职业卫生技术服务机构的资质从高到低分为甲级、乙级、丙级三个等级。甲级资质由国家安全生产监督管理总局认可及颁发证书。乙级资质由省级安全生产监督管理部门认可及颁发证书,并报国家安全生产监督管理总局备案。丙级资质由设区的市级安全生产监督管理部门认可及颁发证书,并报省级安全生产监督管理部门备案,由省级安全

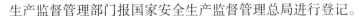

生产监督管理部门报国家安全生产监督管理总局进行登记。

职业卫生技术服务机构应当具备相应的条件。职业卫生技术服务机构资质证书有效期为 3 年。

2. 职业健康检查机构和职业病诊断机构的审批

符合规定的公立医疗卫生机构可以申请开展职业病诊断工作。设区的市没有医疗卫生机构申请开展职业病诊断的,省级卫生和计划生育行政部门应当根据职业病诊断工作的需要,指定公立医疗卫生机构承担职业病诊断工作,并使其在规定时间内达到规定的条件。

省级卫生和计划生育行政部门对批准的申请单位颁发职业病诊断机构批准证书。职业病诊断机构批准证书有效期为 5 年。

3. 职业病诊断医师资质审批

从事职业病诊断的医师应当具备规定条件,并取得省级卫生和计划生育行政部门颁发的资格证书。

三、经常性职业卫生监督

(一)工作场所职业卫生要求

产生职业病危害的用人单位的工作场所应当符合下列要求:①生产布局合理,有害作业与无害作业分开;②工作场所与生活场所分开,工作场所不得住人;③有与职业病防治工作相适应的有效防护设施;④职业病危害因素的强度或者浓度符合国家职业卫生标准;⑤有配套的更衣间、洗浴间、孕妇休息间等卫生设施;⑥设备、工具、用具等设施符合保护劳动者生理、心理健康的要求;⑦法律、法规、规章和国家职业卫生标准的其他规定。

(二)职业健康监护

职业健康监护是指以预防为目的,根据劳动者的职业接触史,通过定期或不定期的医学健康检查和健康相关资料的收集,连续性地监测劳动者的健康状况,分析劳动者健康变化与所接触的职业病危害因素的关系,并及时地将健康检查和资料分析结果报告给用人单位和劳动者本人,以便及时采取干预措施,保护劳动者健康。职业健康监护主要包括职业健康检查和职业健康监护档案管理等内容,是经常性卫生监督的重要内容。

1. 职业健康监护中的责任和义务

(1)用人单位的责任和义务,包括:①应根据国家有关法律、法规,结合生产劳动中存在的职业病危害因素,建立职业健康监护制度,保证劳动者能够得到与其所接触的职业病危害因素相应的健康监护。②要建立职业健康监护档案,由专人负责管理,并按照规定的期限妥善保存,要确保医学资料的机密和维护劳动者的职业健康隐私权、保密权。③应保证从事职业病危害因素作业的劳动者能按时参加安排的职业健康检查,劳动者接受健康检查的时间应视为正常出勤。④应安排即将从事接触职业病危害因素作业的劳动者进行上岗前的健康检查,但应保证其就业机会的公正性。⑤应根据企业文化理念和

笔记

企业经营情况,鼓励制定更高的健康监护实施细则,以促进企业可持续发展,特别是人力资源的可持续发展。

(2)劳动者的权利和义务,包括:①劳动者有权了解所从事的工作对他们的健康可能产生的影响和危害;劳动者或其代表有权参与用人单位建立职业健康监护制度和制定健康监护实施细则的决策过程;劳动者代表和工会组织也应与职业卫生专业人员合作,为预防职业病、促进劳动者健康发挥应有的作用。②劳动者应学习和了解相关的职业卫生知识和职业病防治法律、法规;应掌握作业操作规程,正确使用、维护职业病防护设备和个人使用的防护用品,发现职业病危害事故隐患应及时报告。③劳动者应参加用人单位安排的职业健康检查,并在其实施过程中与职业卫生专业人员和用人单位合作。如果该健康检查项目不是国家法律法规规定的强制性进行的项目,劳动者参加应本着自愿的原则。④劳动者有权对用人单位违反职业健康监护有关规定的行为进行投诉。⑤劳动者若不同意职业健康检查的结论,有权根据有关规定投诉。

(3)职业健康检查机构的责任和义务,包括:①应保证从事职业健康检查工作的主检医师具备相应的专业技能,同时还应熟悉工作场所可能存在的职业病危害因素。②应维护和保证其工作的独立性,包括不受用人单位、劳动者和其他行政意见的影响和干预。③应客观真实地报告职业健康检查结果,对其所出示的检查结果和总结报告承担责任。④专业人员应遵守职业健康监护的伦理道德规范,保护劳动者的隐私,采取一切必要的措施防止职业健康检查结果被用于其他目的。⑤专业人员在进行职业健康检查时,应将检查的目的和每项检查的意义向被检者解释清楚,并应说明接受或拒绝该项检查可能产生的利弊。⑥专业人员有义务接受劳动者对健康检查结果的询问或咨询,要如实地向劳动者解释检查结果和提出的问题。

2.职业健康监护的工作程序

用人单位应制订本单位的职业健康监护工作计划,选择并委托具有职业健康检查资质的机构对本单位接触职业病危害因素的劳动者进行职业健康检查。职业健康检查机构对职业健康检查结果进行汇总,并按照委托协议要求,在规定的时间内向用人单位提交健康检查结果报告。

3.职业健康监护的种类和周期

(1)上岗前健康检查均为强制性职业健康检查,应在开始从事有害作业前完成。

(2)长期从事规定的需要开展健康监护的职业病危害因素作业的劳动者,应进行在岗期间的定期健康检查。定期健康检查的周期根据不同职业病危害因素的性质、工作场所有害因素的浓度或强度、目标疾病的潜伏期和防护措施等因素决定。

(3 劳动者在准备调离或脱离所从事的职业病危害的作业或岗位前,应进行离岗时健康检查。

(4)如接触的职业病危害因素具有慢性健康影响,或发病有较长的潜伏期,在脱离接触后仍有可能发生职业病的,需进行医学随访检查。随访时间的长短应根据有害因素致病的流行病学及临床特点、劳动者从事该作业的时间长短、工作场所有害因素的浓度等因素综合考虑确定。

(5)当发生急性职业病危害事故时,对遭受或者可能遭受急性职业病危害的劳动

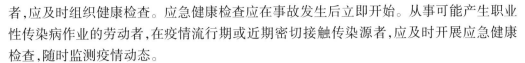

者,应及时组织健康检查。应急健康检查应在事故发生后立即开始。从事可能产生职业性传染病作业的劳动者,在疫情流行期或近期密切接触传染源者,应及时开展应急健康检查,随时监测疫情动态。

4.职业健康检查结果报告与评价

职业健康检查机构根据《职业健康监护管理办法》和与用人单位签订的职业健康检查委托协议书,按时向用人单位提交职业健康检查报告。必要时可根据用人单位的要求进行健康监护评价。职业健康检查报告和评价应遵循法律严肃性、科学严谨性和客观公正性的要求。职业健康检查机构应按统计年度汇总职业健康检查结果,并将汇总资料和患有职业禁忌证的劳动者名单报告所在地职业卫生监督管理部门。

5.职业健康监护档案管理

用人单位应当为劳动者建立职业健康监护档案,并按照规定的期限妥善保存。职业健康监护档案应当包括劳动者的职业史、职业病危害接触史、职业健康检查结果和职业病诊疗等有关个人健康资料。劳动者离开用人单位时,有权索取本人职业健康监护档案复印件,用人单位应当如实、无偿提供,并在所提供的复印件上签章。

(三)职业病诊断与鉴定

1.职业病诊断

(1)职业病诊断过程。劳动者可以在用人单位所在地、本人户籍所在地或者经常居住地选择依法承担职业病诊断的医疗卫生机构进行职业病诊断。职业病诊断机构在进行职业病诊断时,应当组织3名以上取得职业病诊断资格的执业医师进行集体诊断。承担职业病诊断的医疗卫生机构不得拒绝劳动者进行职业病诊断的要求。

(2)职业病诊断依据。职业病诊断应当依据职业病诊断标准,结合劳动者的职业史、职业病危害接触史和工作场所职业病危害因素情况、临床表现以及辅助检查结果等,进行综合分析,作出诊断结论。在没有证据否定职业病危害因素与病人临床表现之间的必然联系的,在排除其他致病因素后,应当诊断为职业病。职业病诊断、鉴定过程中,用人单位不提供工作场所职业病危害因素检测结果等资料的,诊断、鉴定机构应当结合劳动者的临床表现、辅助检查结果和劳动者的职业史、职业病危害接触史,并参考劳动者的自述、安全生产监督管理部门提供的日常监督检查信息等,作出职业病诊断、鉴定结论。

(3)职业病诊断材料由用人单位提供。用人单位应当如实提供职业病诊断、鉴定所需的劳动者职业史和职业病危害接触史、工作场所职业病危害因素检测结果等资料;安全生产监督管理部门应当监督检查和督促用人单位提供上述资料。劳动者和有关机构也应当提供与职业病诊断、鉴定有关的资料。

在职业病诊断、鉴定过程中,在确认劳动者职业史、职业病危害接触史时,当事人对劳动关系、工种、工作岗位或者在岗时间有争议的,可以向当地的劳动人事争议仲裁委员会申请仲裁;接到申请的劳动人事争议仲裁委员会应当受理,并在三十日内作出裁决。

劳动者对仲裁裁决不服的,可以依法向人民法院提起诉讼。用人单位对仲裁裁决不服的,可以在职业病诊断、鉴定程序结束之日起十五日内依法向人民法院提起诉讼;诉讼期间,劳动者的治疗费用按照职业病待遇规定的途径支付。

(4)职业病诊断资料的调查。劳动者对用人单位提供的工作场所职业病危害因素

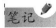

笔记

检测结果等资料有异议,或者因劳动者的用人单位解散、破产,无用人单位提供上述资料的,诊断、鉴定机构应当提请安全生产监督管理部门进行调查,安全生产监督管理部门应当自接到申请之日起三十日内对存在异议的资料或者工作场所职业病危害因素情况作出判定;其他有关部门也应当配合。

职业病诊断、鉴定机构需要了解工作场所职业病危害因素情况时,可以对工作场所进行现场调查,也可以向安全生产监督管理部门提出,安全生产监督管理部门应当在十日内组织现场调查。用人单位不得拒绝、阻挠。

(5)职业病诊断档案。职业病诊断机构应当建立职业病诊断档案并永久保存,档案内容包括:①职业病诊断证明书;②职业病诊断过程记录,包括参加诊断的人员、时间、地点、讨论内容及诊断结论;③用人单位、劳动者和相关部门、机构提交的有关资料;④临床检查与实验室检验等资料;⑤与诊断有关的其他资料。

2. 职业病鉴定

(1)鉴定申请。当事人对职业病诊断机构作出的职业病诊断结论有异议的,可以向职业病诊断机构所在地设区的市级卫生和计划生育行政部门申请鉴定。对设区的市级职业病诊断鉴定不服的,可以向鉴定机构所在地省级卫生和计划生育行政部门申请再鉴定。

(2)鉴定过程。职业病鉴定办事机构应当自收到申请资料之日起五个工作日内完成资料审核,对资料齐全的发给受理通知书。资料不全的,应当书面通知当事人补充;资料补充齐全的,应当受理申请并组织鉴定。

职业病鉴定办事机构收到当事人鉴定申请之后,根据需要可以向原职业病诊断机构或者首次职业病鉴定的办事机构调阅有关的诊断、鉴定资料。原职业病诊断机构或者首次职业病鉴定办事机构应当在接到通知之日起十五日内提交。

职业病鉴定办事机构应在受理鉴定申请之日起六十日内组织鉴定、形成鉴定结论,并在鉴定结论形成后十五日内出具职业病鉴定书。

3. 职业病病人的保障

用人单位应当及时安排对疑似职业病病人进行诊断,在疑似职业病病人诊断或者医学观察期间,不得解除或者终止与其订立的劳动合同。疑似职业病病人在诊断、医学观察期间的费用,由用人单位承担;职业病诊断、鉴定费用由用人单位承担。用人单位应当保障职业病病人依法享受国家规定的职业病待遇。用人单位应当按照国家有关规定,安排职业病病人进行治疗、康复和定期检查。用人单位对不适宜继续从事原工作的职业病病人,应当调离原岗位,并妥善安置。用人单位对从事接触职业病危害的作业的劳动者,应当给予适当岗位津贴。

职业病病人的诊疗、康复费用,伤残以及丧失劳动能力的职业病病人的社会保障,按照国家有关工伤保险的规定执行。职业病病人除依法享有工伤保险外,有权向用人单位提出民事赔偿要求。劳动者被诊断患有职业病,但用人单位没有依法参加工伤保险的,其医疗和生活保障由该用人单位承担。职业病病人变动工作单位,其依法享有的待遇不变。

用人单位在发生分立、合并、解散、破产等情形时,应当对从事接触职业病危害的作业的劳动者进行健康检查,并按照国家有关规定妥善安置职业病病人。用人单位已经不

笔记

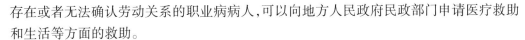

存在或者无法确认劳动关系的职业病病人,可以向地方人民政府民政部门申请医疗救助和生活等方面的救助。

地方各级人民政府应当根据本地区的实际情况,采取其他措施,使职业病病人获得医疗救治。

(四)用人单位的监督

安全生产监督管理部门依法对用人单位执行有关职业病防治的法律、法规、规章和国家职业卫生标准的情况进行监督检查,检查的主要内容为:①设置或者指定职业卫生管理机构或者组织,配备专职或者兼职的职业卫生管理人员情况;②职业卫生管理制度和操作规程的建立、落实及公布情况;③主要负责人、职业卫生管理人员和职业病危害严重的工作岗位的劳动者职业卫生培训情况;④建设项目职业卫生"三同时"制度落实情况;⑤工作场所职业病危害项目申报情况;⑥工作场所职业病危害因素监测、检测、评价及结果报告和公布情况;⑦职业病防护设施、应急救援设施的配置、维护、保养情况,以及职业病防护用品的发放、管理及劳动者佩戴使用情况;⑧职业病危害因素及危害后果警示、告知情况;⑨劳动者职业健康监护、放射工作人员个人剂量监测情况;⑩职业病危害事故报告情况;⑪提供劳动者健康损害与职业史、职业病危害接触关系等相关资料的情况;⑫依法应当监督检查的其他情况。

(五)职业卫生服务机构的监督

1. 职业卫生技术服务机构的监督

安全生产监督管理部门对职业卫生技术服务机构的技术服务工作及专职技术人员进行监督检查,督促职业卫生技术服务机构公平、公正、客观、科学地开展职业卫生技术服务。

2. 职业健康检查机构和职业病诊断机构的监督

卫生和计划生育行政部门依法对职业健康检查机构和职业病诊断机构及职业病诊断医师进行监督检查。

(六)职业病报告的监督

用人单位或医疗卫生机构发现职业病病人或者疑似职业病病人时,应及时向所在地卫生和计划生育行政部门和安全生产监督管理部门报告。确诊为职业病的,用人单位还应向所在地的劳动保障行政部门报告。职业病报告应当符合规定要求和程序。

卫生和计划生育行政部门应当指定专门机构负责职业病报告及职业病统计报告的管理工作,按程序及时、准确报告管理区域内所发生的职业病病例,做好现场调查表的填报,同时对本管辖区域内职业病报告责任人和职业病报告管理单位加强监管,确保不发生职业病的漏报、误报、瞒报或拒报现象。

导入案例评析

1. 某公司的行为违反了《中华人民共和国职业病防治法》。

根据《中华人民共和国职业病防治法》,工作场所符合职业卫生要求、为劳动者提供职业健康监护等是用人单位应当履行的法律义务。《中华人民共和国职业病防

笔记

治法》第二十条规定:用人单位必须采用有效的职业病防护设施,并为劳动者提供个人使用的职业病防护用品。用人单位为劳动者个人提供的职业病防护用品必须符合防治职业病的要求;不符合要求的,不得使用。第二十四条规定:用人单位应当实施由专人负责的职业病危害因素日常监测,并确保监测系统处于正常运行状态。用人单位应当按照国务院卫生行政部门的规定,定期对工作场所进行职业病危害因素检测、评价。检测、评价结果存入用人单位职业卫生档案,定期向所在地卫生行政部门报告并向劳动者公布。职业病危害因素检测、评价由依法设立的取得省级以上人民政府卫生行政部门资质认证的职业卫生技术服务机构进行。职业卫生技术服务机构所作检测、评价应当客观、真实。发现工作场所职业病危害因素不符合国家职业卫生标准和卫生要求时,用人单位应当立即采取相应治理措施,仍然达不到国家职业卫生标准和卫生要求的,必须停止存在职业病危害因素的作业;职业病危害因素经治理后,符合国家职业卫生标准和卫生要求的,方可重新作业。第三十条第一款规定:用人单位与劳动者订立劳动合同时,应当将工作过程中可能产生的职业病危害及其后果、职业病防护措施和待遇等如实告知劳动者,并在劳动合同中写明,不得隐瞒或者欺骗。第三十一条第二款规定:用人单位应当对劳动者进行上岗前的职业卫生培训和在岗期间的定期职业卫生培训,普及职业卫生知识,督促劳动者遵守职业病防治法律、法规、规章和操作规程,指导劳动者正确使用职业病防护设备和个人使用的职业病防护用品。第三十二条规定:对从事接触职业病危害的作业的劳动者,用人单位应当按照国务院卫生行政部门的规定组织上岗前、在岗期间和离岗时的职业健康检查,并将检查结果如实告知劳动者。职业健康检查费用由用人单位承担。用人单位不得安排未经上岗前职业健康检查的劳动者从事接触职业病危害的作业;不得安排有职业禁忌的劳动者从事其所禁忌的作业;对在职业健康检查中发现有与所从事的职业相关的健康损害的劳动者,应当调离原工作岗位,并妥善安置;对未进行离岗前职业健康检查的劳动者不得解除或者终止与其订立的劳动合同。本案中,某市卫生局通过监督检查和调查,发现某公司存在未组织劳动者进行职业卫生培训;与劳动者订立劳动合同时,未告知劳动者职业病危害真实情况;未组织工人进行职业健康体检;工作场所无有效的职业病防护措施;无有效的职业病个人防护用品;工作场所三氯乙烯浓度超过国家职业卫生标准等行为,且证据确凿。因此,对照《中华人民共和国职业病防治法》的上述规定,可以说某公司的行为违反了《中华人民共和国职业病防治法》是毫无疑义的。

2.某市卫生局的卫生行政处罚符合法律要求。

一方面,某市卫生局经过调查,依法收集和制作了现场检查笔录、询问笔录、车间空气检测报告等证据和卫生监督文书,认定某公司存在未组织劳动者进行职业卫生培训;与劳动者订立劳动合同时,未告知劳动者职业病危害真实情况;未组织工人进行职业健康体检;工作场所无有效的职业病防护措施;无有效的职业病个人防护用品;工作场所三氯乙烯浓度超过国家职业卫生标准等行为,违反了《中华人民共和国职业病防治法》第二十条、第二十四条、第三十条第一款、第三十一条第二款、第三十二条的规定。根据《中华人民共和国职业病防治法》第六十三条第四项(未按照规定组织劳动者进行职业卫生培训,或者未对劳动者个人职业病防护采取指导、督促措施的,由卫生行政部门给予警告,责令限期改正;逾期不改正的,处二万元以下的罚款)、第六十四条第三项、第四项(订立或者变更劳动合同时,未告知劳动者职业病危害真实情况的;未按照规定组织职业健康检查、建立职业健康监护档案或者未将检查结果如实告知劳动者的,由卫生行政部门责令限期改正,给予警告,可以并处二万元以上五万元以下的罚款)、第六十五条第一项、第二项(工作场所职业病危害因素的强度或者浓度超过国家职业卫生标准的;未提供职业病防护设施和个人使用的职业病防护用品,或者提供的职业病防护设施和个人使用的职业病防护用品不符合国家职业卫生标准和卫生要求的,由卫生行政部门给予警告,责令限期改正,逾期不改正的,处五万元以上二十万元以下的罚款;情节严重的,责令停止产生职业病危害的作业,或者提请有关人民政府按照国务院规定的权限责令关闭)的规定,决定罚款5万元,认定事实清楚,证据确凿,适用法律基本正确。另一方面,某市卫生局的行政处罚程序历经了监督检查、立案、调查取证、合议、行政处罚事先告知、行政处罚决定书的制作和送达等过程,符合《中华人民共和国行政处罚法》规定的一般程序的要求。

法条链接

《中华人民共和国职业病防治法》(2001年)

第二十条　用人单位必须采用有效的职业病防护设施,并为劳动者提供个人使用的职业病防护用品。

用人单位为劳动者个人提供的职业病防护用品必须符合防治职业病的要求;不符合要求的,不得使用。

第二十四条　用人单位应当实施由专人负责的职业病危害因素日常监测,并确保监测系统处于正常运行状态。

用人单位应当按照国务院卫生行政部门的规定,定期对工作场所进行职业病危害因素检测、评价。检测、评价结果存入用人单位职业卫生档案,定期向所在地卫生行政部门报告并向劳动者公布。

职业病危害因素检测、评价由依法设立的取得省级以上人民政府卫生行政部门资质认证的职业卫生技术服务机构进行。职业卫生技术服务机构所作检测、评价应当客观、真实。

发现工作场所职业病危害因素不符合国家职业卫生标准和卫生要求时,用人单位应当立即采取相应治理措施,仍然达不到国家职业卫生标准和卫生要求的,必须停止存在职业病危害因素的作业;职业病危害因素经治理后,符合国家职业卫生标准和卫生要求的,方可重新作业。

第三十条　用人单位与劳动者订立劳动合同(含聘用合同,下同)时,应当将工作过程中可能产生的职业病危害及其后果、职业病防护措施和待遇等如实告知劳动者,并在

笔记

劳动合同中写明,不得隐瞒或者欺骗。

劳动者在已订立劳动合同期间因工作岗位或者工作内容变更,从事与所订立劳动合同中未告知的存在职业病危害的作业时,用人单位应当依照前款规定,向劳动者履行如实告知的义务,并协商变更原劳动合同相关条款。

用人单位违反前两款规定的,劳动者有权拒绝从事存在职业病危害的作业,用人单位不得因此解除或者终止与劳动者所订立的劳动合同。

第三十一条　用人单位的负责人应当接受职业卫生培训,遵守职业病防治法律、法规,依法组织本单位的职业病防治工作。

用人单位应当对劳动者进行上岗前的职业卫生培训和在岗期间的定期职业卫生培训,普及职业卫生知识,督促劳动者遵守职业病防治法律、法规、规章和操作规程,指导劳动者正确使用职业病防护设备和个人使用的职业病防护用品。

劳动者应当学习和掌握相关的职业卫生知识,遵守职业病防治法律、法规、规章和操作规程,正确使用、维护职业病防护设备和个人使用的职业病防护用品,发现职业病危害事故隐患应当及时报告。

劳动者不履行前款规定义务的,用人单位应当对其进行教育。

第三十二条　对从事接触职业病危害的作业的劳动者,用人单位应当按照国务院卫生行政部门的规定组织上岗前、在岗期间和离岗时的职业健康检查,并将检查结果如实告知劳动者。职业健康检查费用由用人单位承担。

用人单位不得安排未经上岗前职业健康检查的劳动者从事接触职业病危害的作业;不得安排有职业禁忌的劳动者从事其所禁忌的作业;对在职业健康检查中发现有与所从事的职业相关的健康损害的劳动者,应当调离原工作岗位,并妥善安置;对未进行离岗前职业健康检查的劳动者不得解除或者终止与其订立的劳动合同。

职业健康检查应当由省级以上人民政府卫生行政部门批准的医疗卫生机构承担。

第六十三条　违反本法规定,有下列行为之一的,由卫生行政部门给予警告,责令限期改正;逾期不改正的,处二万元以下的罚款:

(一)工作场所职业病危害因素检测、评价结果没有存档、上报、公布的;

(二)未采取本法第十九条规定的职业病防治管理措施的;

(三)未按照规定公布有关职业病防治的规章制度、操作规程、职业病危害事故应急救援措施的;

(四)未按照规定组织劳动者进行职业卫生培训,或者未对劳动者个人职业病防护采取指导、督促措施的;

(五)国内首次使用或者首次进口与职业病危害有关的化学材料,未按照规定报送毒性鉴定资料以及经有关部门登记注册或者批准进口的文件的。

第六十四条　用人单位违反本法规定,有下列行为之一的,由卫生行政部门责令限期改正,给予警告,可以并处二万元以上五万元以下的罚款:

(一)未按照规定及时、如实向卫生行政部门申报产生职业病危害的项目的;

(二)未实施由专人负责的职业病危害因素日常监测,或者监测系统不能正常监测的;

（三）订立或者变更劳动合同时，未告知劳动者职业病危害真实情况的；

（四）未按照规定组织职业健康检查、建立职业健康监护档案或者未将检查结果如实告知劳动者的。

第六十五条　用人单位违反本法规定，有下列行为之一的，由卫生行政部门给予警告，责令限期改正，逾期不改正的，处五万元以上二十万元以下的罚款；情节严重的，责令停止产生职业病危害的作业，或者提请有关人民政府按照国务院规定的权限责令关闭：

（一）工作场所职业病危害因素的强度或者浓度超过国家职业卫生标准的；

（二）未提供职业病防护设施和个人使用的职业病防护用品，或者提供的职业病防护设施和个人使用的职业病防护用品不符合国家职业卫生标准和卫生要求的；

（三）对职业病防护设备、应急救援设施和个人使用的职业病防护用品未按照规定进行维护、检修、检测，或者不能保持正常运行、使用状态的；

（四）未按照规定对工作场所职业病危害因素进行检测、评价的；

（五）工作场所职业病危害因素经治理仍然达不到国家职业卫生标准和卫生要求时，未停止存在职业病危害因素的作业的；

（六）未按照规定安排职业病病人、疑似职业病病人进行诊治的；

（七）发生或者可能发生急性职业病危害事故时，未立即采取应急救援和控制措施或者未按照规定及时报告的；

（八）未按照规定在产生严重职业病危害的作业岗位醒目位置设置警示标识和中文警示说明的；

（九）拒绝卫生行政部门监督检查的。

实训与指导

实训项目名称　职业病防治法律问题案例分析与问题研究

一、实训目标

1. 检验对职业卫生监督法律依据、职业病防治监督管理体制、经常性职业卫生监督等本章知识的理解和掌握程度。

2. 训练查找资料尤其是检索实训涉及的有关法律法规并进行分析归纳的能力。

3. 培养应用本章基本知识和有关法律规定分析案例和解决实际问题的能力。

二、实训内容与形式

要求根据以下材料进行案例分析和问题研究。

实训材料　无尘车间的怪病

2010 年 10 月起，蒋和平开始陆续收到联建公司高层领导的电话，电话的主旨均是问候其身体情况。最近，这种关心显得尤其频繁。"你给我打电话前，我们厂领导还刚刚给我打了个电话。"蒋和平告诉记者。

自从2009年联建公司出现工人正己烷中毒事件以来，不少中毒工人在接受完治疗后，拿了公司的赔偿金就离职了。蒋和平只是为数不多的还留在厂里的正己烷事件中毒者之一。

"他们一开始还只是慰问下我们的身体情况，现在已经明确提出希望给我们一笔赔偿金让我们走人。"对于领导的关心，蒋和平很不屑："七八万块钱能买断我的后半生吗？""我还没有结婚，谁知道这个病会不会有后遗症？"

事故的罪魁祸首恰恰是用来代替酒精、将苹果产品的触摸屏"擦得干干净净、闪闪发亮"的正己烷。

2008年9月起，联建公司"突然要求使用正己烷代替酒精，让员工擦拭苹果手机显示屏"，理由是使用酒精擦拭显示屏出厂的产品优良率较低，"上面的压力很大，当时市场需求也大"，自2007年就进入联建公司的蒋和平告诉《财经国家周刊》记者。

知情人士说，当时联建公司为了提高出品率，尝试了诸多手段，如改善设备、器材等，但均未获得明显效果，直至当时的公司负责人提出引进正己烷。

据另一位中毒工人许晓林（化名）介绍，用正己烷的擦拭效果明显好于使用酒精。"一块显示屏卖给客户的价格约500元，使用正己烷的成本远低于酒精，但挥发速度更快，擦拭效果也更好，可以大大降低次品率，利润一下就上去了。"

联建公司内部人士介绍，联建公司引进正己烷时，告知工人要换新的清洁剂，并没有告知正己烷的毒性，也没有为工人做防护措施。"即使在2009年初苹果公司派人过来检查车间时，联建公司的生产车间也一切照旧。"

据许晓林回忆，正己烷溶剂使用后的两三个月，生产车间的工人们开始出现不同程度的中毒症状。

同样在联建公司打工的28岁小伙郭瑞强没想到看起来如此干净的车间也会让人"生病"。他告诉《财经国家周刊》记者，2009年9月起自己开始感觉到身体不适，手脚无力，稍微有些重的东西都拿不起来。经上海中山医院检查为正己烷中毒。据其回忆，当时车间有一半的人与他的症状类似。

最终，整个中毒事件波及约60名工友，其中最严重的一位工人在中毒期间几乎无法行走，治疗了近一年时间才有所缓解。

人体长期接触正己烷可导致肌肉萎缩及运动障碍，可在体内蓄积并具有神经毒性，正己烷因而被认定为高危害性毒物。

"正己烷的毒性虽然与汞、氯气等化学品相比要低，不至于致命，但挥发性特别强。如果是在无尘车间等封闭环境使用，必须保证要有良好的通风系统以及必备的防护措施，如防护面具等，否则极易引发中毒事件。"一位从事职业病研究的专家告诉《财经国家周刊》记者。

《财经国家周刊》记者还了解到，在正己烷中毒事故发生后，联建公司目前已再次替换清洁溶剂，将正己烷改为异丙醇加丙酮。其中丙酮虽少见急性中毒，但在长

笔记

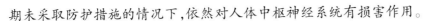

期未采取防护措施的情况下,依然对人体中枢神经系统有损害作用。

"现在联建公司只有一部分人知道这个情况,很难说是不是另一个正己烷。"许晓林告诉《财经国家周刊》记者。(来源:新华网)

问题:

1.联建公司的行为是否符合《职业病防治法》的要求,为什么?

2.你是如何认识事件发生的成因和法律对策的?

3.为蒋和平等劳动者提供保护自身合法权益的法律建议。

三、实训要领

1.了解事件涉及的社会背景和基本事实。

2.学习和掌握实训涉及的本章主要知识。

3.检索并找出实训涉及的主要法律法规及其具体规定。

4.查找文献资料,必要时进行调查研究,根据有关法律原理和法律制度,研究事件的成因和法律对策,为蒋和平等受害劳动者提供保护自身合法权益的法律建议。

四、成果要求和评分

1.分组或独立完成。如果以分组形式完成,应当对实训过程实行任务分解,即分别以1名同学为主分段承担资料查找、分析研究和归纳总结、撰写书面报告等工作。研究过程应当在充分发挥所有成员同学主动性、积极性的基础上实现同学间的互助、交流和协作。

2.提交书面报告。要求:(1)列出作为实训依据的主要法律法规的规定;(2)分析部分的字数1000字左右,观点明确、说理清楚,既要讲清楚作为理由和依据的基本知识和法律规定,更要针对案情事实进行分析并得出明确的结论。

3.分组完成的实训报告由组长根据小组成员在参与资料查找、小组讨论、分析研究、报告撰写等过程中的贡献度进行初步评分,最后由老师根据评分规则打分。独立完成的实训报告由老师根据评分规则打分。

附件:书面作业

实训报告

一、案情

笔记

二、法律规定

_____

_____

_____

_____

_____

_____

_____

三、分析和研究

1. 联建公司的行为是否符合《职业病防治法》的要求,为什么?

_____

_____

_____

_____

_____

_____

_____

_____

_____

2. 你是如何认识事件发生的成因和法律对策的?

_____

_____

_____

_____

_____

_____

笔记

_____

3. 为蒋和平等劳动者提供保护自身合法权益的法律建议。

_____

_____

_____

_____

_____

_____

（王小合　陈仕学）

笔记

第十四章

放射卫生监督

通过本章案例分析与实训练习：

巩固　放射卫生监督法律依据、放射卫生监管体制和分类监管，放射卫生防护基本原则，预防性放射卫生监督，经常性放射卫生监督，放射事故卫生监督。

培养　运用放射卫生监督法律依据、放射卫生监管体制和分类监管、经常性放射卫生监督等本章知识分析案例和解决实际问题的能力。

扩展　学习其他相关法律知识和法律制度，分析认识放射卫生监督领域的现象和问题。

导入案例

案例

某公司因违反放射卫生法规受到行政处罚案

2006年8月12日，某县卫生局对辖区内的放射工作单位进行监督检查时发现，某医院未对从事放射工作的人员进行健康体检和个人剂量监测。卫生局经过调查取证，认为某医院违反了《放射性同位素与射线装置安全和防护条例》及《放射工作卫生防护管理办法》有关规定，决定对医院分别给予责令停止放射工作和罚款15000元的行政处罚。卫生局进行了行政处罚事先告知，医院作了陈述和申辩，但是没有申请听证，此后卫生局制作了两份行政处罚决定书并送达某医院。行政处罚决定书载明：如不服本处罚决定，在接到处罚决定书之日起15日内，可以向某市卫生局或某县人民政府申请行政复议。对复议结果不服的，在收到复议书之日起15日内，可以向人民法院起诉。

某医院接受处罚后，于2006年9月20日以自己只是未对放射工作人员进行健康体检，对放射工作人员已经进行了个人剂量监测，某县卫生局的行为违反了《中华人民共和国行政处罚法》关于对当事人的同一违法行为不得给予两次以上处罚的规定为由向法院提起行政诉讼，请求撤销某县卫生局对某医院因未进行个人剂量监测罚款15000元的处罚决定，并返还某医院已缴纳的15000元罚款。法院受理后将起诉状副本发送某县卫生局，某县卫生局向人民法院提交了作出行政处罚的有关材料，并提出答辩状。卫生局在答辩状中认为，根据《中华人民共和国行政诉讼法》、《中华人民共和国行政复议法》的规定，只要法律、法规规定行政复议为提起行政诉讼的必经程序的，公民、法人或其他组织未申请复议直接向法院提起诉讼的，人民法

206

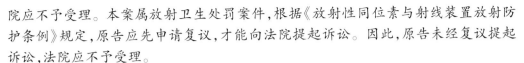

院应不予受理。本案属放射卫生处罚案件,根据《放射性同位素与射线装置放射防护条例》规定,原告应先申请复议,才能向法院提起诉讼。因此,原告未经复议提起诉讼,法院应不予受理。

法院经过审理,认定某县卫生局作出的放射卫生行政处罚适用法律错误,判决撤销该处罚决定,并责令某县卫生局重新作出行政处罚。

问题:

1.某医院的行为是否符合法律规定,为什么?

2.法院的审理和判决是否正确,为什么?

主要知识点

一、放射卫生监督概述

(一)放射卫生监督的概念

放射卫生监督是卫生监督主体依据卫生法律、法规的规定,对从事放射卫生活动的相对人所实施的监督。放射卫生监督对于使得辐射技术造福于人类的同时减少乃至避免辐射技术危害具有重要意义。

(二)放射卫生监督法律依据

放射卫生涉及诸多法律、法规和规章,比如《中华人民共和国职业病防治法》、《中华人民共和国放射性污染防治法》、《中华人民共和国突发事件应对法》、《放射性同位素与射线装置安全和防护条例》、《中华人民共和国民用核设施安全监督管理条例》、《突发公共卫生事件应急条例》等。

此外,到目前为止,我国已发布涉及放射卫生防护的标准140余项。放射卫生防护标准的主要内容包括各类人员在不同实践情况下接受辐射照射的限值、控制水平和放射防护要求以及与此相应的行为规范;在放射所致应急照射和一些持续照射情况下必须采取的干预原则、方法和要求等。

(三)放射卫生监管体制和分类监管

1.放射卫生监管体制

国务院环境保护主管部门对全国放射性同位素、射线装置的安全和防护工作实施统一监督管理。国务院公安、卫生和计划生育等管理部门按照职责分工和《放射性同位素与射线装置安全和防护条例》的规定,对有关放射性同位素、射线装置的安全和防护工作实施监督管理。

2.放射卫生分类监管

国家对放射源和射线装置实行分类管理。根据放射源、射线装置对人体健康和环境的潜在危害程度,从高到低将放射源分为Ⅰ类、Ⅱ类、Ⅲ类、Ⅳ类、Ⅴ类,将射线装置分为Ⅰ类、Ⅱ类、Ⅲ类,具体分类办法由国务院有关部门制定。

二、放射卫生防护基本原则

根据国际放射防护委员会的观点,放射防护的基本原则是放射实践的正当化、放射

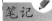

防护的最优化和个人剂量限值。

（一）辐射实践的正当化

在进行任何放射性工作时,都应当进行代价和利益的分析,要求任何放射实践,对人群和环境可能产生的危害比起个人和社会从中获得的利益来,应当是很小的,即效益明显大于付出的全部代价时所进行的放射性工作就是正当的,是值得进行的。

（二）辐射防护的最优化

对于来自一项实践中的任一特定源的照射,应使防护与安全最优化,使得在考虑了经济和社会因素之后,个人受照剂量的大小、受照射的人数以及受照射的可能性均保持在可合理达到的尽量低的水平。

（三）个人剂量限值

在放射实践中,不产生过高的个体照射量,保证任何人的危险度不超过某一数值,即必须保证个人所受的放射性剂量不超过规定的相应限值。

三、预防性放射卫生监督

（一）放射卫生"三同时"制度

新建、改建、扩建放射工作场所的放射防护设施,应当与主体工程同时设计、同时施工、同时投入使用。放射防护设施应当与主体工程同时验收;验收合格的,主体工程方可投入生产或者使用。

（二）建设项目放射防护预评价

建设项目放射防护预评价是对可能产生职业病危害及对环境产生放射污染的建设项目,在可行性论证阶段,由建设单位委托职业卫生技术服务机构对建设项目可能产生的职业病危害因素、危害程度、放射污染水平、健康影响、防护措施等进行预防性卫生学评价,以了解建设项目在放射防护方面是否可行。

（三）建设项目防护设施竣工验收

建设项目在竣工验收前,建设单位应当委托职业卫生技术服务机构及有相应资质的环境辐射监测机构,进行职业病危害控制效果评价和环境污染监测。行政主管部门依据职业卫生技术服务机构编写的《职业病危害控制效果评价报告》,对该建设项目防护设施是否符合国家标准要求等进行现场核实、验收。内容主要包括控制效果评价报告中提出的问题或建议、意见是否整改落实,防护设施或诊疗工作场所辐射水平是否符合卫生要求,防护设施的运行情况及各项规章制度的落实和执行情况等。

（四）放射卫生许可制度

拟从事生产、使用、销售放射性同位素与射线装置工作的单位,在开展放射工作前,应当依法向所在省、自治区、直辖市的环境保护主管部门申请办理许可手续,取得辐射安全许可证后,方可从事许可范围内的放射工作。从事放射诊疗工作的单位,还应向卫生和计划生育行政部门申请办理《放射诊疗许可证》。

笔记

1. 申办许可证的基本条件

申办许可证的基本条件为：①专业技术人员具备与所从事的放射工作相适应的专业知识和执业资质、防护知识及健康条件；②有符合国家环保标准、职业卫生标准和安全防护要求的场所、设施和设备；③有专门的安全和防护管理机构或专兼职的防护管理人员，并配备工作中所必需的符合国家标准的防护用品和监测仪器；④有健全的防护管理规章制度、放射事故应急预案；⑤产生放射性废气、废液、固体废物的，具有确保放射性废气、废液、固体废物达标排放的处理能力和可行性的处理方案。

2. 辐射安全许可证的申办程序

(1) 申请。具备申办许可证基本条件的放射工作单位，除提供相应的资料外，应根据辐射源的分类分别向环境保护主管部门提出申请。

(2) 审查和决定。环境保护主管部门应当自受理申请之日起20个工作日内完成审查，符合条件的，颁发许可证，并予以公告；不符合条件的，书面通知申请单位并说明理由。

(3) 变更与校验。辐射工作单位变更单位名称、地址和法定代表人的，应当自变更登记之日起20日内，向原发证机关申请办理许可证变更手续。

3. 放射诊疗许可证的申办程序

(1) 申请。具备申办许可证基本条件的放射工作单位，除提供相应的资料外，应根据辐射源的分类分别向卫生和计划生育行政部门提出申请。

(2) 受理。申请的放射诊疗项目属于接收申请的卫生和计划生育行政部门审批范围的，对材料齐全符合法定形式的应当在5个工作日内受理并向申请单位出具受理通知书。项目不属于审批范围的应作出不予受理的决定。申请材料存在可当场更正的错误的，可允许当场更正；对材料不齐全、不符合法定形式或不能当场更正的，应在5个工作日内一次告知申请人需要补正的全部内容，并填写补正通知书。

(3) 审查与审批。卫生和计划生育行政部门受理申请表后，应当对医疗机构提供的材料和现场进行审查。现场审查完毕后，审核人员给出"建议批准"、"建议整改"或"建议不批准"的结论。审核结论为"建议批准"的，发放《放射诊疗许可证》。审核结论为"建议整改"的，向申请机构发出《整改通知书》。审核或复核结论为"建议不批准"的，作出不予许可的决定，向申请机构发出《不予行政许可决定书》，说明不予许可的理由。

(4) 校验。取得《放射诊疗许可证》的医疗机构到达校验期的应当向卫生和计划生育行政部门申请校验，《放射诊疗许可证》和《医疗机构执业许可证》同时校验。

4. 职业卫生技术服务机构资质认证

凡从事职业卫生技术服务的机构，必须取得卫生和计划生育行政部门及安全生产监督管理部门颁发的《职业卫生技术服务资质证书》，并按照资质证书规定的项目，从事职业卫生技术服务工作。

取得建设项目职业病危害评价资质（甲级和乙级）的技术服务机构，同时取得职业病危害因素检测与评价的资质。

(1) 资质审定。卫生和计划生育行政部门和安全生产监督管理部门分别设立国家和省级职业卫生技术服务机构资质审定专家库，专家库的专家承担相应的职业卫生技术

笔记

服务机构资质审定的技术评审。技术评估工作采取资料审查和现场考核相结合的方法。

（2）受理。卫生和计划生育行政部门和安全生产监督管理部门应当自接到职业卫生技术服务机构资质审定申请表之日起15日内,作出是否受理的决定。同意受理的,应当在60日内由办事机构组织专家组,对申请单位进行技术评审。专家组应当由从相关专家库抽取的专家组成。

（3）技术评审。技术评审包括申请文件、资料的技术审查和现场技术考核。现场技术考核应当包括下列内容:申请单位负责人介绍有关情况,考核技术负责人及其他技术人员的专业知识和操作能力;进行现场核查、抽查原始工作记录、报告和总结;必要的盲样检测。

（4）批准。卫生和计划生育行政部门和安全生产监督管理部门应当自收到专家组技术评估报告之日起30日内完成资质审核。对符合条件的,发给《职业卫生技术服务资质证书》,并定期予以公告。

四、经常性放射卫生监督

（一）放射源的卫生监督

有关放射卫生法律、法规和卫生标准对放射源的卫生监督做了明确规定,密封型放射源和开放性放射源的生产、销售、贮存、运输、安装、换源、适用等活动均应符合相应的要求。

（二）射线装置的卫生监督

射线装置卫生监督的重点内容是对安全防护系统的卫生监督。放射安全防护系统应做到设计合理、运行可靠。一般要求使用射线装置的单位每半年检查一次,应有定期检修记录和定期监测报告。

（三）医疗卫生机构的监督

医疗卫生机构开展放射治疗、核医学工作、X射线影像诊断等活动应当符合有关卫生法律法规和卫生标准的要求,并接受卫生和计划生育行政部门的监督。

（四）放射工作人员的卫生监督

1. 放射工作人员的基本条件

从事放射工作的人员必须具备相适应的专业及防护知识和健康条件,并提供相应的证明材料。

2. 放射工作人员职业健康监护

放射工作人员职业健康监护的主要内容有:①放射工作人员应当进行上岗前的职业健康检查,符合放射工作人员健康标准的,方可参加相应的放射工作;②放射工作单位不得安排未经职业健康检查或者不符合放射工作人员职业健康标准的人员从事放射工作;③放射工作单位应当组织上岗后的放射工作人员定期进行职业健康检查,两次检查的时间间隔不应超过2年,必要时可增加临时性检查;④放射工作人员脱离放射工作岗位时,放射工作单位应当对其进行离岗前的职业健康检查;⑤从事放射工作人员职业健康检查的医疗机构应当经省级卫生和计划生育行政部门批准。

笔记

（五）放射防护器材与含有放射性产品的卫生监督

1. 放射防护器材的卫生监督

放射防护器材是对电离辐射进行屏蔽防护的材料以及用屏蔽材料制成的各种防护器械、装置、部件、用品、制品和设施。放射防护器材的防护性能应当符合有关标准和卫生要求，不合格的产品不得生产、销售、进口与使用。

2. 含有放射性产品的卫生监督

含有放射性产品是指含放射性物料、含放射性物质消费品、伴生 X 射线电器产品和国家卫生和计划生育委员会规定的其他含放射性产品。

含放射性产品的监督内容包括生产单位首次生产放射防护器材或者含放射性产品的，应当进行检测；出具检测报告的单位应当具备国家卫生和计划生育委员会认证的含放射性产品检测资质，检测报告除具备基本的内容外，还应当有检测依据、检测结果和检测结论；产品标签应当符合有关要求等方面。

五、放射事故卫生监督

（一）放射事故的分级与报告

1. 事故分级

根据放射事故的性质、严重程度、可控性和影响范围等因素，从重到轻将放射事故分为特别重大放射事故、重大放射事故、较大放射事故和一般放射事故四个等级。

2. 事故报告

当发生放射事故时，生产、销售、使用放射性同位素和射线装置的单位应当立即启动本单位的应急方案，采取应急措施，并立即向当地环境保护主管部门、公安部门、卫生和计划生育行政部门报告。有关部门接到放射事故报告后，应当立即派人赶赴现场，进行现场调查，采取有效措施，控制并消除事故影响，同时将放射事故信息报告本级人民政府和上级主管部门。

（二）放射事故的处理

1. 放射事故的处理原则

（1）控制放射源或射线装置。应尽快控制事故源，使失控的放射源或射线装置立即恢复到安全状态，以防蔓延乃至发生更大的事故。

（2）控制污染。具体工作包括：①立即撤离有关工作人员，封锁现场，切断一切可能扩大污染范围的环节，迅速开展检测，严防对食物、禽畜及水源的污染；②对可能受到放射性核素污染或放射损伤的人员，采取隔离和应急措施，并组织人员进行去污，实施医学救治；③迅速确定放射性核素种类、活度、污染范围和污染程度；④污染现场未达到安全水平以前不得解除封锁。

（3）控制事故的不良影响。应判明事故的性质、影响范围、正确估计事故的可能后果，进行科学的宣传和解释，以减少或消除不良的社会影响。

2. 应急处理

放射事故发生后，有关县级以上人民政府应当按照放射事故的等级，启动并组织实

笔记

施相应的应急预案。环境保护主管部门负责放射事故的应急响应、调查处理和定性定级工作,协助公安部门监控追缴丢失、被盗的放射源。公安部门负责丢失、被盗放射源的立案侦查和追缴。卫生和计划生育行政部门负责放射事故的医疗应急。

(三)放射事故的立案调查

放射事故由环境保护主管部门会同公安部门和卫生和计划生育行政部门进行立案调查。立案调查的基本内容为:事故单位与放射工作有关的基本情况,如放射工作的种类、性质、规模、安全防护管理情况;事故基本情况,如发生事故的时间、地点、级别、性质、人员受照情况和财产损失情况等,并建立放射事故档案。

事故调查结束后,应依照法律、法规处理后结案,对构成犯罪的,依法追究刑事责任。

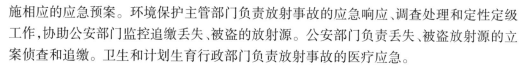

1.某医院的行为不符合法律规定。

根据有关放射卫生法律、法规和规章的规定,医疗卫生机构开展放射治疗、核医学工作、X射线影像诊断等活动应当符合有关卫生法律、法规和卫生标准的要求,并接受卫生行政部门的监督。其中《放射性同位素与射线装置安全和防护条例》第二十九条规定:生产、销售、使用放射性同位素和射线装置的单位,应当严格按照国家关于个人剂量监测和健康管理的规定,对直接从事生产、销售、使用活动的工作人员进行个人剂量监测和职业健康检查,建立个人剂量档案和职业健康监护档案。《放射诊疗管理规定》第十九条规定:医疗机构应当配备专(兼)职管理人员,负责放射诊疗工作的质量保证和安全防护。其主要职责是:(一)组织制定并落实放射诊疗和放射防护管理制度;(二)定期组织对放射诊疗工作场所、设备和人员进行放射防护检测、监测和检查;(三)组织本机构放射诊疗工作人员接受专业技术、放射防护知识及有关规定的培训和健康检查;等等。第二十三条规定:医疗机构应当按照有关规定和标准,对放射诊疗工作人员进行上岗前、在岗期间和离岗时的健康检查,定期进行专业及防护知识培训,并分别建立个人剂量、职业健康管理和教育培训档案。本案中,某医院未对从事放射工作的人员进行健康体检和个人剂量监测,尽管某县卫生局的处罚行为可能存在这样那样的不足,但是根据《放射性同位素与射线装置安全和防护条例》和《放射诊疗管理规定》的上述规定,某医院未对从事放射工作的人员进行健康体检和个人剂量监测无疑是违反法律规定的。

2.法院的审理和判决是正确的。

一方面,就卫生行政处罚本身而言,尽管本案中某医院未对从事放射工作的人员进行健康体检和个人剂量监测无疑是违反法律规定的,但是某县卫生局的处罚行为在事实认定和法律适用等方面也必须是正确的。如上所述,本案发生于2006年8月,某医院的行为违反的应当是《放射性同位素与射线装置安全和防护条例》和《放射诊疗管理规定》,其中作为处罚裁量依据的《放射诊疗管理规定》第四十一条第四项规定的行政处罚种类与幅度为:医疗机构未按照规定对放射诊疗工作人员进行个人剂量监测、健康检查、建立个人剂量和健康档案的,由县级以上卫生行政部门给予警告,责令限期改正,并可处 1 万元以下的罚款。但在本案中,某县卫生局因错误适用当时已经失效的《放射工作卫生防护管理办法》,对医院分别作出了责令停止放射工作和罚款 15000 元的行政处罚。

另一方面,就本案是否应当实行复议前置而言,如前所述,本案行政处罚发生于 2006 年 8 月之后,应当适用 2005 年 12 月 1 日起开始施行的《放射性同位素与射线装置安全和防护条例》,而非某县卫生局答辩时所称的《放射性同位素与射线装置放射防护条例》,实际上某县卫生局在作出行政处罚时也正确适用了《放射性同位素与射线装置安全和防护条例》。《放射性同位素与射线装置安全和防护条例》并未规定放射卫生行政处罚实行复议前置,而且根据《中华人民共和国行政处罚法》的规定,行政机关在作出行政处罚时,应当明确载明不服行政处罚决定申请复议或者提起行政诉讼的途径和期限。在本案中,虽然某区卫生局的行政处罚决定书将原告申请行政复议和提起行政诉讼权利的内容表述为"如不服本处罚决定,在接到处罚决定书之日起 15 日内,可以向某市卫生局或某县人民政府申请行政复议。对复议结果不服的,在收到复议书之日起 15 日内,可以向人民法院起诉",但是因为这一表述限制了相对人对行政复议和行政诉讼的自由选择权,在缺乏法律依据的条件下没有任何法律效力,所以某县卫生局辩称的原告未经复议提起诉讼法院应不予受理是站不住脚的。原告直接提起行政诉讼符合法律规定,法院有权进行审理。

法条链接

一、《放射性同位素与射线装置安全和防护条例》

第二十九条　生产、销售、使用放射性同位素和射线装置的单位,应当严格按照国家关于个人剂量监测和健康管理的规定,对直接从事生产、销售、使用活动的工作人员进行个人剂量监测和职业健康检查,建立个人剂量档案和职业健康监护档案。

二、《放射诊疗管理规定》

第十九条　医疗机构应当配备专(兼)职的管理人员,负责放射诊疗工作的质量保证和安全防护。其主要职责是:

(一)组织制定并落实放射诊疗和放射防护管理制度;

(二)定期组织对放射诊疗工作场所、设备和人员进行放射防护检测、监测和检查;

(三)组织本机构放射诊疗工作人员接受专业技术、放射防护知识及有关规定的培训和健康检查;

(四)制定放射事件应急预案并组织演练;

(五)记录本机构发生的放射事件并及时报告卫生行政部门。

第二十二条　放射诊疗工作人员应当按照有关规定配戴个人剂量计。

第二十三条　医疗机构应当按照有关规定和标准,对放射诊疗工作人员进行上岗前、在岗期间和离岗时的健康检查,定期进行专业及防护知识培训,并分别建立个人剂量、职业健康管理和教育培训档案。

第四十一条 医疗机构违反本规定,有下列行为之一的,由县级以上卫生行政部门给予警告,责令限期改正,并可处 1 万元以下的罚款:

(一)购置、使用不合格或国家有关部门规定淘汰的放射诊疗设备的;

(二)未按照规定使用安全防护装置和个人防护用品的;

(三)未按照规定对放射诊疗设备、工作场所及防护设施进行检测和检查的;

(四)未按照规定对放射诊疗工作人员进行个人剂量监测、健康检查、建立个人剂量和健康档案的;

(五)发生放射事件并造成人员健康严重损害的;

(六)发生放射事件未立即采取应急救援和控制措施或者未按照规定及时报告的;

(七)违反本规定的其他情形。

三、《放射性同位素与射线装置放射防护条例》

第三十二条 当事人对卫生、环境保护部门给予的行政处罚不服的,在接到通知书之日起 15 日内,可以向决定处罚的行政部门的上一级行政部门申请复议,但对放射防护控制措施的决定,应当立即执行。对复议结果不服的,在收到复议书之日起 15 日内,可以向人民法院起诉;对行政处罚不履行又逾期不起诉的,由决定处罚的行政部门申请人民法院强制执行。

四、《放射工作卫生防护管理办法》

第四十三条 违反《条例》及本办法规定,放射工作单位有下列行为之一的,由县级以上人民政府卫生行政部门给予警告,责令停止产生放射危害的从业活动,或处一千元以上二万元以下的罚款:

(一)未建立放射防护责任制或者未按规定落实管理措施的;

(二)放射工作场所不符合国家放射卫生标准或者卫生要求的;

(三)未按规定设置电离辐射标志或者电离辐射警示标志的;

(四)未经备案,进行放射性同位素示踪试验的;

(五)储存场所未按规定贮存放射性同位素的;

(六)使用含放射性同位素设备或者射线装置,不符合卫生防护要求的;

(七)未按规定制定放射诊断、治疗的质量控制方案,或者未按放射防护规范、技术标准及卫生要求,进行诊断、治疗的;

(八)未按规定对含放射性同位素设备及射线装置、放射工作场所及其周围环境、放射防护设施性能等进行检测的;

(九)销售的放射性同位素、含放射性同位素设备或者射线装置未按规定登记或者未报省级卫生行政部门备案的;

(十)托运、承运和自行运输放射性同位素,未经剂量核查或者经核查不符合卫生防护要求的;

(十一)对废弃放射性同位素,未按规定处置或者办理注销手续的;

(十二)未按规定对放射工作人员进行个人剂量监测、健康体检或者未建立健康档案的;

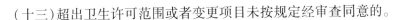

（十三）超出卫生许可范围或者变更项目未按规定经审查同意的。

五、《中华人民共和国行政处罚法》

第六条　公民、法人或者其他组织对行政机关所给予的行政处罚，享有陈述权、申辩权；对行政处罚不服的，有权依法申请行政复议或者提起行政诉讼。

公民、法人或者其他组织因行政机关违法给予行政处罚受到损害的，有权依法提出赔偿要求。

第三十九条　行政机关依照本法第三十八条的规定给予行政处罚，应当制作行政处罚决定书。行政处罚决定书应当载明下列事项：

（一）当事人的姓名或者名称、地址；

（二）违反法律、法规或者规章的事实和证据；

（三）行政处罚的种类和依据；

（四）行政处罚的履行方式和期限；

（五）不服行政处罚决定，申请行政复议或者提起行政诉讼的途径和期限；

（六）作出行政处罚决定的行政机关名称和作出决定的日期。

行政处罚决定书必须盖有作出行政处罚决定的行政机关的印章。

六、《中华人民共和国行政诉讼法》（1989年）

第三十七条　对属于人民法院受案范围的行政案件，公民、法人或者其他组织可以先向上一级行政机关或者法律、法规规定的行政机关申请复议，对复议不服的，再向人民法院提起诉讼；也可以直接向人民法院提起诉讼。

法律、法规规定应当先向行政机关申请复议，对复议不服再向人民法院提起诉讼的，依照法律、法规的规定。

七、《中华人民共和国行政复议法》

第十六条　公民、法人或者其他组织申请行政复议，行政复议机关已经依法受理的，或者法律、法规规定应当先向行政复议机关申请行政复议、对行政复议决定不服再向人民法院提起行政诉讼的，在法定行政复议期限内不得向人民法院提起行政诉讼。

公民、法人或者其他组织向人民法院提起行政诉讼，人民法院已经依法受理的，不得申请行政复议。

实训与指导

实训项目名称　医疗机构违反放射卫生法规案例分析与问题研究

一、实训目标

1. 检验对放射卫生监督法律依据、放射卫生监管体制和分类监管、经常性放射卫生

笔记

监督等本章知识的理解和掌握程度。

2.训练查找资料尤其是检索实训涉及的有关法律法规并进行分析归纳的能力。

3.培养应用本章基本知识和有关法律规定分析案例和解决实际问题的能力。

二、实训内容与形式

要求根据以下材料进行案例分析和问题研究。

实训材料　某医科大学附属肿瘤医院因违反放射卫生法规受到行政处罚案

某省辐射环境监督站在监督检查中发现,某医科大学附属肿瘤医院 PET/CT 中心 1 名药剂师 2009 年一季度个人累计剂量当量为 234.19mSv,二季度为 48.20mSv,四季度为 191.08mSv;1 名物理师 2010 年一季度个人累计剂量当量为 68.62mSv。

接到报告后,某省环境保护厅对某医科大学附属肿瘤医院个人累计剂量超标的工作人员进行了详细调查,认定该单位辐射安全设施未定期检查维护,合成器排风故障,药物输出管线断裂,滤膜堵塞,设备带病运行,工作人员违反操作规程,在设备发生故障时,未采取任何防护措施的情况下人工收集、过滤和分装药物,徒手换滤膜,导致 2 名工作人员受到超过年剂量限值的照射。其中该单位药剂师个人剂量超标是由于在 2010 年一季度合成碳－11 药物时,合成器排风系统发生故障,排风扇反转,导致放射性气体富集,该药剂师在故障没有排除的情况下仍继续工作 3～4 天;二季度该药剂师个人剂量超标的原因是患者多,工作时间长;四季度合成氟－18 药物时,药物输出管线两次出现断裂,该药剂师在没有采取任何防护措施的情况下,违反操作规程进行人工收集、过滤和分装药物,累计操作时间近 3 个小时。该单位物理师个人剂量超标是由于滤膜先后几次出现堵塞、破裂,物理师违反操作规程徒手换滤膜,累计操作时间近 1 个小时。

最后,某省环境保护厅依法对某医科大学附属肿瘤医院作出罚款 5 万元的行政处罚并责令限期整改。

问题:

1.某医科大学附属肿瘤医院的行为是否合法,为什么?

2.某省环境保护厅的监督执法行为是否正确,为什么?

3.对于事件发生的成因和法律对策,你是如何认为的?

三、实训要领

1.了解案情涉及的社会背景和基本事实。

2.学习和掌握实训涉及的本章主要知识。

3.检索并找出实训涉及的主要法律法规及其具体规定。

4.查找文献资料,必要时进行调查研究,根据有关法律原理和法律制度,研究事件的成因和法律对策。

四、成果要求和评分

1.分组或独立完成。如果以分组形式完成,应当对实训过程实行任务分解,即分别以1名同学为主分段承担资料查找、分析研究和归纳总结、撰写书面报告等工作。研究过程应当在充分发挥所有成员同学主动性、积极性的基础上实现同学间的互助、交流和协作。

2.提交书面报告。要求:(1)列出作为实训依据的主要法律法规的规定;(2)分析研究部分的字数1000字左右,观点明确、说理清楚,既要讲清楚作为理由和依据的基本知识和法律规定,更要针对案情事实进行分析并得出明确的结论。

3.分组完成的实训报告由组长根据小组成员在参与资料查找、小组讨论、分析研究、报告撰写等过程中的贡献度进行初步评分,最后由老师根据评分规则打分。独立完成的实训报告由老师根据评分规则打分。

附件:书面作业

实训报告

一、案情

_____

_____

_____

_____

_____

_____

_____

_____

二、法律规定

_____

_____

_____

_____

_____

笔记

三、分析和研究

1. 某医科大学附属肿瘤医院的行为是否合法，为什么？

2. 某省环境保护厅的监督执法行为是否正确，为什么？

3. 对于事件发生的成因和法律对策，你是如何认为的？

（陈仕学）

食品安全监督

通过本章案例分析与实训练习：

巩固 食品安全监督的法律依据,食品安全监督管理的一般规定,食品安全标准的监督,食品生产经营安全监督,食品安全事故处置。

培养 运用本章基本知识分析案例和解决实际问题的能力。

扩展 学习其他相关法律知识和法律制度,分析认识食品安全监督领域的现象和问题。

案例

某酒店违反食品生产经营人员健康管理规定案

2015 年 10 月 11 日,某市食品药品监督管理局 3 名执法人员对当地经济开发区某酒店进行现场检查,发现该酒店存在当场未能提供有效卫生许可证,8 名厨师未戴工作帽、口罩上岗,部分食品生产经营人员没有有效健康证明等问题。

10 月 20 日,执法人员再次对该酒店进行监督检查,又一次发现该酒店有 21 名食品生产经营人员不能提供有效的健康证明,且与 10 月 11 日现场检查发现不能提供健康证明的人员有重复、有新增。某市食品药品监督管理局遂于 10 月 20 日对该案进行立案调查。当天执法人员对该酒店是否持有有效卫生许可证进行了调查核实。在对该酒店法定代表人朱某某进行询问调查时,朱某某对一部分员工尚未取得健康证明予以承认,但同时也反映有一部分员工于 2014 年 12 月进行健康体检,后因酒店经理辞去酒店工作带走了体检资料,所以一直未能办理健康证明。

针对酒店食品生产经营人员健康证明问题,负责调查取证的执法人员对有关人员补充进行了 3 次询问调查,重点开展了以下工作:(1)考虑到该酒店 2014 年组织食品生产经营人员体检后人事变动的特殊情况,调取了健康检查机构 2014 年以来对该酒店员工进行健康检查的电脑记录,对体检合格的人员予以认可;(2)对酒店员工中姓名相同或相近的人员进行认真核对;(3)根据前面两个方面的调查情况,确定 10 月 11 日和 10 月 20 日检查中确未取得健康证明的人员为 10 名,所在食品生产经营岗位为洗碗工 2 名,厨师 4 名,其他人员 4 名。最终,某市食品药品监督管理局于 10

笔记

月 30 日调查终结,经过合议认定某酒店确有违法行为,应当受到行政处罚。11 月 23 日,食品药品监督管理局送达了《行政处罚事先告知书》和《责令改正通知书》。11 月 28 日,食品药品监督管理局送达《行政处罚决定书》,认定某酒店有 10 名食品生产经营人员未取得有效健康证明从事食品生产经营,违反了《中华人民共和国食品安全法》第四十五条第二款的规定,根据《中华人民共和国食品安全法》第一百二十六条的规定,对该酒店处以警告的行政处罚。

问题:

1. 某市食品药品监督管理局作出的行政处罚是否符合实体法的规定,为什么?

2. 某市食品药品监督管理局的监督行为是否存在不足,为什么?

主要知识点

一、食品安全监督概述

(一)食品安全监督的概念

食品安全监督是指食品安全监督主体为了保证食品安全,防止食品污染和有害因素对人体的危害,保障人民身体健康和生命安全,依法对食品生产经营单位和个人在食品生产加工、食品流通、餐饮服务等全过程中执行食品安全法律、法规、规章和标准的情况进行检查、监测、监督和处罚的监督执法活动。

食品安全监督对于严格规范食品生产经营行为,督促食品生产经营者依据食品安全法律、法规和标准从事生产经营活动,从而改善食品安全状况,提高食品安全水平,保障人民群众的身体健康和生命安全,保障和促进食品的国际贸易,促进改革开放和国民经济的发展具有重要意义。

(二)食品安全监督的法律依据

《中华人民共和国食品安全法》是我国食品安全基本法,是食品安全监管的基本法律依据。《中华人民共和国食品安全法实施条例》、《食品生产许可管理办法》、《食品流通许可证管理办法》、《餐饮服务许可管理办法》、《食品添加剂生产监督管理规定》、《流通环节食品安全监督管理办法》、《餐饮服务食品安全监督管理办法》、《保健食品注册管理办法》、《新资源食品管理办法》、《食品添加剂新品种管理办法》、《食品安全国家标准管理办法》、《食用农产品市场销售质量安全监督管理办法》、《食品召回管理办法》、《食品安全抽样检验管理办法》、《国家重大食品安全事故应急预案》等一系列与《中华人民共和国食品安全法》配套的食品安全法规和规章也是食品安全监管的重要法律依据。

此外,数量众多的食品安全标准作为强制性标准,也是食品安全法律体系重要的组成部分之一,其中作为主体部分的食品安全国家标准由国务院卫生和计划生育行政部门会同国务院食品药品监督管理部门制定、公布,如《食品中污染物限量》、《食品中致病菌限量》、《食品添加剂使用标准》、《食品营养强化剂使用标准》、《食品中农药最大残留限量》、《食品中兽药最大残留限量》、《预包装食品标签通则》等。

笔记

二、食品安全监督管理的一般规定

(一)食品安全监督管理体制

国务院食品药品监督管理部门对食品生产经营活动实施监督管理。国务院卫生和计划生育行政部门依照《中华人民共和国食品安全法》和国务院规定的职责,组织开展食品安全风险监测和风险评估,会同国务院食品药品监督管理部门制定并公布食品安全国家标准。国务院其他有关部门依照《中华人民共和国食品安全法》和国务院规定的职责,承担有关食品安全工作。

县级以上地方人民政府对本行政区域的食品安全监督管理工作负责,统一领导、组织、协调本行政区域的食品安全监督管理工作以及食品安全突发事件应对工作,建立健全食品安全全程监督管理工作机制和信息共享机制。县级以上地方人民政府依法确定本级食品药品监督管理部门、卫生和计划生育行政部门和其他有关部门的职责。各有关部门在各自职责范围内负责本行政区域的食品安全监督管理工作。

(二)食品安全风险分级管理与年度监督管理计划的制订

食品药品监督管理部门、质量监督部门根据食品安全风险监测、风险评估结果和食品安全状况等,确定监督管理的重点、方式和频次,实施风险分级管理。

县级以上地方人民政府组织本级食品药品监督管理、质量监督、农业行政等部门制订本行政区域的食品安全年度监督管理计划,向社会公布并组织实施。食品安全年度监督管理计划应当将下列事项作为监督管理的重点:①专供婴幼儿和其他特定人群的主辅食品;②保健食品生产过程中的添加行为和按照注册或者备案的技术要求组织生产的情况,保健食品标签、说明书以及宣传材料中有关功能宣传的情况;③发生食品安全事故风险较高的食品生产经营者;④食品安全风险监测结果表明可能存在食品安全隐患的事项。

(三)食品安全监督检查措施

食品药品监督管理部门、质量监督部门履行各自食品安全监督管理职责,有权采取下列措施,对生产经营者遵守《中华人民共和国食品安全法》的情况进行监督检查:①进入生产经营场所实施现场检查;②对生产经营的食品、食品添加剂、食品相关产品进行抽样检验;③查阅、复制有关合同、票据、账簿以及其他有关资料;④查封、扣押有证据证明不符合食品安全标准或者有证据证明存在安全隐患以及用于违法生产经营的食品、食品添加剂、食品相关产品;⑤查封违法从事生产经营活动的场所。

(四)食品安全快速检测

食品药品监督管理部门在食品安全监督管理工作中可以采用国家规定的快速检测方法对食品进行抽查检测。对抽查检测结果表明可能不符合食品安全标准的食品,应当依法进行检验。抽查检测结果确定有关食品不符合食品安全标准的,可以作为行政处罚的依据。

(五)食品安全信用档案的建立

食品药品监督管理部门应当建立食品生产经营者食品安全信用档案,记录许可颁

笔记

221

发、日常监督检查结果、违法行为查处等情况,依法向社会公布并实时更新;对有不良信用记录的食品生产经营者增加监督检查频次,对违法行为情节严重的食品生产经营者,可以通报投资主管部门、证券监督管理机构和有关的金融机构。

食品生产经营过程中存在食品安全隐患,未及时采取措施消除的,县级以上食品药品监督管理部门可以对食品生产经营者的法定代表人或者主要负责人进行责任约谈。食品生产经营者应当立即采取措施,进行整改,消除隐患。责任约谈情况和整改情况应当纳入食品生产经营者食品安全信用档案。

(六)食品安全投诉举报

食品药品监督管理、质量监督等部门应当公布本部门的电子邮箱地址或者电话,接受咨询、投诉、举报。接到咨询、投诉、举报,对属于本部门职责的,应当受理并在法定期限内及时答复、核实、处理;对不属于本部门职责的,应当移交有权处理的部门并书面通知咨询、投诉、举报人。有权处理的部门应当在法定期限内及时处理,不得推诿。对查证属实的举报,给予举报人奖励。

(七)食品安全违法犯罪案件的移送

食品药品监督管理、质量监督等部门发现涉嫌食品安全犯罪的,应当按照有关规定及时将案件移送公安机关。对移送的案件,公安机关应当及时审查;认为有犯罪事实需要追究刑事责任的,应当立案侦查。

公安机关在食品安全犯罪案件侦查过程中认为没有犯罪事实,或者犯罪事实显著轻微,不需要追究刑事责任,但依法应当追究行政责任的,应当及时将案件移送食品药品监督管理、质量监督等部门和行政监察机关,有关部门应当依法处理。

三、食品安全标准的监督

(一)食品安全标准的内容

食品安全标准应当包括下列内容:①食品、食品添加剂、食品相关产品中的致病性微生物,农药残留、兽药残留、生物毒素、重金属等污染物质以及其他危害人体健康物质的限量规定;②食品添加剂的品种、使用范围、用量;③专供婴幼儿和其他特定人群的主辅食品的营养成分要求;④对与卫生、营养等食品安全要求有关的标签、标志、说明书的要求;⑤食品生产经营过程的卫生要求;⑥与食品安全有关的质量要求;⑦与食品安全有关的食品检验方法与规程;⑧其他需要制定为食品安全标准的内容。

(二)食品安全国家标准的制定

食品安全国家标准由国务院卫生和计划生育行政部门会同国务院食品药品监督管理部门制定、公布。食品中农药残留、兽药残留的限量规定及其检验方法与规程由国务院卫生和计划生育行政部门、国务院农业行政部门会同国务院食品药品监督管理部门制定。屠宰畜、禽的检验规程由国务院农业行政部门会同国务院卫生和计划生育行政部门制定。

制定食品安全国家标准,应当依据食品安全风险评估结果并充分考虑食用农产品安全风险评估结果,参照相关的国际标准和国际食品安全风险评估结果,并将食品安全国

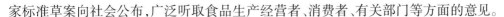

家标准草案向社会公布,广泛听取食品生产经营者、消费者、有关部门等方面的意见。

食品安全国家标准应当经国务院卫生和计划生育行政部门组织的食品安全国家标准审评委员会审查通过。食品安全国家标准审评委员会由医学、农业、食品、营养、生物、环境等方面的专家以及国务院有关部门、食品行业协会、消费者协会的代表组成,对食品安全国家标准草案的科学性和实用性等进行审查。

(三)食品安全地方标准的制定

对地方特色食品,没有食品安全国家标准的,省、自治区、直辖市人民政府卫生和计划生育行政部门可以制定并公布食品安全地方标准,报国务院卫生和计划生育行政部门备案。食品安全国家标准制定后,该地方标准即行废止。

(四)食品安全企业标准的制定和备案

国家鼓励食品生产企业制定严于食品安全国家标准或者地方标准的企业标准,在本企业适用,并报省、自治区、直辖市人民政府卫生和计划生育行政部门备案。

(五)食品安全标准的公布和执行

食品安全标准是强制执行的标准,必须依法执行。省级以上卫生和计划生育行政部门应当在其网站上公布制定和备案的食品安全国家标准、地方标准和企业标准,供公众免费查阅、下载。对食品安全标准执行过程中的问题,县级以上卫生和计划生育行政部门应当会同有关部门及时给予指导、解答。

四、食品生产经营安全监督

(一)食品生产经营实行许可制度

食品生产经营实行许可制度。从事食品生产、食品销售、餐饮服务,应当依法取得许可。但是,销售食用农产品,不需要取得许可。

县级以上食品药品监督管理部门应当依法审核申请人提交的相关资料,必要时对申请人的生产经营场所进行现场核查;对符合规定条件的,准予许可;对不符合规定条件的,不予许可并书面说明理由。

(二)食品生产经营的一般规定

1. 食品生产经营应当符合要求

食品生产经营应当符合食品安全标准,并符合下列要求:

(1)具有与生产经营的食品品种、数量相适应的食品原料处理和食品加工、包装、贮存等场所,保持该场所环境整洁,并与有毒、有害场所以及其他污染源保持规定的距离;

(2)具有与生产经营的食品品种、数量相适应的生产经营设备或者设施,有相应的消毒、更衣、盥洗、采光、照明、通风、防腐、防尘、防蝇、防鼠、防虫、洗涤以及处理废水、存放垃圾和废弃物的设备或者设施;

(3)有专职或者兼职的食品安全专业技术人员、食品安全管理人员和保证食品安全的规章制度;

(4)具有合理的设备布局和工艺流程,防止待加工食品与直接入口食品、原料与成

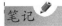

品交叉污染,避免食品接触有毒物、不洁物;

(5)餐具、饮具和盛放直接入口食品的容器,使用前应当洗净、消毒,炊具、用具用后应当洗净,保持清洁;

(6)贮存、运输和装卸食品的容器、工具和设备应当安全、无害,保持清洁,防止食品污染,并符合保证食品安全所需的温度、湿度等特殊要求,不得将食品与有毒、有害物品一同贮存、运输;

(7)直接入口的食品应当使用无毒、清洁的包装材料、餐具、饮具和容器;

(8)食品生产经营人员应当保持个人卫生,生产经营食品时,应当将手洗净,穿戴清洁的工作衣、帽等;销售无包装的直接入口食品时,应当使用无毒、清洁的容器、售货工具和设备;

(9)用水应当符合国家规定的生活饮用水卫生标准;

(10)使用的洗涤剂、消毒剂应当对人体安全、无害;

(11)法律、法规规定的其他要求。

2. 禁止生产经营的食品、食品添加剂和食品相关产品

禁止生产经营下列食品、食品添加剂、食品相关产品:

(1)用非食品原料生产的食品或者添加食品添加剂以外的化学物质和其他可能危害人体健康物质的食品,或者用回收食品作为原料生产的食品;

(2)致病性微生物,农药残留、兽药残留、生物毒素、重金属等污染物质以及其他危害人体健康的物质含量超过食品安全标准限量的食品、食品添加剂、食品相关产品;

(3)用超过保质期的食品原料、食品添加剂生产的食品、食品添加剂;

(4)超范围、超限量使用食品添加剂的食品;

(5)营养成分不符合食品安全标准的专供婴幼儿和其他特定人群的主辅食品;

(6)腐败变质、油脂酸败、霉变生虫、污秽不洁、混有异物、掺假掺杂或者感官性状异常的食品、食品添加剂;

(7)病死、毒死或者死因不明的禽、畜、兽、水产动物肉类及其制品;

(8)未按规定进行检疫或者检疫不合格的肉类,或者未经检验或者检验不合格的肉类制品;

(9)被包装材料、容器、运输工具等污染的食品、食品添加剂;

(10)标注虚假生产日期、保质期或者超过保质期的食品、食品添加剂;

(11)无标签的预包装食品、食品添加剂;

(12)国家为防病等特殊需要明令禁止生产经营的食品;

(13)其他不符合法律、法规或者食品安全标准的食品、食品添加剂、食品相关产品。

3. 食品添加剂安全监督

食品添加剂生产实行许可制度。从事食品添加剂生产,应当具有与所生产食品添加剂品种相适应的场所、生产设备或者设施、专业技术人员和管理制度,依法取得食品添加剂生产许可。生产食品添加剂应当符合法律、法规和食品安全国家标准的要求。

食品生产经营者应当按照食品安全国家标准使用食品添加剂。

4. 食品相关产品安全监督

生产食品相关产品应当符合法律、法规和食品安全国家标准的要求。对直接接触食

笔记

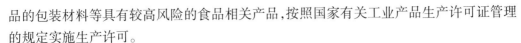

品的包装材料等具有较高风险的食品相关产品,按照国家有关工业产品生产许可证管理的规定实施生产许可。

质量监督部门应当加强对食品相关产品生产活动的监督管理。

(三)食品生产经营过程监督

1.建立食品安全管理制度

食品生产经营企业应当建立健全食品安全管理制度,对职工进行食品安全知识培训,加强食品检验工作,依法从事生产经营活动。食品生产经营企业应当配备食品安全管理人员,加强对其培训和考核。经考核不具备食品安全管理能力的,不得上岗。食品药品监督管理部门应当对企业食品安全管理人员随机进行监督抽查考核并公布考核情况。监督抽查考核不得收取费用。

2.建立食品从业人员健康管理制度

食品生产经营者应当建立并执行从业人员健康管理制度。患有国务院卫生和计划生育行政部门规定的有碍食品安全疾病的人员,不得从事接触直接入口食品的工作。从事接触直接入口食品工作的食品生产经营人员应当每年进行健康检查,取得健康证明后方可上岗工作。

3.制定并实施控制要求

食品生产企业应当就下列事项制定并实施控制要求,保证所生产的食品符合食品安全标准:①原料采购、原料验收、投料等原料控制;②生产工序、设备、贮存、包装等生产关键环节控制;③原料检验、半成品检验、成品出厂检验等检验控制;④运输和交付控制。

餐饮服务提供者应当制定并实施原料控制要求,不得采购不符合食品安全标准的食品原料。倡导餐饮服务提供者公开加工过程,公示食品原料及其来源等信息。

4.建立食品安全自查制度

食品生产经营者应当建立食品安全自查制度,定期对食品安全状况进行检查评价。生产经营条件发生变化,不再符合食品安全要求的,食品生产经营者应当立即采取整改措施;有发生食品安全事故潜在风险的,应当立即停止食品生产经营活动,并向所在地县级食品药品监督管理部门报告。

5.鼓励食品生产经营企业符合良好生产规范要求,实施危害分析与关键控制点体系

鼓励食品生产经营企业符合良好生产规范要求,实施危害分析与关键控制点体系,提高食品安全管理水平。对通过良好生产规范、危害分析与关键控制点体系认证的食品生产经营企业,认证机构应当依法实施跟踪调查;对不再符合认证要求的企业,应当依法撤销认证。认证机构实施跟踪调查不得收取费用。

6.依法使用农业投入品

食用农产品生产者应当按照食品安全标准和国家有关规定使用农药、肥料、兽药、饲料和饲料添加剂等农业投入品,严格执行农业投入品使用安全间隔期或者休药期的规定,不得使用国家明令禁止的农业投入品。禁止将剧毒、高毒农药用于蔬菜、瓜果、茶叶和中草药材等国家规定的农作物。食用农产品的生产企业和农民专业合作经济组织应当建立农业投入品使用记录制度。

笔记

7. 依法采购食品原料、食品添加剂、食品相关产品

食品生产者采购食品原料、食品添加剂、食品相关产品,应当查验供货者的许可证和产品合格证明。食品生产企业应当建立食品原料、食品添加剂、食品相关产品进货查验记录制度,如实记录食品原料、食品添加剂、食品相关产品的名称、规格、数量、生产日期或者生产批号、保质期、进货日期以及供货者名称、地址、联系方式等内容,并保存相关凭证。

食品经营者采购食品,应当查验供货者的许可证和食品出厂检验合格证或者其他合格证明。食品经营企业应当建立食品进货查验记录制度,如实记录食品的名称、规格、数量、生产日期或者生产批号、保质期、进货日期以及供货者名称、地址、联系方式等内容,并保存相关凭证。

8. 建立食品出厂检验记录制度

食品生产企业应当建立食品出厂检验记录制度,查验出厂食品的检验合格证和安全状况,如实记录食品的名称、规格、数量、生产日期或者生产批号、保质期、检验合格证号、销售日期以及购货者名称、地址、联系方式等内容,并保存相关凭证。

9. 食品、食品添加剂和食品相关产品检验合格后方可出厂销售

食品、食品添加剂、食品相关产品的生产者,应当按照食品安全标准对所生产的食品、食品添加剂、食品相关产品进行检验,检验合格后方可出厂或者销售。

10. 贮存食品应符合要求

食品经营者应当按照保证食品安全的要求贮存食品,定期检查库存食品,及时清理变质或者超过保质期的食品。食品经营者贮存散装食品,应当在贮存位置标明食品的名称、生产日期或者生产批号、保质期、生产者名称及联系方式等内容。

11. 对餐饮服务提供者的特别要求

餐饮服务提供者应当定期维护食品加工、贮存、陈列等设施、设备;定期清洗、校验保温设施及冷藏、冷冻设施。餐饮服务提供者应当按照要求对餐具、饮具进行清洗消毒,不得使用未经清洗消毒的餐具、饮具;餐饮服务提供者委托清洗消毒餐具、饮具的,应当委托符合《中华人民共和国食品安全法》规定条件的餐具、饮具集中消毒服务单位。

12. 对餐具、饮具集中消毒服务单位的监督

餐具、饮具集中消毒服务单位应当具备相应的作业场所、清洗消毒设备或者设施,用水和使用的洗涤剂、消毒剂应当符合相关食品安全国家标准和其他国家标准、卫生规范。

餐具、饮具集中消毒服务单位应当对消毒餐具、饮具进行逐批检验,检验合格后方可出厂,并应当随附消毒合格证明。消毒后的餐具、饮具应当在独立包装上标注单位名称、地址、联系方式、消毒日期以及使用期限等内容。

13. 对食品添加剂生产经营的要求

食品添加剂生产者应当建立食品添加剂出厂检验记录制度,查验出厂产品的检验合格证和安全状况,如实记录食品添加剂的名称、规格、数量、生产日期或者生产批号、保质期、检验合格证号、销售日期以及购货者名称、地址、联系方式等相关内容,并保存相关凭证。记录和凭证保存期限应当符合法律规定。

食品添加剂经营者采购食品添加剂,应当依法查验供货者的许可证和产品合格证明

文件,如实记录食品添加剂的名称、规格、数量、生产日期或者生产批号、保质期、进货日期以及供货者名称、地址、联系方式等内容,并保存相关凭证。记录和凭证保存期限应当符合法律规定。

14. 对集中交易市场的开办者、柜台出租者和展销会举办者的要求

集中交易市场的开办者、柜台出租者和展销会举办者应当依法审查入场食品经营者的许可证,明确其食品安全管理责任,定期对其经营环境和条件进行检查。

15. 对网络食品交易第三方平台的要求

网络食品交易第三方平台提供者应当对入网食品经营者进行实名登记,明确其食品安全管理责任;依法应当取得许可证的,还应当审查其许可证。网络食品交易第三方平台提供者发现入网食品经营者有违法行为的,应当及时制止并立即报告食品药品监督管理部门;发现严重违法行为的,应当立即停止提供网络交易平台服务。

(四)食品召回的监督

食品生产者发现其生产的食品不符合食品安全标准或者有证据证明可能危害人体健康的,应当立即停止生产,召回已经上市销售的食品,通知相关生产经营者和消费者,并记录召回和通知情况。

食品经营者发现其经营的食品有应当召回情形的,应当立即停止经营,通知相关生产经营者和消费者,并记录停止经营和通知情况。食品生产者认为应当召回的,应当立即召回。由于食品经营者的原因造成其经营的食品有规定情形的,食品经营者应当召回。

食品生产经营者应当对召回的食品采取无害化处理、销毁等措施,防止其再次流入市场。但是,对因标签、标志或者说明书不符合食品安全标准而被召回的食品,食品生产者在采取补救措施且能保证食品安全的情况下可以继续销售;销售时应当向消费者明示补救措施。

食品生产经营者应当将食品召回和处理情况向所在地县级食品药品监督管理部门报告;需要对召回的食品进行无害化处理、销毁的,应当提前报告时间、地点。食品药品监督管理部门认为必要的,可以实施现场监督。食品生产经营者未依照法律规定召回或者停止经营的,县级以上食品药品监督管理部门可以责令其召回或者停止经营。

(五)特殊食品的监督

1. 保健食品的监督

(1)保健功能应当具有科学依据。保健食品声称保健功能应当具有科学依据,不得对人体产生急性、亚急性或者慢性危害。

(2)保健食品原料目录和保健功能目录的监督。保健食品原料目录和允许保健食品声称的保健功能目录,由国务院食品药品监督管理部门会同国务院卫生和计划生育行政部门、国家中医药管理部门制定、调整并公布。

(3)保健食品的注册和备案。依法应当注册的保健食品,注册时应当提交保健食品的研发报告、产品配方、生产工艺、安全性和保健功能评价、标签、说明书等材料及样品,并提供相关证明文件。国务院食品药品监督管理部门经组织技术审评,对符合安全和功

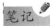

笔记

能声称要求的,准予注册;对不符合要求的,不予注册并书面说明理由。对使用保健食品原料目录以外原料的保健食品作出准予注册决定的,应当及时将该原料纳入保健食品原料目录。

依法应当备案的保健食品,备案时应当提交产品配方、生产工艺、标签、说明书以及表明产品安全性和保健功能的材料。

（4）保健食品的标签、说明书和广告的监管。保健食品的标签、说明书不得涉及疾病预防、治疗功能,内容应当真实,与注册或者备案的内容相一致,载明适宜人群、不适宜人群、功效成分或者标志性成分及其含量等,并声明"本品不能代替药物"。保健食品的功能和成分应当与标签、说明书相一致。

保健食品广告应当声明"本品不能代替药物";其内容应当经省、自治区、直辖市人民政府食品药品监督管理部门审查批准,取得保健食品广告批准文件。省、自治区、直辖市人民政府食品药品监督管理部门应当公布并及时更新已经批准的保健食品广告目录以及批准的广告内容。

2.特殊医学用途配方食品的监督

特殊医学用途配方食品应当经国务院食品药品监督管理部门注册。特殊医学用途配方食品广告适用《中华人民共和国广告法》和其他法律、行政法规关于药品广告管理的规定。

3.婴幼儿配方食品的监督

婴幼儿配方食品生产企业应当实施从原料进厂到成品出厂的全过程质量控制,对出厂的婴幼儿配方食品实施逐批检验,保证食品安全。

生产婴幼儿配方食品使用的生鲜乳、辅料等食品原料、食品添加剂等,应当符合法律、行政法规的规定和食品安全国家标准,保证婴幼儿生长发育所需的营养成分。

婴幼儿配方食品生产企业应当将食品原料、食品添加剂、产品配方及标签等事项向省、自治区、直辖市人民政府食品药品监督管理部门备案。

婴幼儿配方乳粉的产品配方应当经国务院食品药品监督管理部门注册。注册时,应当提交配方研发报告和其他表明配方科学性、安全性的材料。

五、食品安全事故处置

（一）食品安全事故应急预案和处置方案的制定

国务院组织制定国家食品安全事故应急预案。县级以上地方人民政府根据有关法律、法规的规定和上级人民政府的食品安全事故应急预案以及本行政区域的实际情况,制定本行政区域的食品安全事故应急预案,并报上一级人民政府备案。食品安全事故应急预案应当对食品安全事故分级、事故处置组织指挥体系与职责、预防预警机制、处置程序、应急保障措施等作出规定。

食品生产经营企业应当制定食品安全事故处置方案,定期检查本企业各项食品安全防范措施的落实情况,及时消除事故隐患。

(二)食品安全事故报告、调查和处理

1. 食品安全事故报告

发生食品安全事故的单位应当立即采取措施,防止事故扩大。事故单位和接收病人进行治疗的单位应当及时向事故发生地县级食品药品监督管理部门、卫生和计划生育行政部门报告。接到报告的县级食品药品监督管理部门应当按照应急预案的规定向本级人民政府和上级食品药品监督管理部门报告。县级人民政府和上级食品药品监督管理部门应当按照应急预案的规定上报。

医疗机构发现其接收的病人属于食源性疾病病人或者疑似病人的,应当按照规定及时将相关信息向所在地县级卫生和计划生育行政部门报告。县级卫生和计划生育行政部门认为与食品安全有关的,应当及时通报同级食品药品监督管理部门。

2. 食品安全事故调查和处置

县级以上食品药品监督管理部门接到食品安全事故报告后,应当立即会同同级卫生和计划生育、质量监督、农业行政等部门进行调查处理,并采取下列措施,防止或者减轻社会危害:①开展应急救援工作,组织救治因食品安全事故导致人身伤害的人员;②封存可能导致食品安全事故的食品及其原料,并立即进行检验;对确认属于被污染的食品及其原料,责令食品生产经营者依法召回或者停止经营;③封存被污染的食品相关产品,并责令进行清洗消毒;④做好信息发布工作,依法对食品安全事故及其处理情况进行发布,并对可能产生的危害加以解释、说明。

发生食品安全事故需要启动应急预案的,县级以上人民政府应当立即成立事故处置指挥机构,启动应急预案,依照法律和应急预案的规定进行处置。

发生食品安全事故,县级以上疾病预防控制机构应当对事故现场进行卫生处理,并对与事故有关的因素开展流行病学调查,有关部门应当予以协助。县级以上疾病预防控制机构应当向同级食品药品监督管理部门、卫生和计划生育行政部门提交流行病学调查报告。

3. 食品安全事故责任调查

发生食品安全事故,设区的市级以上食品药品监督管理部门应当立即会同有关部门进行事故责任调查,督促有关部门履行职责,向本级人民政府和上一级食品药品监督管理部门提出事故责任调查处理报告。

调查食品安全事故,应当坚持实事求是、尊重科学的原则,及时、准确查清事故性质和原因,认定事故责任,提出整改措施。

调查食品安全事故,除了查明事故单位的责任,还应当查明有关监督管理部门、食品检验机构、认证机构及其工作人员的责任。

导入案例评析

1. 实体法与程序法相对,是以规定和确认权利和职权以及义务和责任为主要内容的法律,比如行政法、民法、刑法等。在卫生监督领域,除少数涉及卫生监督程序的专门立法和法律条文以外,绝大多数卫生法律、法规和规章都属于实体法的范畴。就本案而言,卫生监督主体的职权职责、监督相对人行为违法性及其法律责任等都

是实体法律问题,并主要在《中华人民共和国食品安全法》作了规定。可以说,案中某市食品药品监督管理局作出的行政处罚是符合实体法规定的。

首先,就卫生监督主体的职权职责来看,根据《中华人民共和国食品安全法》的规定,餐饮服务等食品安全监管职责由食品安全监督管理部门承担,食品药品监督管理部门有权对监督相对人的经营活动进行监督检查,对有关违法行为依法作出行政处罚,因此本案由某市食品药品监督管理局实施监督检查和调查处理是完全合法的。其次,就监督相对人行为违法性来看,本案中,某市食品药品监督管理局经过两次卫生监督检查,均发现某酒店存在部分食品生产经营人员无有效健康证明等问题。在某市食品药品监督管理局正式立案调查之后,经过调查取证,确定某酒店在两次卫生监督检查中确未取得健康证明的人员为10名,所在食品生产经营岗位为洗碗工2名,厨师4名,其他人员4名。《中华人民共和国食品安全法》第四十五条规定:食品生产经营者应当建立并执行从业人员健康管理制度。患有国务院卫生行政部门规定的有碍食品安全疾病的人员,不得从事接触直接入口食品的工作。因此,某酒店从事接触直接入口食品工作的人员未取得健康证明便上岗工作无疑是违反法律规定的。最后,就监督相对人的法律责任来看,《中华人民共和国食品安全法》第一百二十六条第六项规定:违反《中华人民共和国食品安全法》规定,食品生产经营者安排未取得健康证明或者患有国务院卫生行政部门规定的有碍食品安全疾病的人员从事接触直接入口食品的工作的,由县级以上人民政府食品药品监督管理部门责令改正,给予警告;拒不改正的,处五千元以上五万元以下罚款;情节严重的,责令停产停业,直至吊销许可证。本案中,某市食品药品监督管理局经过调查取证,认定酒店违反了《中华人民共和国食品安全法》第四十五条第二款的规定,根据《中华人民共和国食品安全法》第一百二十六条的规定,对该酒店处以警告的行政处罚。由于处罚之前并未作出责令改正的监督意见,某市食品药品监督管理局最终作出警告处罚也是符合法律规定的。

2. 尽管表面上看某市食品药品监督管理局作出的行政处罚符合实体法规定,但是其监督行为却存在不足甚至可以说是有严重瑕疵的。理由如下:

一方面,某市食品药品监督管理局对行政检查过程中发现的所有问题没有逐一调查核实。本案来源于日常监督检查,执法人员在10月11日第一次检查时,发现某酒店至少存在三个方面的问题:现场未能提供有效卫生许可证;8名厨师未戴工作帽、口罩上岗;部分食品生产经营人员没有有效健康证明。对于某酒店厨师未戴工作帽、口罩上岗问题,《中华人民共和国食品安全法》第三十三条第一款第八项规定:食品生产经营应当符合食品安全标准,并符合下列要求:食品生产经营人员应当保持个人卫生,生产经营食品时,应当将手洗净,穿戴清洁的工作衣、帽等;销售无包装的直接入口食品时,应当使用无毒、清洁的容器、售货工具和设备。因此,既然10月11日的第一次检查是案发来源,就应当对当时发现的问题逐一进行核实调查,因为对卫生监督检查过程中已经发现的涉嫌违法的问题,在后续的调查处理中是不应当忽略的。然而遗憾的是,10月20日第二次检查时,执法人员注意到了该酒店有21

名食品生产经营人员不能提供有效的健康证明,且与第一次检查发现不能提供健康证明的人员有重复、有新增。而在随后的立案后的调查取证过程中,执法人员对该酒店是否持有有效卫生许可证进行了调查核实,并查实此前两次监督检查中确未取得健康证明的人员为10名。但无论是第二次检查还是立案后的调查取证,执法人员对第一次检查发现的某酒店8名厨师未戴工作帽、口罩上岗始终未作进一步的调查核实。

另一方面,某市食品药品监督管理局在现场检查和立案调查过程中未能及时出具监督意见并作出处罚,导致违法行为在被发现后仍然继续存在。如前所述,本案在市食品药品监督管理局正式立案受理之前执法人员先后进行了两次监督检查,2015年10月11日的第一次检查即发现了某酒店存在现场未能提供有效卫生许可证,8名厨师未戴工作帽、口罩上岗,部分食品生产经营人员没有有效健康证明等问题。10月20日的第二次检查再次核实了某酒店存在部分员工不能提供有效健康证明的情况。既然第一次检查就发现某酒店存在违法行为,此时应当及时出具《责令改正通知书》,要求其限期改正有关违法行为,充分发挥《责令改正通知书》方便、快捷的作用,及时制止当事人的违法行为或及时给相对人提出指导性意见,而不是一直等到立案调查结束,经过合议认定某酒店确实存在部分食品生产经营人员没有有效健康证明的违法行为,才在送达行政处罚事先告知书的同时,发出已经没有多少意义的所谓《责令改正通知书》。此外,就《中华人民共和国食品安全法》第一百二十六条第六项的立法原意而言,只要食品生产经营者安排未取得健康证明的人员从事接触直接入口食品的工作的,食品药品监督管理部门在发现并查证属实后应当当即责令改正,并适用行政处罚简易程序给予警告的行政处罚。就本案行政处罚的程序而言,经过了立案、调查取证、作出决定、送达等完整的过程,因此某市食品药品监督管理局适用的是一般程序,而且从立案调查到送达行政处罚决定书耗时较长,变相放任了违法行为,并不符合《中华人民共和国食品安全法》的立法原意。

法条链接

一、《中华人民共和国食品安全法》

第五条　国务院设立食品安全委员会,其职责由国务院规定。

国务院食品药品监督管理部门依照本法和国务院规定的职责,对食品生产经营活动实施监督管理。

国务院卫生行政部门依照本法和国务院规定的职责,组织开展食品安全风险监测和风险评估,会同国务院食品药品监督管理部门制定并公布食品安全国家标准。

国务院其他有关部门依照本法和国务院规定的职责,承担有关食品安全工作。

第六条　县级以上地方人民政府对本行政区域的食品安全监督管理工作负责,统一领导、组织、协调本行政区域的食品安全监督管理工作以及食品安全突发事件应对工作,建立健全食品安全全程监督管理工作机制和信息共享机制。

笔记

县级以上地方人民政府依照本法和国务院的规定,确定本级食品药品监督管理、卫生行政部门和其他有关部门的职责。有关部门在各自职责范围内负责本行政区域的食品安全监督管理工作。

县级人民政府食品药品监督管理部门可以在乡镇或者特定区域设立派出机构。

第三十三条　食品生产经营应当符合食品安全标准,并符合下列要求:

(一)具有与生产经营的食品品种、数量相适应的食品原料处理和食品加工、包装、贮存等场所,保持该场所环境整洁,并与有毒、有害场所以及其他污染源保持规定的距离;

(二)具有与生产经营的食品品种、数量相适应的生产经营设备或者设施,有相应的消毒、更衣、盥洗、采光、照明、通风、防腐、防尘、防蝇、防鼠、防虫、洗涤以及处理废水、存放垃圾和废弃物的设备或者设施;

(三)有专职或者兼职的食品安全专业技术人员、食品安全管理人员和保证食品安全的规章制度;

(四)具有合理的设备布局和工艺流程,防止待加工食品与直接入口食品、原料与成品交叉污染,避免食品接触有毒物、不洁物;

(五)餐具、饮具和盛放直接入口食品的容器,使用前应当洗净、消毒,炊具、用具用后应当洗净,保持清洁;

(六)贮存、运输和装卸食品的容器、工具和设备应当安全、无害,保持清洁,防止食品污染,并符合保证食品安全所需的温度、湿度等特殊要求,不得将食品与有毒、有害物品一同贮存、运输;

(七)直接入口的食品应当使用无毒、清洁的包装材料、餐具、饮具和容器;

(八)食品生产经营人员应当保持个人卫生,生产经营食品时,应当将手洗净,穿戴清洁的工作衣、帽等;销售无包装的直接入口食品时,应当使用无毒、清洁的容器、售货工具和设备;

(九)用水应当符合国家规定的生活饮用水卫生标准;

(十)使用的洗涤剂、消毒剂应当对人体安全、无害;

(十一)法律、法规规定的其他要求。

非食品生产经营者从事食品贮存、运输和装卸的,应当符合前款第六项的规定。

第三十五条　国家对食品生产经营实行许可制度。从事食品生产、食品销售、餐饮服务,应当依法取得许可。但是,销售食用农产品,不需要取得许可。

县级以上地方人民政府食品药品监督管理部门应当依照《中华人民共和国行政许可法》的规定,审核申请人提交的本法第三十三条第一款第一项至第四项规定要求的相关资料,必要时对申请人的生产经营场所进行现场核查;对符合规定条件的,准予许可;对不符合规定条件的,不予许可并书面说明理由。

第四十五条　食品生产经营者应当建立并执行从业人员健康管理制度。患有国务院卫生行政部门规定的有碍食品安全疾病的人员,不得从事接触直接入口食品的工作。

从事接触直接入口食品工作的食品生产经营人员应当每年进行健康检查,取得健康证明后方可上岗工作。

笔记

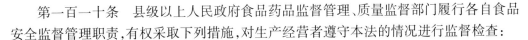

　　第一百一十条　县级以上人民政府食品药品监督管理、质量监督部门履行各自食品安全监督管理职责,有权采取下列措施,对生产经营者遵守本法的情况进行监督检查:

　　(一)进入生产经营场所实施现场检查;

　　(二)对生产经营的食品、食品添加剂、食品相关产品进行抽样检验;

　　(三)查阅、复制有关合同、票据、账簿以及其他有关资料;

　　(四)查封、扣押有证据证明不符合食品安全标准或者有证据证明存在安全隐患以及用于违法生产经营的食品、食品添加剂、食品相关产品;

　　(五)查封违法从事生产经营活动的场所。

　　第一百二十六条　违反本法规定,有下列情形之一的,由县级以上人民政府食品药品监督管理部门责令改正,给予警告;拒不改正的,处五千元以上五万元以下罚款;情节严重的,责令停产停业,直至吊销许可证:

　　(一)食品、食品添加剂生产者未按规定对采购的食品原料和生产的食品、食品添加剂进行检验;

　　(二)食品生产经营企业未按规定建立食品安全管理制度,或者未按规定配备或者培训、考核食品安全管理人员;

　　(三)食品、食品添加剂生产经营者进货时未查验许可证和相关证明文件,或者未按规定建立并遵守进货查验记录、出厂检验记录和销售记录制度;

　　(四)食品生产经营企业未制定食品安全事故处置方案;

　　(五)餐具、饮具和盛放直接入口食品的容器,使用前未经洗净、消毒或者清洗消毒不合格,或者餐饮服务设施、设备未按规定定期维护、清洗、校验;

　　(六)食品生产经营者安排未取得健康证明或者患有国务院卫生行政部门规定的有碍食品安全疾病的人员从事接触直接入口食品的工作;

　　(七)食品经营者未按规定要求销售食品;

　　(八)保健食品生产企业未按规定向食品药品监督管理部门备案,或者未按备案的产品配方、生产工艺等技术要求组织生产;

　　(九)婴幼儿配方食品生产企业未将食品原料、食品添加剂、产品配方、标签等向食品药品监督管理部门备案;

　　(十)特殊食品生产企业未按规定建立生产质量管理体系并有效运行,或者未定期提交自查报告;

　　(十一)食品生产经营者未定期对食品安全状况进行检查评价,或者生产经营条件发生变化,未按规定处理;

　　(十二)学校、托幼机构、养老机构、建筑工地等集中用餐单位未按规定履行食品安全管理责任;

　　(十三)食品生产企业、餐饮服务提供者未按规定制定、实施生产经营过程控制要求。

　　餐具、饮具集中消毒服务单位违反本法规定用水,使用洗涤剂、消毒剂,或者出厂的餐具、饮具未按规定检验合格并随附消毒合格证明,或者未按规定在独立包装上标注相关内容的,由县级以上人民政府卫生行政部门依照前款规定给予处罚。

　　食品相关产品生产者未按规定对生产的食品相关产品进行检验的,由县级以上人民

笔记

政府质量监督部门依照第一款规定给予处罚。

食用农产品销售者违反本法第六十五条规定的,由县级以上人民政府食品药品监督管理部门依照第一款规定给予处罚。

二、《中华人民共和国行政处罚法》

第三十三条 违法事实确凿并有法定依据,对公民处以五十元以下、对法人或者其他组织处以一千元以下罚款或者警告的行政处罚的,可以当场作出行政处罚决定。当事人应当依照本法第四十六条、第四十七条、第四十八条的规定履行行政处罚决定。

实训与指导

实训项目名称 食物中毒事故调查处理及相关法律问题实训

一、实训目标

1. 检验对食品安全监督的法律依据、食品安全监督管理的一般规定、食品生产经营安全监督、食品安全事故处置等本章知识的理解和掌握程度。

2. 训练查找资料尤其是检索法律实训涉及的有关法律法规并进行分析归纳的能力。

3. 培养应用本章基本知识和有关法律规定分析解决实际问题的能力。

二、实训内容与形式

要求根据以下材料进行法律实训。

实训材料 亳州一中18名学生集体中毒 餐馆被查封

只因在学校对面的一家面馆里吃了一顿晚餐,2011年3月8日傍晚,亳州一中的部分学生就不同程度出现了呕吐、腹泻和头晕等症状。事发后,学校立即拨打"120"急救电话将这些学生送到亳州市人民医院救治。

记者从亳州市卫生局了解到,共有18名学生被送往医院。截至3月9日8时,6名病情较轻的学生已经出院,还有12名学生继续在医院接受治疗,中毒学生病情稳定,初步诊断为亚硝酸盐中毒。

突发——校外就餐后学生开始呕吐

3月8日18时左右,亳州一中高三年级学生小明(化名)参加完学校组织的联考。随后,他来到学校对面一家主营面食的餐馆就餐。

吃完之后,小明准备回学校上晚自习。不料19时左右,他感觉有点不舒服,接着就开始出现呕吐、头晕和腹泻症状。学校周围群众发现之后,及时将小明送往当地的医院。

就在小明被送到医院的前后,该校又有十几名学生出现了相似的症状。在获悉情况之后,学校立即向当地卫生和教育部门反映了情况,并将这些学生送往亳州市人民医院

笔记

234

进行抢救。

救治——

事情发生之后,亳州当地一家媒体的报道称:"经及时抢救,发病学生除一名学生症状较重外,其余病情稳定。"

3月9日上午,在接受记者采访时,亳州市卫生局防病应急科相关工作人员介绍,卫生部门在接到学校反映后,及时派人对食物进行取样。当地相关部门密切配合,亳州市人民医院立即启动了公共卫生突发应急救治预案。

该工作人员告诉记者:"此次食物中毒的学生共有18名。截至3月9日8时,6名病情较轻的学生已经出院,还有12名学生继续在医院接受治疗。"

3月9日11时多,亳州一中校长办公室副主任向记者透露,情况最严重的那名学生已经拔掉了呼吸机,转危为安;其他学生都比较稳定,没有出现危险的情况。

处理——

记者还从亳州市卫生局防病应急科了解到,经初步调查,出现呕吐、腹泻、头晕等食物中毒情况的18名学生,都是在亳州一中对面"五香干扣面"餐馆就餐后出现不适的。

3月8日当晚,这家餐馆已被当地药监部门查封,经营者正在接受相关部门调查。

事发后,当地卫生部门还召开了紧急会议,决定对全市中小学周边的餐馆进行为期一个月的食品安全专项检查,避免类似情况再次发生。

卫生局防病应急科工作人员透露,事发后,他们对学生的呕吐物进行了及时的取样,检测后初步确定学生出现的症状系食物中毒所致。至于中毒的原因,初步诊断为亚硝酸盐中毒。

据了解,此事已经上报给亳州市政府和安徽省卫生厅。

目前,相关部门还在对此次学生食物中毒事件做进一步调查。(来源:小马网)

要求:

1.分析与事件有关的食品经营者、食品安全监督管理部门、消费者等各方主体的法律权利、法律义务和法律责任。

2.为消费者提供保护其合法权益的法律建议。

三、实训要领

1.了解案情涉及的社会背景和基本事实。

2.学习和掌握法律实训涉及的本章主要知识。

3.检索并找出法律实训涉及的主要法律法规及其具体规定。

4.查找文献资料,必要时进行调查研究,根据有关法律原理和法律制度,研究各方主体的法律权利、法律义务和法律责任,为消费者提供保护其合法权益的法律建议。

四、成果要求和评分

1.分组或独立完成。如果以分组形式完成,应当对法律实训过程实行任务分解,即分别以1名同学为主分段承担资料查找、分析研究和归纳总结、撰写书面报告等工作。研究过程应当在充分发挥所有成员同学主动性、积极性的基础上实现同学间的互助、交

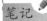

流和协作。

2.提交书面报告。要求:(1)列出作为法律实训依据的主要法律法规的规定;(2)分析部分的字数1000字左右,观点明确、说理清楚,既要讲清楚作为理由和依据的基本知识和法律规定,更要针对案情事实进行分析并得出明确的结论。

3.分组完成的法律实训报告由组长根据小组成员在参与资料查找、小组讨论、报告撰写等过程中的贡献度进行初步评分,最后由老师根据评分规则打分。独立完成的法律实训报告由老师根据评分规则打分。

附件:书面作业

法律实训报告

一、案情

_____

_____

_____

_____

_____

_____

_____

_____

_____

_____

二、法律规定

_____

_____

_____

_____

_____

_____

_____

_____

三、分析研究

1. 与事件有关的食品经营者、食品安全监督管理部门、消费者等各方主体的法律权利、法律义务和法律责任。

_____

_____

_____

_____

_____

_____

_____

2. 消费者保护自身合法权益的法律建议。

_____

_____

_____

_____

_____

_____

_____

（陈仕学）

笔记

第十六章

药品监督管理

学习目标

通过本章案例分析与实训练习：

巩固　药品、特殊药品及药品监督的概念、特征，药品各环节的监督以及药品监督的主要手段，违反药品管理法的法律责任。

培养　正确查找药品标准、判断假劣药品的能力，正确应用药品管理法有关规定进行药品监督的能力。

扩展　了解我国药品监督管理部门的设置与职能。

导入案例

案例

"齐二药事件"

2006 年 4 月 22 日、24 日，广东省中山三院重症肝炎病人中先后出现 2 例急性肾功能衰竭症状。

4 月 29—30 日，中山三院出现多例相同症状病人，医院紧急组织肝、肾疾病专家会诊，怀疑可能是患者新近使用齐齐哈尔第二制药有限公司（以下简称齐二药）生产的亮菌甲素注射液引起。

5 月 1 日，中山三院停止使用该药。

5 月 2 日，中山三院上报广东省卫生厅和广东省药品不良反应监测中心。广东省食品药品监督管理部门和卫生行政部门接到报告后，立即采取紧急控制措施：封存中山三院所有的亮菌甲素注射液，并抽样送检；紧急通知全省药品经营单位、医疗卫生机构，停止销售和使用齐二药生产的亮菌甲素注射液。

5 月 3 日，国家食品药品监督管理局接到来自广东省的严重药品不良反应报告，责成黑、粤、陕三省食品药品监督管理局（该批产品的销售地）查封了该批产品。责成黑龙江省食品药品监督管理局停止齐二药的生产并进行产品抽检。要求广东省食品药品监督管理局、国家药品不良反应监测中心进行进一步的调查，提出关联性评价意见。同日，按照国家食品药品监督管理局要求，黑龙江省食品药品监督管理局立即对齐二药所有亮菌甲素注射液就地封存，对其生产情况进行全面检查，要求企业立即通知经销商及医疗机构停止亮菌甲素注射液的销售和使用。

5月4日,国家食品药品监督管理局派员前往中山三院,实地调查并向卫生部通报此事件。黑龙江省食品药品监督管理局立即采取了控制措施,封存了齐二药相关药品的生产记录、销售记录等。

5月5日,黑龙江省食品药品监督管理局派出省稽查局人员赴现场开展全面调查和检查。

5月9日,通过广东省药品检验所的反复检验和验证,初步查明齐二药生产的亮菌甲素注射液中含有该药中不应该含有的二甘醇。国家食品药品监督管理局发出《对齐齐哈尔第二制药有限公司生产的亮菌甲素注射液采取紧急控制措施的通知》,暂停齐二药亮菌甲素注射液的生产,并在全国范围内暂停销售和使用。

5月11日,国家食品药品监督管理局成立三个调查组,分别由司长带队前往广东省了解事件的进展情况,赴江苏省调查二甘醇的来源和销售情况,前往齐齐哈尔市查明事件原因。

5月12日,国家食品药品监督管理局发出《关于停止销售和使用齐齐哈尔第二制药有限公司生产的所有药品的紧急通知》,要求各地食品药品监管部门对齐二药生产的所有药品就地查封、扣押。江苏省要求紧急封存、停用中国地质矿业总公司泰兴化工总厂生产的丙二醇。

5月15日,国家食品药品监督管理局再次向全国发出紧急通知,对各地核查情况进行汇总。

5月17日,齐二药假药案已从齐齐哈尔市公安局移交给广东省公安厅办理,移交前已有7名齐齐哈尔假药事件责任人(法人代表、厂长、副厂长、采购员、化验员、技术厂长、化验室主任)被警方控制。

5月17日,广东省公安厅进入齐二药进行现场勘查。

5月18日,齐二药又有4个品种被认定为假药,分别是:小儿对乙酰氨基酚灌肠液、葛根素注射液、盐酸萘福泮注射液、倍他米松磷酸钠注射液。

5月18日,根据《药品管理法》规定和中国药品生物制品检定所出具的检验结果,国家食品药品监督管理局判定齐二药生产的亮菌甲素注射液、葛根素注射液等5种涉案药品为假药。在国家食品药品监督管理局统一部署下,全国各级食品药品监管部门对城乡药品经营企业和医疗机构展开拉网式检查,并对标示为齐二药生产的所有药品就地实施了查封、扣押等紧急控制措施,最大限度地减少了对群众生命健康的危害。此外,国家食品药品监督管理局责成黑龙江省食品药品监督管理局依法吊销齐二药的《药品生产许可证》,收回其《药品GMP证书》。

经查,江苏省泰兴市不法商人王桂平以中国地质矿业总公司泰兴化工总厂的名义,伪造药品生产许可证、营业执照、药品注册证等证件,于2005年10月将工业原料二甘醇假冒药用辅料丙二醇,出售给齐二药。齐二药采购员钮某在未对供货方作实地考察并要求供货方提供原、辅料样品进行检验,也未核实供应商王桂平(另案处理)供货资质的情况下,购进了王桂平供应的假冒丙二醇。化验室主任陈桂芬等人严重违反操作规程,未将检测图谱与"药用标准丙二醇图谱"进行对比鉴别,并在发

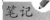
笔记

现检验样品"相对密度值"与标准严重不符的情况下,将其改为正常值,签发合格证,致使假药用辅料投入生产,制造出假药"亮菌甲素注射液"并投放市场,导致中山三院使用此假药后,15 名患者出现急性肾衰竭和神经系统混乱等情况,其中 13 人死亡、2 人病情加重。

5 月 20 日,黑龙江省食品药品监督管理局将行政处罚听证告知书送达齐二药,拟对该企业进行如下处罚:没收查封扣押的假药;没收其违法所得 238 万元,并处货值金额 5 倍罚款 1682 万元,罚没款合计 1920 万元;吊销其《药品生产许可证》,撤销其 129 个药品批准文号,收回《药品 GMP 证书》。于 9 月 29 日依法作出正式处罚决定。

2007 年 4 月 12 日,广州市天河区检察院对齐二药总经理尹某、副总经理朱某及郭某、化验室主任陈某某、采购员钮某 5 名被告人以构成重大责任事故罪向天河区人民法院提起公诉。

2008 年 4 月 29 日,在"齐二药事件"中被指控刑事犯罪的相关责任人员,在广州市中院接受一审公开宣判。5 名被告因犯重大责任事故罪分别被判处 4 年至 7 年不等的有期徒刑。

2008 年 6 月 26 日,"齐二药"系列赔偿案件一审宣判,4 被告承担连带赔偿责任,共计赔偿 350 余万元。

经查,黑龙江省食品药品监督管理局对齐齐哈尔市食品药品监督管理局质量安全监管工作领导不力,管理存在疏漏,齐齐哈尔市食品药品监督管理局对齐二药药品生产质量安全监督管理流于形式,齐齐哈尔市政府及齐二药原上级主管企业黑龙集团放松对齐二药的领导和管理,工作严重失职。江苏省泰兴市工商行政管理部门对不法商人王桂平违法经营问题严重失察。鉴于上述单位的有关人员严重违反了政纪,监察部决定给予黑龙江省食品药品监督管理局副局长陈某某行政警告处分,齐齐哈尔市副市长任某某行政警告处分,齐齐哈尔市食品药品监督管理局局长曹某某行政记大过处分,齐齐哈尔市食品药品监督管理局副局长蔺某某和安全监督科科长姜某某行政撤职处分,齐齐哈尔市黑龙集团董事长张某某行政记大过处分,黑龙集团总经理王某某行政撤职处分;给予江苏省泰兴市工商行政管理局局长刘某某行政记大过处分,泰兴市工商行政管理局城北分局局长叶某某行政撤职处分,泰兴市工商行政管理局工作人员叶某某开除公职处分,泰兴市工商行政管理局工作人员余某某行政记大过处分。(参考相关教材和文献编写)

问题:

1. 该案例中的亮菌甲素注射液被判别为假药的法律依据是什么?

2. 该案例中主要涉及哪些监督管理部门? 它们分别采取了哪些监管手段?

3. 该案例中涉及药品管理的哪些环节? 应如何加强药品质量的监管?

4. 该案例中"齐二药"和药品监督管理部门应如何承担行政法律责任?

主要知识点

一、药品、药品监督管理的概念、特征、内容

(一)药品、药品监督管理的概念

1. 药品

药品是用于预防治疗疾病的特殊商品,为了加强对药品的管理,很多国家在药品立法中,给药品做了法定的定义,现行的《中华人民共和国药品管理法》(以下简称《药品管理法》)中第一百零二条规定:药品,是指用于预防、治疗、诊断人的疾病,有目的地调节人的生理功能并规定有适应症或者功能主治、用法和用量的物质,包括中药材、中药饮片、中成药、化学原料药及其制剂、抗生素、生化药品、放射性药品、血清、疫苗、血液制品和诊断药品等。

药品与药物辅料是两个不同的概念,根据《药品管理法》第一百零二条规定:辅料,是指生产药品和调配处方时所用的赋形剂和附加剂。

2. 药品监督管理

药品监督管理是指药品监督管理行政机关依照法律法规的授权,对药品的研制、生产、流通和使用环节进行检查督促,以保证药事管理法律、法规的贯彻实施,对违反药事管理法律法规的行为,依据法定的程序和方式,追究其法律责任的一种行政管理活动。药品监督管理是各级药品监督管理部门的基本职能。药品监督管理的目的是保证药品质量、保障人体用药安全有效、维护公众的合法权益、维护国家药事管理法治的统一和尊严。

(二)药品的质量特性

药品质量特性是指药品与能满足预防、治疗、诊断人的疾病,有目的地调节人的生理功能的要求有关的固有特征。主要体现在 5 个方面:

(1)安全性:是指按照国家规定的适应症以及用法、用量使用药品之后,人体所产生的毒副反应的程度。

(2)有效性:是指药品在规定的适应症或者功能主治、用法和用量的条件下,能满足预防、治疗、诊断人的疾病,有目的地调节人的生理功能的性能。

(3)稳定性:是指药品在规定的条件下保持其有效性和安全性的能力。

(4)均一性:是指药品的活性成分在每一单位(片、粒、瓶、支、袋等)都符合药品安全性、有效性、稳定性等特征。

(5)经济性:是指药品生产、流通过程中形成的价格水平。

(三)药品监督的原则

1. 依法实施监督管理原则

依法实施监督管理是国家药品监督管理的最基本原则。该原则包含三个方面的含义:一是任何药品监督管理行为必须具有法律、法规的依据;二是在药品管理法律、法规规定的权限范围内实施监督管理;三是适用药事管理法律、法规准确无误。

笔记

2. 遵守法定程序原则

根据行政法治原则,药品监督管理行为合法有效的要件包括实体合法和程序合法两个方面。实体合法要件是指食品药品监督管理部门对于实际发生的药事活动的处理,符合药事管理法律、法规规定的原则和精神,事实清楚,适用法律正确。程序合法要件是指药品监督管理行为符合法律、法规对于药品监督管理的时限、步骤以及方式方法的规定和要求。如果药品监督管理的程序不合法,那么不论食品药品监督管理部门的行政处理决定是否正确,都会因程序不合法而导致药品监督管理部门在行政诉讼中败诉。《中华人民共和国行政处罚法》(以下简称《行政处罚法》)第三条规定:没有法定依据或者不遵守法定程序的行政处罚是无效的。

3. 以事实为依据,以法律为准绳原则

药品监督管理部门在药品监督管理的过程中,必须一切从实际出发,尊重客观事实,以客观存在着的事实为依据,决不能凭主观想象。

(四)药品监管的内容

1. 药品管理

(1)药品标准。药品标准是指国家对药品的质量规格及检验方法所作的技术规定,是药品生产、流通、使用及检验、监督管理部门共同遵循的法定依据。凡是正式批准生产的药品、辅料以及商品经营中的中药材,都要设置标准。法定的药品标准具有法律的效力,生产、销售、使用不符合药品标准的药品是违法行为。

(2)药品注册监督。药品注册,是指食品药品监督管理部门根据药品注册申请人的申请,依照法定程序,对拟上市销售药品的安全性、有效性、质量可控性等进行审查,并决定是否同意其申请的审批过程。药品注册是药品质量监督管理的基点和关键环节。

(3)基本药物、特殊药物的管理。基本药物是国家为了使本国公众获得基本医疗保障,既要满足公众用药需求,又能从整体上控制医药费用,减少药品浪费和不合理用药,由国家主管部门从目前应用的各类药物经过科学评价而遴选出具有代表性的、可供临床选择的药物。为加强对基本药物的管理,2009 年国家制定了《国家基本药物目录管理办法》。特殊药物,《药品管理法》第三十五条规定国家对麻醉药品、精神药品、医疗用毒性药品、放射性药品,实行特殊管理。因为这些药品管理不当、非法滥用将严重危害群众的身体健康。为了保障人们用药的安全性,国家对特殊药物进行严格的管理控制。

(4)国家对假劣药的查处。《药品管理法》第四十八条规定,禁止生产(包括配制)、销售假药。有下列情形之一的,为假药:①药品所含成分与国家药品标准规定的成分不符;②以非药品冒充药品或者以他种药品冒充此种药品的。有下列情形之一的药品,按假药论处:①国务院食品药品监督管理部门规定禁止使用的;②依照本法必须批准而未经批准生产、进口,或者依照本法必须检验而未经检验即销售的;③变质的;④被污染的;⑤使用依照本法必须取得批准文号而未取得批准文号的原料药生产的;⑥所标明的适应症或者功能主治超出规定范围的。

《药品管理法》第四十九条规定:禁止生产、销售劣药。药品成分的含量不符合国家药品标准的,为劣药。有下列情形之一的药品,按劣药论处:①未标明有效期或者更改有效期的;②不注明或者更改生产批号的;③超过有效期的;④直接接触药品的包装材料和容器未经批准的;⑤擅自添加着色剂、防腐剂、香料、矫味剂及辅料的;⑥其他不符合药品标准规定的。

(5)药品的分类管理。为保障人们用药安全,国家药品监督管理局于2000年正式施行《处方药与非处方药分类管理办法》。本办法对处方药的调配、购买和使用以及非处方药的标签、说明、包装印刷和销售都进行了明确的规定。

(6)不良反应监测和上市后药品再评价。为保证人类用药安全,国家建立药品不良反应监测制度,加强信息交流,减少药品不良反应的危害频率与危害程度。

2.药事组织管理

(1)许可证管理。在药品的研制、生产、流通和使用环节中实施事前许可、事中检查和事后监督。所谓事前许可,如《药品管理法》第七条规定,开办药品生产企业,须经企业所在地省、自治区、直辖市人民政府食品药品监督管理部门批准并发给《药品生产许可证》,凭《药品生产许可证》到工商行政管理部门办理登记注册。无《药品生产许可证》的,不得生产药品。《药品生产许可证》应当标明有效期和生产范围,到期重新审查发证。事中检查是在药品生产、流通过程中的监督检查。事后监督主要包括对药品采购的渠道、销售记录,以及处方药、非处方药等流通销售的监督。

(2)条件与行为规范管理。开办药品生产企业或经营企业须获得《药品生产许可证》或《药品经营许可证》,并具备《药品管理法》规定的条件。所谓的行为规范,主要是指药品生产经营必须符合《药品生产质量管理规范》、《药品经营质量管理规范》的要求。

(3)监督查处。主要包括对药品生产、流通等环节的监督,对违法生产假劣药的查处,对基本药物、药品价格、药品生产质量、药品经营、药品储备等的监督。

3.执业药师管理

执业药师管理是对在关键药学技术领域的药师的申请注册、职业进入以及职业退出的监督检查管理。执业药师管理主要包括注册资格认证、执业药师注册管理、执业药师继续教育、对执业药师的监督查处四个方面。

二、药品各个环节的监督

(一)药品生产监督管理

药品生产监督管理是指食品药品监督管理部门依法对药品生产条件和生产过程进行审查、许可、检查的监督管理活动。

1.开办药品生产企业需具备的条件

(1)具有依法经过资格认定的药学技术人员、工程技术人员及相应的技术工人;

(2)具有与其药品生产相适应的厂房、设施和卫生环境;

(3)具有能对所生产药品进行质量管理和质量检验的机构、人员以及必要的仪器设备;

(4)具有保证药品质量的规章制度。

2.药品生产许可

开办药品生产企业,须获得食品药品监督部门颁发的《药品生产许可证》,有效期5年,到期重新审查发证,无《药品生产许可证》的不得生产药品。

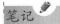

笔记

3.监管的对象

(1)药品生产企业。发放药品生产许可证的企业,包括纳入药品管理的辅料、空心胶囊生产企业等。

(2)药包材生产企业。对药品包装材料企业进行相关监督管理。

(3)医疗机构制剂室制剂配制。医疗机构在获得批准的前提下配制药物制剂,要接受药监部门的监督。

4.药品生产规则

(1)药品必须按照国家药品标准和国务院药品监督管理部门批准的生产工艺进行生产,生产记录必须完整准确。药品生产企业改变影响药品质量的生产工艺的,必须报原批准部门审核批准。

(2)中药饮片必须按照国家药品标准炮制;国家药品标准没有规定的,必须按照省、自治区、直辖市人民政府药品监督管理部门制定的炮制规范炮制。

(3)生产药品所需的原料、辅料,必须符合药用要求。

(4)药品生产企业必须对其生产的药品进行质量检验;不符合国家药品标准或者不按照省级药品监督管理部门制定的中药饮片炮制规范炮制的,不得出厂。

(5)经国务院药品监督管理部门或者国务院药品监督管理部门授权的省、自治区、直辖市人民政府药品监督管理部门批准,药品生产企业可以接受委托生产药品。经批准接受委托生产药品的,受托方必须是持有与其受托生产的药品相适应的 GMP 认证证书的药品生产企业。

(6)疫苗、血液制品和国务院药品监督管理部门规定的其他药品,不得委托生产。

(二)药品经营监督管理

药品监管部门对药品经营的全过程进行监督管理。

1.经营企业需具备的法定条件

具有依法经过资格认证的药学技术人员,要有与所经营药品相适应的营业场所、设备、仓储设施、卫生环境、质量管理机构或人员;要有保证所经营药品质量的规章制度。

2.药品经营许可

药品经营企业必须获得所在地药监部门颁发的《药品经营许可证》,否则不得经营药品。

3.药品经营规则

(1)药品经营企业必须按照国务院药监部门制定的《药品经营质量管理规范》(GSP)的要求经营药品。

(2)药品经营企业购进药品必须建立并执行进货检查验收制度,验明药品合格证明和其他标识;不符合规定要求的,不得购进。

(3)药品经营企业购销药品,必须有真实完整的购销记录。药品经营企业销售药品必须准确无误,并正确说明用法、用量和注意事项。

(4)城乡集市贸易市场可以出售中药材,国务院另有规定的除外。

(三)药品流通监督管理

药品流通监督管理是指食品药品监督管理部门为加强药品监督管理,规范药品流通

笔记

秩序,保证药品质量而进行的监督管理。

1.药品生产、经营企业购销药品的监督管理

(1)药品生产、经营企业对其药品购销行为负责,并对其购销人员进行药品相关的法律法规和专业知识的培训。

(2)药品生产、经营企业不得在经食品药品监督管理部门核准的地址以外的场所储存或者现货销售药品,并且只能销售本企业生产的药品。

(3)药品经营企业不得购进和销售医疗机构配制的制剂。

(4)未经食品药品监督管理部门审核同意,药品经营企业不得改变经营方式。药品经营企业应当按照《药品经营许可证》许可的经营范围经营药品。

2.医疗机构购进、储存药品的监督管理

(1)医疗机构设置的药房,应当具有与所使用药品相适应的场所、设备、仓储设施和卫生环境,配备相应的药学技术人员,并设立药品质量管理机构或者配备质量管理人员,建立药品保管制度。

(2)医疗机构购进药品,必须建立并执行进货检查验收制度,并建有真实完整的药品购进记录。

(四)药品监督管理

1.药品监督管理机构

《药品管理法》规定,国务院药品监督管理部门主管全国药品监督管理工作。国务院有关部门在各自的职责范围内负责与药品有关的监督管理工作。省级人民政府药品监督管理部门负责本行政区域内的药品监督管理工作。省级人民政府有关部门在各自的职责范围内负责与药品有关的监督管理工作。根据《国务院机构改革和职能转变方案》和《国务院关于机构设置的通知》(国发〔2013〕14 号),国家设立了国家食品药品监督管理总局(正部级),为国务院直属机构。国家食品药品监督管理总局主管全国药品监督管理工作,省级人民政府食品药品监督管理局负责本行政区域内的药品监督管理工作。

2.药品检验机构

药品检验机构是执行国家对药品监督检验的法定专业性机构。《药品管理法》规定,药品监督管理部门设置或者确定的药品检验机构,承担依法实施药品审批和药品质量监督检查所需的药品检验工作。

3.药品监督管理的主要手段

根据相关法律规定,药品监督管理部门应当行使以下监督管理职权,并严格遵守《药品管理法》关于药品监督管理的有关禁止性规定:

(1)监督检查。药品监督管理部门有权按照法律和行政法规的规定,对药品的研制、生产、流通、使用进行全过程的监督检查,接受监督检查的单位不得拒绝和隐瞒。

药品监督管理部门监督检查时,享有法律所规定的权力,也必须履行法律所规定的义务。从程序上,药品监督管理人员在进行监督检查时,必须出示证件,以证明自己的合法身份以及权限,否则管理相对人有权拒绝检查;从实体上讲,执法人员对执法中知悉的技术秘密和业务秘密应当进行保密。

药品监督管理部门除了一般性监督检查,还应当对通过 GMP、GSP 认证的药品生产经营企业进行认证后的跟踪检查。对企业贯彻实施 GMP、GSP 情况实施动态监督管理。

(2)抽查检验。药品质量抽查检验是药品监督管理工作的基础,通过抽查检验可以了解生产、流通、使用中的药品质量状况,从而在各个环节实施有效的监督管理,杜绝假劣药品,确保公众用药安全、有效。《药品管理法》规定,药品监督管理部门根据监督检查的需要,可以对药品质量进行抽查检验。抽查检验应当按照规定抽样,并不得收取任何费用。

(3)发布药品质量公告。国务院和省级药品监督管理部门应当定期公告药品质量抽查检验的结果;公告不当的,必须在原公告范围内予以更正。

(4)采取行政强制措施。药品监督管理部门对有证据证明可能危害人体健康的药品及有关材料可以采取查封、扣押的行政强制措施,并在 7 日内作出行政处理决定;药品需要检验的,必须自检验报告书发出之日起 15 日内作出行政处理决定。

(5)对药品不良反应危害采取有效控制措施。药品监督管理部门应当组织药品不良反应监测和上市药品再评价,对疗效不确切、不良反应大或者其他原因危害人体健康的药品,国务院和省级药品监督管理部门可以采取停止生产、销售、使用的紧急控制措施,并应当在 5 日内组织鉴定,自鉴定结论作出之日起 15 日内依法作出行政处理决定。

(6)药品监督管理过程中的禁止性规定。地方人民政府和药品监督管理部门不得以要求实施药品检验、审批等手段限制或者排斥非本地区药品生产企业生产的药品进入本地区;药品监督管理部门及其设置的药品检验机构和确定的专业从事药品检验的机构不得参与药品生产经营活动,不得以其名义推荐或者监制、监销药品;药品监督管理部门及其设置的药品检验机构和确定的专业从事药品检验的机构的工作人员不得参与药品生产经营活动。

三、法律责任

(一)无证生产、经营药品承担的法律责任

未取得《药品生产许可证》、《药品经营许可证》或者《医疗机构制剂许可证》生产药品、经营药品的,依法予以取缔,没收违法生产、销售的药品和违法所得,并处违法生产、销售的药品(包括已售出的和未售出的药品)货值金额二倍以上五倍以下的罚款;构成犯罪的,依法追究刑事责任。

(二)生产、销售假劣药应承担的法律责任

(1)生产销售假药的,没收假药和违法所得,并处药品货值金额一倍以上五倍以下的罚款,撤销药品批准证明文件,并责令停产、停业整顿,情节严重的吊销许可证。

(2)生产销售劣药的,没收违法生产、销售的药品和违法所得,并处违法生产、销售药品货值金额一倍以上三倍以下的罚款;情节严重的,责令停产、停业整顿或者撤销药品批准证明文件、吊销许可证,并依法追究刑事责任。

生产销售假劣药情节严重的企业或单位,其直接负责人十年内不得从事药品生产经营活动。

(三)违反 GSP、GMP 认证的法律责任

对于违反的企业,给予警告、责令限期改正。逾期不改正的,责令停产、停业整顿,并处五千元以上两万元以下的罚款。情节严重的,吊销《药品生产许可证》、《药品经营许可证》和药物临床试验机构的资格。

(四)药品监督管理部门及其工作人员违反《药品管理法》应承担的法律责任

(1)有下列行为之一的,由其上级主管机关或者监察机关责令收回违法发给的证书、撤销药品批准证明文件,对直接负责的主管人员和其他直接责任人员依法给予行政处分;构成犯罪的,依法追究刑事责任:①对不符合 GMP、GSP 的企业发给符合有关规范的认证证书的,或者对取得认证证书的企业未按照规定履行跟踪检查的职责,对不符合认证条件的企业未依法责令其改正或者撤销其认证证书的;②对不符合法定条件的单位发给《药品生产许可证》、《药品经营许可证》或者《医疗机构制剂许可证》的;③对不符合进口条件的药品发给进口药品注册证书的;④对不具备临床试验条件或者生产条件而批准进行临床试验、发给新药证书、发给药品批准文号的。

(2)已取得许可证的企业生产、销售假药、劣药的,对有失职、渎职行为的食品药品监督管理部门直接负责的主管人员和其他直接责任人员依法给予行政处分;构成犯罪的,依法追究刑事责任。

(3)食品药品监督管理部门对下级药品监督管理部门违法的行政行为,责令限期改正;逾期不改正的,有权予以改变或者撤销。

(4)药品监督管理人员滥用职权、徇私舞弊、玩忽职守,构成犯罪的,依法追究刑事责任;尚不构成犯罪的,依法给予行政处分。

(五)违反《药品管理法》其他规定应承担的法律责任

(1)医疗机构将其配制的制剂在市场销售的,责令改正,没收违法销售的制剂,并处违法销售制剂货值金额一倍以上三倍以下的罚款;有违法所得的,没收违法所得。

(2)药品的生产企业、经营企业的负责人、采购人员等有关人员在药品购销中收受其他生产企业、经营企业或者其代理人给予的财物或者其他利益的,依法给予处分,没收违法所得;构成犯罪的,依法追究刑事责任。

(3)药品的生产企业、经营企业、医疗机构违反本法规定,给药品使用者造成损害的,依法承担赔偿责任。

导入案例评析

1.《药品管理法》第四十八条规定,禁止生产、销售假药。有下列情形之一的,为假药:(1)药品所含成分与国家药品标准规定的成分不符的;(2)以非药品冒充药品或者以他种药品冒充此种药品的。有下列情形之一的药品,按假药论处:(1)国务院药品监督管理部门规定禁止使用的;(2)依照本法必须批准而未经批准生产、进口,或者依照本法必须检验而未经检验即销售的;(3)变质的;(4)被污染的;(5)使用依照本法必须取得批准文号而未取得批准文号的原料药生产的;(6)所标明的适应症或者功能主治超出规定范围的。

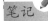

材料中齐二药生产的亮菌甲素注射液成分中含有大量的工业原料二甘醇,代替了药用辅料丙二醇,二甘醇带来的肾毒性导致患者急性肾衰竭而死亡。根据上面对假药的定义,不难看出齐二药生产的亮菌甲素注射液中的成分是与国家药品标准所规定的药物成分不符的。因此,该案例中的亮菌甲素注射液属于假药。

2.我国药品监督管理组织体系主要由药品行政监督管理组织体系和技术监督管理组织体系两部分组成。其主要职能是依据法律、法规的规定,按照法定的程序和标准,对药品、药事组织和相应从业人员进行必要的监督管理。其中,对药品质量的监督管理是药品监督管理组织体系的核心职能。

《药品管理法》规定,国务院食品药品监督管理部门主管全国药品监督管理工作。国务院有关部门在各自的职责范围内负责与药品有关的监督管理工作。省级人民政府药品监督管理部门负责本行政区域内的药品监督管理工作。省级人民政府有关部门在各自的职责范围内负责与药品有关的监督管理工作。目前,国家食品药品监督管理总局主管全国药品监督管理工作,我国药品行政监督管理机构可分为国家级、省(自治区、直辖市)级、市(地)级和县(市)级。

"齐二药事件"发生后国家食品药品监督管理局、广东省食品药品监督管理局、黑龙江省食品药品监督管理局等迅速采取监督检查、监督抽验、发布药品质量公告、采取行政强制措施、对药品不良反应危害采取有效控制措施等多种监督措施,积极应对,最大限度地减少了药害损失。

首先,各级药监部门在接到严重药品不良反应报告后均采取了停止生产、销售、使用的紧急控制措施,并对可能危害人体健康的药品及时采取查封、扣押等行政强制措施并抽样送检。符合《药品管理法》第六十四条的规定:药品监督管理部门根据监督检查的需要,可以对药品质量进行抽查检验。药品监督管理部门对有证据证明可能危害人体健康的药品及其有关材料可以采取查封、扣押的行政强制措施。符合《药品管理法》第七十条的规定:对已确认发生严重不良反应的药品,国务院或者省、自治区、直辖市人民政府的药品监督管理部门可以采取停止生产、销售、使用的紧急控制措施。如广东省食品药品监督管理局和卫生行政部门在接到中山三院的报告后,立即封存中山三院所有的亮菌甲素注射液,并抽样送检;紧急通知全省药品经营单位、医疗卫生机构停止销售和使用齐二药生产的亮菌甲素注射液。国家食品药品监督管理局接到广东省严重不良反应报告后,在第一时间责成黑龙江、广东、陕西药监部门立即查封齐二药生产的亮菌甲素注射液、停止该药品的销售和使用;责令齐二药停止生产并进行产品抽检;发出《对齐齐哈尔第二制药有限公司生产的亮菌甲素注射液采取紧急控制措施的通知》和《关于停止销售和使用齐齐哈尔第二制药有限公司生产的所有药品的紧急通知》,要求各地食品药品监管部门对齐二药生产的所有药品就地查封、扣押,并在全国范围内暂停销售和使用。黑龙江省食品药品监督管理局按照国家食品药品监督管理局要求,立即对齐二药所有亮菌甲素注射液就地封存,对其生产情况进行全面检查,要求企业立即通知经销商及医疗机构停止亮菌甲素注射液的销售和使用。

其次,在判定齐二药生产的亮菌甲素注射液、葛根素注射液等 5 种涉案药品为假药后,各级药监部门迅速开展监督检查和实施行政处罚。如 5 月 18 日,根据《药品管理法》规定和中国药品生物制品检定所出具的检验结果,在国家食品药品监督管理局统一部署下,全国各级食品药品监管部门对城乡药品经营企业和医疗机构展开拉网式检查,并对标示为齐二药生产的所有药品就地实施了查封、扣押等紧急控制措施;国家食品药品监督管理局责成黑龙江省食品药品监督管理局依法吊销齐二药的《药品生产许可证》,收回其《药品 GMP 证书》。按照法定程序,黑龙江省食品药品监督管理局于 5 月 21 日作出了拟对齐二药进行吊销《药品生产许可证》等行政处罚的决定,并于 9 月 29 日依法作出正式处罚决定。这些监督手段符合《药品管理法》第六十三条规定:药品监督管理部门有权按照法律、行政法规的规定对报经其审批的药品研制和药品的生产、经营以及医疗机构使用药品的事项进行监督检查,有关单位和个人不得拒绝和隐瞒。符合《药品管理法》第七十三条规定:生产、销售假药的,没收违法生产、销售的药品和违法所得,并处违法生产、销售药品货值金额二倍以上五倍以下的罚款;有药品批准证明文件的予以撤销,并责令停产、停业整顿;情节严重的,吊销《药品生产许可证》、《药品经营许可证》或者《医疗机构制剂许可证》;构成犯罪的,依法追究刑事责任。最大限度地减少了对群众生命健康的危害。

3.该案例中涉及药品生产、流通和使用环节,涉及面多而复杂。材料中,齐二药从王桂平手中购入和使用假冒的丙二醇作为涉案药品的辅料。该厂将工业的二甘醇使用在了亮菌甲注射液中,这涉及药品的生产环节的监督。王桂平以中国地质矿业总公司泰兴化工总厂的名义多次将工业丙二醇销售给齐二药,而齐二药生产出亮菌甲素之后又销售给中山三院,这体现了药品的流通环节。中山三院最终将亮菌甲素注射液用在患者身上,这体现了药品的使用环节。

药品作为一种特殊商品与人们的健康息息相关,药品具有有效性、安全性、稳定性、均一性等特征。药品监管部门要围绕药品质量特性严格按照药品标准从药品的研制、生产、流通、销售、使用的整个过程进行全程、全面的质量监督管理,确保人们用药的安全。加强药品的监管可以从以下几个方面入手:(1)现代化全面的质量管理:从药品形成的各个环节进行全面的监督检查、管理,确保进入市场的药品是安全放心的药品。(2)"监、帮、促"相结合:依据法律对药品的全过程进行监督;对药品相关部门提供优质服务,创造医药发展环境,促进药品质量提高和医药事业发展。(3)专业监督与群众监督相结合:只有专业监督和群众监督强有力地结合起来才能保证药品市场的健康发展。

4.该案例中的齐二药和药品监督管理部门应当承担行政法律责任。

(1)齐二药的行政法律责任。

依据《药品管理法》第七十三条,生产、销售假药的,没收违法生产、销售的药品和违法所得,并处违法生产、销售药品货值金额二倍以上五倍以下的罚款;有药品批准证明文件的予以撤销,并责令停产、停业整顿;情节严重的,吊销《药品生产许可证》、《药品经营许可证》或者《医疗机构制剂许可证》。

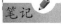
笔记

齐二药生产并销售了假药,且造成了多人死亡的严重后果,理应按照《药品管理法》第七十三条的规定承担行政法律责任。黑龙江省食品药品监督管理局最终对齐二药作出如下处罚决定:没收查封扣押的假药;没收其违法所得 238 万元,并处货值金额五倍罚款 1682 万元,罚没款合计 1920 万元;吊销其《药品生产许可证》,撤销其 129 个药品批准文号,收回《药品 GMP 证书》。

(2)食品药品监管部门的行政法律责任。

依据《药品管理法》第九条,药品监督管理部门按照规定对药品生产企业是否符合《药品生产质量管理规范》的要求进行认证;对认证合格的,发给认证证书。第六十七条,药品监督管理部门应当按照规定,依据《药品生产质量管理规范》《药品经营质量管理规范》,对经其认证合格的药品生产企业、药品经营企业进行认证后的跟踪检查。第九十三条,药品监督管理部门违反药品管理法规定,对不符合《药品生产质量管理规范》《药品经营质量管理规范》的企业发给符合有关规范的认证证书的,或者对取得认证证书的企业未按照规定履行跟踪检查的职责,对不符合认证条件的企业未依法责令其改正或者撤销其认证证书的;由其上级主管机关或者监察机关责令收回违法发给的证书、撤销药品批准证明文件,对直接负责的主管人员和其他直接责任人员依法给予行政处分;构成犯罪的,依法追究刑事责任。第九十六条,药品监督管理部门应当依法履行监督检查职责,监督已取得《药品生产许可证》《药品经营许可证》的企业依照《药品管理法》规定从事药品生产、经营活动。已取得《药品生产许可证》《药品经营许可证》的企业生产、销售假药、劣药的,除依法追究该企业的法律责任外,对有失职、渎职行为的药品监督管理部门直接负责的主管人员和其他直接责任人员依法给予行政处分;构成犯罪的,依法追究刑事责任。

"齐二药事件"中,齐二药作为一个已通过药监部门 GMP 认证的药品企业,在技术设备、人员配置上根本不具备进行原料、辅料检测的能力,甚至在法庭上曝出齐二药的 GMP 证书是花了 10 万元钱买来的,药品监督部门存在着给不符合标准的企业颁发认证证书的嫌疑,违反《药品管理法实施条例》第九条的规定"药品生产企业生产药品所使用的原料药,必须具有国务院药品监督管理部门核发的药品批准文号或者进口药品注册证书、医药产品注册证书";即便齐二药合法取得了《药品 GMP 证书》,按照规定,药品监督部门对取得认证证书的企业应履行跟踪检查的职责。经查,黑龙江省食品药品监督管理局认定齐齐哈尔市食品药品监督管理局质量安全监管工作领导不力,管理存在疏漏,齐齐哈尔市食品药品监督管理局对齐二药药品生产质量安全监督管理流于形式,药监部门未能认真履行监管职责,存在着失职、渎职行为。按照《药品管理法》第九十六条规定,药品监督管理部门应当依法履行监督检查职责,监督已取得《药品生产许可证》《药品经营许可证》的企业依照本法规定从事药品生产、经营活动。已取得《药品生产许可证》《药品经营许可证》的企业生产、销售假药、劣药的,除依法追究该企业的法律责任外,对有失职、渎职行为的药品监督管理部门直接负责的主管人员和其他直接责任人员依法给予行政处分;构成犯罪的,依法追究刑事责任。第九十八条规定,药品监督管理人员滥用职权、徇私舞弊、

笔记

玩忽职守,构成犯罪的,依法追究刑事责任;尚不构成犯罪的,依法给予行政处分。

"齐二药事件"曝光后,黑龙江食品药品监管局副局长、齐齐哈尔市副市长、食品药品监管局局长和副局长、江苏泰兴工商局局长等先后受到撤职、警告、记过等行政处分。

法条链接

一、《中华人民共和国药品管理法》

第五条 国务院药品监督管理部门主管全国药品监督管理工作。国务院有关部门在各自的职责范围内负责与药品有关的监督管理工作。

省、自治区、直辖市人民政府药品监督管理部门负责本行政区域内的药品监督管理工作。省、自治区、直辖市人民政府有关部门在各自的职责范围内负责与药品有关的监督管理工作。

第九条 药品生产企业必须按照国务院药品监督管理部门依据本法制定的《药品生产质量管理规范》组织生产。药品监督管理部门按照规定对药品生产企业是否符合《药品生产质量管理规范》的要求进行认证;对认证合格的,发给认证证书。

第十一条 生产药品所需的原料、辅料,必须符合药用要求。

第十二条 药品生产企业必须对其生产的药品进行质量检验;不符合国家药品标准或者不按照省、自治区、直辖市人民政府药品监督管理部门制定的中药饮片炮制规范炮制的,不得出厂。

第三十四条 药品生产企业、药品经营企业、医疗机构必须从具有药品生产、经营资格的企业购进药品;但是,购进没有实施批准文号管理的中药材除外。

第四十八条 禁止生产(包括配制,下同)、销售假药。

有下列情形之一的,为假药:

(一)药品所含成分与国家药品标准规定的成分不符的;

(二)以非药品冒充药品或者以他种药品冒充此种药品的。

有下列情形之一的药品,按假药论处:

(一)国务院药品监督管理部门规定禁止使用的;

(二)依照本法必须批准而未经批准生产、进口,或者依照本法必须检验而未经检验即销售的;

(三)变质的;

(四)被污染的;

(五)使用依照本法必须取得批准文号而未取得批准文号的原料药生产的;

(六)所标明的适应症或者功能主治超出规定范围的。

第六十四条 药品监督管理部门根据监督检查的需要,可以对药品质量进行抽查检验。抽查检验应当按照规定抽样,并不得收取任何费用。所需费用按照国务院规定列支。

药品监督管理部门对有证据证明可能危害人体健康的药品及其有关材料可以采取

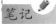
笔记

查封、扣押的行政强制措施,并在七日内作出行政处理决定;药品需要检验的,必须自检验报告书发出之日起十五日内作出行政处理决定。

第六十七条 药品监督管理部门应当按照规定,依据《药品生产质量管理规范》、《药品经营质量管理规范》,对经其认证合格的药品生产企业、药品经营企业进行认证后的跟踪检查。

第七十条 国家实行药品不良反应报告制度。药品生产企业、药品经营企业和医疗机构必须经常考察本单位所生产、经营、使用的药品质量、疗效和反应。发现可能与用药有关的严重不良反应,必须及时向当地省、自治区、直辖市人民政府药品监督管理部门和卫生行政部门报告。具体办法由国务院药品监督管理部门会同国务院卫生行政部门制定。

对已确认发生严重不良反应的药品,国务院或者省、自治区、直辖市人民政府的药品监督管理部门可以采取停止生产、销售、使用的紧急控制措施,并应当在五日内组织鉴定,自鉴定结论作出之日起十五日内依法作出行政处理决定。

第七十三条 生产、销售假药的,没收违法生产、销售的药品和违法所得,并处违法生产、销售药品货值金额二倍以上五倍以下的罚款;有药品批准证明文件的予以撤销,并责令停产、停业整顿;情节严重的,吊销《药品生产许可证》、《药品经营许可证》或者《医疗机构制剂许可证》;构成犯罪的,依法追究刑事责任。

第九十三条 药品监督管理部门违反本法规定,有下列行为之一的,由其上级主管机关或者监察机关责令收回违法发给的证书、撤销药品批准证明文件,对直接负责的主管人员和其他直接责任人员依法给予行政处分;构成犯罪的,依法追究刑事责任:

(一)对不符合《药品生产质量管理规范》、《药品经营质量管理规范》的企业发给符合有关规范的认证证书的,或者对取得认证证书的企业未按照规定履行跟踪检查的职责,对不符合认证条件的企业未依法责令其改正或者撤销其认证证书的;

(二)对不符合法定条件的单位发给《药品生产许可证》、《药品经营许可证》或者《医疗机构制剂许可证》的;

(三)对不符合进口条件的药品发给进口药品注册证书的;

(四)对不具备临床试验条件或者生产条件而批准进行临床试验、发给新药证书、发给药品批准文号的。

第九十六条 药品监督管理部门应当依法履行监督检查职责,监督已取得《药品生产许可证》、《药品经营许可证》的企业依照本法规定从事药品生产、经营活动。

已取得《药品生产许可证》、《药品经营许可证》的企业生产、销售假药、劣药的,除依法追究该企业的法律责任外,对有失职、渎职行为的药品监督管理部门直接负责的主管人员和其他直接责任人员依法给予行政处分;构成犯罪的,依法追究刑事责任。

第九十八条 药品监督管理人员滥用职权、徇私舞弊、玩忽职守,构成犯罪的,依法追究刑事责任;尚不构成犯罪的,依法给予行政处分。

二、《中华人民共和国药品管理法实施条例》

第九条 药品生产企业生产药品所使用的原料药,必须具有国务院药品监督管理部门核发的药品批准文号或者进口药品注册证书、医药产品注册证书;但是,未实施批准文号管理的中药材、中药饮片除外。

实训项目名称　药品监督管理案例分析

一、实训目标

1. 检验对药品、药品监管的概念,判断假药、劣药的法律依据,药品监管环节等基本知识的理解和掌握程度。

2. 训练查找资料尤其是检索案例分析涉及的《药品管理法》等相关法律法规并进行分析归纳的能力。

3. 培养应用药品监管基本知识和《药品管理法》等法律法规分析有关案例和解决实际问题的能力。

4. 引导思考现行药品监管体系、监管制度存在的问题和完善建议。

二、实训内容与形式

要求根据以下材料进行案例分析。

实训材料　"欣弗"事件案例分析

2006年7月24日,青海西宁部分患者静脉滴注安徽××生物药业有限公司生产的克林霉素磷酸酯葡萄糖注射液(欣弗)后,出现了胸闷、心悸、心慌、寒战、肾区疼痛、腹痛、腹泻、恶心、呕吐、过敏性休克、肝肾功能损害等临床症状。随后,广西、浙江、黑龙江、山东等省(区)药监局也分别报告,有病人在使用该注射液后也出现相似临床症状,截至2006年8月15日,全国有16个省(区)共报告欣弗不良反应病例93例,死亡11人。国家食品药品监督管理局组织专家对该公司的生产现场进行了调查,调查结果认为安徽××生物药业有限公司违反规定生产是导致这起不良事件的主要原因。国家食品药品监督管理局通报说,安徽××生物药业有限公司2006年6月至7月生产的"欣弗"未按批准的工艺参数灭菌,降低灭菌温度,缩短灭菌时间,增加灭菌柜装载量,影响了灭菌效果。经中国药品生物制品检定所对相关样品进行检验,结果表明,无菌检查和热原检查不符合规定。国家食品药品监督管理局安监司负责人表示,按照批准的工艺,该药品应当经过105℃、30分钟的灭菌过程,但安徽××生物药业有限公司却擅自将灭菌温度降低到100℃至104℃,将灭菌时间缩短到1至4分钟,没按生产工艺进行灭菌。

根据安徽××生物药业有限公司的违法事实,由安徽省食品药品监督管理局没收该企业违法所得,并处 2 倍罚款;国家食品药品监督管理局责成安徽省食品药品监督管理局监督该企业停产整顿,收回该企业的大容量注射剂《药品 GMP 证书》;由国家食品药品监督管理局撤销该企业的克林霉素磷酸酯葡萄糖注射液(欣弗)药品的批准文号,委托安徽省食品药品监督管理局收回批件。对安徽××生物药业有限公司召回的"欣弗"药品,由安徽省药监部门依法监督销毁。对有关责任单位和个人作出严肃处理:安徽××生物药业有限公司总经理等 5 人被撤销职务;安徽省阜阳市食品药品监督管理局局长等 3 名官员因监管失职分别被处行政警告或记过。

问题:

1.材料中的克林霉素磷酸酯葡萄糖注射液(欣弗)是假药还是劣药?法律依据是什么?

2.该案例中涉及药品监督管理的哪些环节?安徽××生物药业有限公司有哪些违法行为?

3.该案例中监督管理部门存在哪些监管问题?

4.该案例中最后对安徽××生物药业有限公司和阜阳市药品监督管理部门作出的行政制裁的法律依据是什么?

三、实训要领

1.了解案情涉及的社会背景和基本事实。

2.学习和掌握案例分析涉及的本章主要知识。

3.检索并找出案例分析涉及的主要法律法规及其具体规定。

4.查找文献资料,必要时进行调查研究,根据药品监督管理基本知识和有关法律制度,分析研究有关问题。

四、实训要求和考核

1.分组或独立完成。如果以分组形式完成,应当对案例分析过程实行任务分解,即分别以 1 名同学为主分段承担资料查找、案例分析和归纳总结、撰写书面报告等工作。研究过程应当在充分发挥所有成员同学主动性、积极性的基础上实现同学间的互助、交流和协作。

2.提交书面报告。要求:(1)列出作为案例分析依据的主要法律法规的规定;(2)分析部分的字数 1000 字左右,观点明确、说理清楚,既要讲清楚作为理由和依据的基本知识和法律规定,更要针对案情事实进行分析并得出明确的结论。

3.分组完成的案例分析报告由组长根据小组成员在参与资料查找、小组讨论、案例分析、报告撰写等过程中的贡献度进行初步评分,最后由老师根据评分规则打分。独立完成的案例分析报告由老师根据评分规则打分。

4.分组汇报实训成果,并交流心得。

附件:书面作业

<h1 style="text-align:center">实训报告</h1>

一、案情

_____

_____

_____

_____

_____

_____

_____

_____

二、法律规定

_____

_____

_____

_____

_____

_____

_____

三、分析和研究

1. 材料中的克林霉素磷酸酯葡萄糖注射液(欣弗)是假药还是劣药? 法律依据是什么?

_____

_____

_____

_____

_____

笔记

2. 该案例中涉及药品监督管理的哪些环节？安徽××生物药业有限公司有哪些违法行为？

_____

_____

_____

_____

_____

_____

3. 该案例中监督管理部门存在哪些监管问题？

_____

_____

_____

_____

_____

_____

4. 该案例中最后对安徽××生物药业有限公司和阜阳市药品监督管理部门作出的行政制裁的法律依据是什么？

_____

_____

_____

_____

_____

_____

（李宇阳）

第十七章

生活饮用水及涉水产品卫生监督

 学习目标

通过本章案例分析与实训练习：

巩固　生活饮用水及涉水产品卫生监督的法律依据、监督的范围，集中式供水卫生监督，管道分质直饮水卫生监督，二次供水卫生监督，涉水产品卫生监督，饮用水污染事故的调查处理。

培养　运用生活饮用水及涉水产品卫生监督的法律依据、集中式供水卫生监督等本章知识分析案例和解决实际问题的能力。

扩展　学习其他相关法律知识和法律制度，分析认识生活饮用水及涉水产品卫生监督领域的现象和问题。

导入案例

案例

某自来水厂在某小区地下室供水处未取得生活饮用水卫生许可证擅自供水案

2014 年 7 月 28 日，某县卫生监督所接到群众匿名投诉：某小区自来水污染严重，刷牙的时候嘴都是苦的，水面明显一层灰蒙蒙的。卫生监督所接到投诉后马上派出卫生监督员赶赴现场进行调查。

卫生监督员到达现场后分为两个小组，一组与县疾病预防控制中心工作人员到该小区随机抽选住户进行生活饮用水采样；另一组则在该小区物业公司负责人李某陪同下，针对水源及涉水产品进行现场检查。现场检查发现：该小区地下室有一水泵房，房内有一口水井、一套供水设备、一台二氧化氯消毒器，仪器设备间用黑色管材连通，且通电运作。卫生监督员当场对水泵房内设备、管材及其分布情况进行拍照，并制作了现场笔录。物业公司负责人李某现场不能出示有效生活饮用水卫生许可证。

为进一步调查取证，卫生监督员对小区物业公司负责人李某进行了询问。李某称该小区住户生活饮用水取自检查时发现的水井，水费由小区物业公司代收后交至某自来水厂。卫生监督员电话联系自来水厂负责人郭某进行核实，郭某称李某所述属实。2014 年 7 月 29 日，卫生监督员在郭某陪同下对该小区现场进行第二次检查，并要求郭某出示该供水处生活饮用水卫生许可证。郭某现场仍不能出示卫生许可证，卫生监督员针对现场情况再次制作现场笔录，同时对郭某制作询问笔录。

笔记

8月4日,某县疾病预防控制中心出具7月28日抽检的生活饮用水样品检测报告,报告显示:该小区住户末梢水不符合GB5749—2006《生活饮用水卫生标准》的规定。

本案收集的证据有:①违法主体证据,包括某自来水厂卫生许可证复印件、自来水厂负责人郭某身份证复印件。②违法事实证据,包括现场检查笔录2份、物业公司负责人李某1份、某水厂负责人郭某询问笔录1份、现场拍摄照片4张。

某县卫生局认为,《生活饮用水卫生监督管理办法》第六条规定:供水单位供应的饮用水必须符合国家生活饮用水卫生标准;第七条规定:集中式供水单位必须取得县级以上卫生行政部门签发的卫生许可证,城市自来水供水企业和自建设施对外供水的企业还必须取得建设行政主管部门颁发的《城市供水企业资质证书》,方可供水。某自来水厂未取得某小区地下室供水处生活饮用水卫生许可证擅自供应生活饮用水,且水质不符合国家生活饮用水卫生标准的行为,违反了《生活饮用水卫生监督管理办法》第六条、第七条的规定,为此,依据《生活饮用水卫生监督管理办法》第二十六条第三项、第四项的规定,责令某自来水厂立即改正违法行为,并给予罚款2000元的行政处罚。本案受理记录、立案报告、案件调查终结报告负责人意见栏签署的日期分别为2014年7月28日、2014年7月28日、2014年8月4日,行政处罚决定及送达日期均为2014年7月30日,罚款专用凭证日期为2014年8月5日,罚款经手人和承办人均为卫生监督员。

问题:

1. 本案法律适用是否正确,为什么?

2. 某县卫生局的监督行为是否符合法律要求,为什么?

主要知识点

一、生活饮用水及涉水产品卫生监督概述

(一)基本概念的理解

生活饮用水,简称饮用水,是指供应人们日常生活需要的饮水和生活用水。

涉水产品,即涉及饮用水卫生安全的产品,指凡在饮用水生产和供水过程中与饮用水接触的连接止水材料、塑料及有机合成管材、管件、防护涂料、水处理剂、除垢剂、水质处理器及其他新材料和化学物质等。

生活饮用水及涉水产品卫生监督是指卫生监督主体对管理相对人遵守生活饮用水及涉水产品卫生法律、法规、规章以及其他规范性文件的情况进行监督检查并作出行政处理的活动。

(二)生活饮用水及涉水产品卫生监督的依据

生活饮用水及涉水产品卫生监督涉及诸多卫生法律、法规、规章与卫生标准和技术规范,前者如《中华人民共和国传染病防治法》《生活饮用水卫生监督管理办法》,后者如《生活饮用水卫生标准》《生活饮用水集中式供水单位卫生规范》《二次供水设施卫

笔记

生规范》、《城市供水水质标准》等。其中《生活饮用水卫生监督管理办法》是我国专门的饮用水行政规章,是生活饮用水卫生监督监测的基本法律依据。

(三)生活饮用水及涉水产品卫生监督的范围

凡集中式供水单位、二次供水单位、分质供水单位,以及涉水产品的生产、经营单位和个人均属于生活饮用水卫生监督的对象和范围,卫生监督主体并对供水单位及涉水产品实行预防性和经常性卫生监督。

(四)卫生许可

国家对供水单位(含集中式供水、二次供水单位)和涉及饮用水卫生安全产品实行卫生许可制度。卫生和计划生育行政部门对供水单位发放《卫生许可证》,对涉及饮用水卫生安全产品发放《涉及饮用水卫生安全产品卫生许可批准文件》。

二、集中式供水卫生监督

(一)预防性卫生监督

集中式供水预防性卫生监督是对新建、改建、扩建的供水单位进行监督审查。主要是通过对建设项目的规划、选址、设计的审查和竣工验收,使其在建成投入使用后,不发生局部不良环境危害或污染外在环境,保护人民身体健康。预防性卫生监督工作的程序包括以下阶段:可行性研究阶段、初步设计阶段、施工设计阶段、施工阶段、验收阶段。其主要内容为供水企业填报《建设项目卫生审查申请书》并上报各种申请材料、卫生和计划生育行政部门审核填发《建设项目设计卫生审查认可书》和《建设项目竣工卫生验收认可书》等。

(二)经常性卫生监督

1. 对集中式供水单位的现场监督

各级卫生监督机构根据各自的职责,对辖区内生活饮用水集中式供水单位开展经常性卫生监督工作。

现场卫生监督内容包括:①水处理工艺和卫生设施与申报卫生许可时是否一致,是否取得建设行政主管部门颁发的《城市供水企业资质证书》;②水源保护区内有无危害水源水质卫生的设施及一切有碍水源水质卫生的行为;③饮用水卫生管理人员的设置、日常管理规章制度、防止污染措施、应急事故处理方案和污染事件报告制度的执行情况;④水净化处理设备和设施、消毒设施是否正常运转,水处理剂和消毒剂的投加和贮存间是否通风良好,并备有安全防范和事故的应急处理设施以及防止二次污染的措施;⑤所采用的与饮用水接触材料的供方资料是否合格、齐全,进货后的验收记录以及材料贮存方式是否合格;⑥供、管水人员是否持有效专业资格证书,上岗前、上岗后的卫生知识培训是否符合要求;⑦检验室水质检验的质量控制、采样点与检验频率、水质检验记录、档案资料、水质资料上报情况等是否符合要求;⑧集中式供水单位管网的维修及输配水系统的检查情况,有无自建生活饮用水供水系统未经当地卫生、建设行政部门批准与城市供水系统连接的情况。

2. 水质监测

卫生监督主体应当依据《中华人民共和国传染病防治法》、《生活饮用水卫生监督管理办法》和《生活饮用水卫生标准》的要求,对饮用水水质进行监督、监测。

三、管道分质直饮水卫生监督

管道分质直饮水是特殊情况下的集中式供水,依据国家相关法律、法规规定,县级以上卫生和计划生育行政部门对生活饮用水管道分质直饮水供水单位实施预防性卫生监督和经常性卫生监督。

(一)预防性卫生监督

管道分质直饮水预防性卫生监督是对新建、改建、扩建的管道分质直饮水供水单位进行监督审查,包括供水企业填报《建设项目卫生审查申请书》、卫生和计划生育行政部门审核填发《建设项目设计卫生审查认可书》和《建设项目竣工卫生验收认可书》等。

(二)经常性卫生监督

管道分质直饮水供水单位的经常性卫生监督的内容包括:①管道分质直饮水供水单位的卫生许可证是否有效;②管道直饮水设施周围环境卫生是否保持良好,生产场所有否改变,卫生设施是否运行良好;③是否使用申报时的水处理设备和材料,水处理材料的更换、供水管网的清洗消毒及清洗消毒后的水质检验是否符合要求;④所更换的水处理材料有否省级以上卫生和计划生育行政部门颁发的卫生许可批件;⑤供水设施是否运行良好,处理效果是否达到设计要求;⑥供、管水人员有否经过卫生知识培训和健康体验,体检不合格人员是否及时调离。

四、二次供水卫生监督

(一)预防性卫生监督

二次供水预防性卫生监督是对新建、改建、扩建的二次供水单位进行监督审查,包括供水企业填报《建设项目卫生审查申请书》并上报相关材料、卫生和计划生育行政部门审核填发《建设项目设计卫生审查认可书》和《建设项目竣工卫生验收认可书》等。

(二)经常性卫生监督

经常性卫生监督的主要内容有:①卫生许可:包括卫生许可证是否在有效期内;是否真实、有效;是否按要求复核、换证等。②卫生管理情况:包括各项卫生制度是否健全,其落实情况和记录情况;是否建立自身卫生管理档案以及卫生档案资料是否完整;供、管水人员是否经过卫生知识培训,是否有有效的体检合格证,健康体检不合格人员是否及时调离等。③建筑与布局:建筑与布局是否更改,如有更改是否经相关部门核准。④设施的日常使用卫生:包括供水设施周围环境卫生是否良好;供水设施所使用的供水设备和有关产品是否取得卫生许可批件和卫生安全证明;供水设施是否加盖上锁,溢流管是否有防蚊措施,是否与下水道相连;二次供水设施是否完备、运行良好;水池是否定期由有资质的单位清洗消毒;发生供水事故时是否有应急处理措施等。⑤水质消毒:是否设置二次供水消毒设施;是否正确使用消毒剂对水质进行消毒等。⑥水质卫生:包括供水设

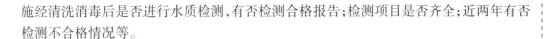

施经清洗消毒后是否进行水质检测,有否检测合格报告;检测项目是否齐全;近两年有否检测不合格情况等。

五、涉水产品卫生监督

(一)预防性卫生监督

涉水产品的预防性卫生监督是卫生和计划生育行政部门通过对建设项目的规划、选址、设计审查和竣工验收,以贯彻卫生要求和卫生标准,使之在建成投入使用后不发生局部不良环境危害或污染外界环境。

涉水产品企业应当向卫生和计划生育行政部门提交申请并填报《建设项目卫生审查申请书》,按规定提供相关资料;卫生监督机构根据项目可行性报告(或设计任务书)内容,依据卫生法律、法规、标准和《涉及饮用水卫生安全产品生产企业卫生规范》的要求,对其中与卫生有关的选址和设计以及竣工验收进行卫生审核。

(二)经常性卫生监督

1.对涉水产品生产企业的卫生监督检查

卫生和计划生育行政部门根据《生活饮用水卫生监督管理办法》、《涉水产品生产企业卫生规范》和《卫生部健康相关产品命名规定》等规定,对涉水产品生产企业进行监督检查,主要内容有:①涉水产品的卫生许可:涉水产品卫生许可批准文件必须真实、有效,产品现行标识标签(说明书)符合许可核准的内容。②生产企业布局:企业布局应当符合许可审核的内容,保持厂区周围无污染源;生产场所内布局合理,做到人物分流、清洁区与污染区分开。③生产企业生产管理情况:检查企业是否有产品的生产记录;生产设备、消毒设备能否正常使用;生产涉水产品的设备不得与其他非涉水产品生产设备混用。④生产企业的质量控制:检查涉水产品生产企业对生产使用的原辅材料是否有索证记录(含检验报告),使用的原辅材料是否符合许可审核的内容;是否有健全的卫生管理制度及检验制度;是否有卫生管理人员和经过专业培训的检验员;检验设备能否正常使用;企业是否有完整的产品和生产环境的自检记录,检验是否按照卫生标准要求进行;是否有完整的投诉举报和退回产品登记(退回产品的品种、数量等)。⑤生产企业的原材料、成品贮存:涉水产品生产企业专用的原材料、成品贮存场所应当环境条件良好,有防四害、防尘、防潮和通风等措施;产品分类贮存,标志明显,与非涉水产品分开,不得与有毒、有害物品或易燃、易爆物品共同存放;待检产品、合格产品、不合格产品分开存放,并有易于识别的明显标记。⑥生产企业的从业人员:涉水产品生产企业直接从事生产的从业人员应经过岗前培训,并持有效的预防性健康体检合格证;凡体检不合格者,必须调离生产岗位;从事卫生质量检验工作的人员有经省级卫生和计划生育行政部门考核合格颁发的上岗证;生产人员进入生产场所时,个人卫生状况符合卫生规范要求;采购人员应具有简易鉴别原材料质量和卫生性能的知识和技能。

2.对涉水产品经营(使用)单位的卫生监督检查

卫生和计划生育行政部门根据《生活饮用水卫生监督管理办法》、《生活饮用水卫生标准》和《卫生部健康相关产品命名规定》的要求,对涉水产品经营(使用)单位进行监

笔记

督。主要内容是:①卫生许可批准文件:经营(使用)的涉水产品应当有效的卫生许可批准文件,产品的生产日期应该在卫生许可批准文件有效期内;②产品质量:卫生和计划生育行政部门可以对涉水产品经营(使用)单位经营和使用的涉水产品进行抽样检验。

六、饮用水污染事故的调查处理

(一)饮用水污染事故处理的一般要求

卫生和计划生育行政部门负责饮用水污染事故对人体健康影响的调查。当发现饮用水污染危及人体健康,须停止使用时,对二次供水单位应责令其立即停止供水;对集中式供水单位应当会同城市建设行政主管部门报同级人民政府批准后停止供水。同时,要采取一切可能措施,减少、控制、消除污染的范围、程度,把污染的危害减低到最低限度。范围广、危害重的事故,要及时通知有关相近地区,采取必要的防范措施。

(二)饮用水污染事故的调查处理

卫生和计划生育行政部门在接到生活饮用水突发公共卫生事件或疑似生活饮用水突发公共卫生事件的报告后,应立即组织力量赶赴现场,进行调查处理。调查处理采取边调查、边处理、边抢救、边核实的方式,以快速高效的措施控制事态发展。

调查内容包括个案调查、供水单位基本卫生情况、供水水源卫生防护情况、供水设施及管网的卫生防护情况、居民近期对饮用水问题的反映、管理责任单位采取的措施、样品采集及检测等方面。

(三)生活饮用水突发公共卫生事件的控制

经调查确定为生活饮用水突发公共卫生事件的,卫生和计划生育行政部门和有关卫生机构可以采取以下控制措施:①对受污染范围的人群进行预防性服药和治疗。②立即清除污染源。③清洗和消毒被污染的管网和供水设备,增添必要的净水消毒设备及装置。④其他措施,如选择和提供临时饮用水源,做好群众的解释和宣传工作,加强健康教育和卫生宣传,教育群众不喝生水等。⑤对造成生活饮用水污染或者有证据证明可能导致生活饮用水污染的单位,在经过法定程序报请政府批准后,卫生和计划生育行政部门可采取如下卫生监管和控制措施:责令停止供水;封闭供水设施,并责令进行清洗、消毒;责令控制、排除污染源;封闭有关供水设备及用品。

导入案例评析

1. 本案法律适用是正确的。

《生活饮用水卫生监督管理办法》第六条规定:供水单位供应的饮用水必须符合国家生活饮用水卫生标准。第七条规定:集中式供水单位必须取得县级以上地方人民政府卫生行政部门签发的卫生许可证。城市自来水供水企业和自建设施对外供水的企业还必须取得建设行政主管部门颁发的《城市供水企业资质证书》,方可供水。第二十六条规定:违反《生活饮用水卫生监督管理办法》规定,有下列情形之一的,县级以上地方人民政府卫生行政部门应当责令限期改进,并可处以20元以上5000元以下的罚款:(一)在饮用水水源保护区修建危害水源水质卫生的设施或进行

笔记

有碍水源水质卫生的作业的;(二)新建、改建、扩建的饮用水供水项目未经卫生行政部门参加选址、设计审查和竣工验收而擅自供水的;(三)供水单位未取得卫生许可证而擅自供水的;(四)供水单位供应的饮用水不符合国家规定的生活饮用水卫生标准的;(五)未取得卫生行政部门的卫生许可擅自从事二次供水设施清洗消毒工作的。本案中,某自来水厂存在未取得某小区地下室供水处生活饮用水卫生许可证擅自供应生活饮用水,且水质不符合国家生活饮用水卫生标准的违法行为,应当承担限期改进、20 元以上 5000 元以下的罚款的法律责任。某县卫生局正确适用了《生活饮用水卫生监督管理办法》第六条、第七条和第二十六条第三项、第四项的规定,作出了"责令某自来水厂立即改正违法行为,并对其给予罚款 2000 元的行政处罚"。因此,本案法律适用是正确的。

2.某县卫生局的监督行为并不符合法律要求。

某县卫生局的监督行为存在诸多瑕疵,主要表现为:其一,违法主体认定不清。本案缺少认定违法主体资格的证明材料,物业公司和某自来水厂到底是个体工商户、个人独资企业还是有限责任公司等法人或者其他组织认定不清。正确的做法是某卫生局应当全面收集物业公司、某水厂相关资质证明材料并作为证据适用。其二,认定违法事实的证据不足。本案中,某县卫生监督所卫生监督员到达现场后分为两个小组,一组与县疾病预防控制中心工作人员到该小区随机抽选住户进行生活饮用水采样;行政处罚决定书也载明"2014 年 8 月 4 日,某县疾病预防控制中心出具 7 月 28 日抽检的生活饮用水样品检测报告,报告显示:该小区住户末梢水不符合《生活饮用水卫生标准》(GB 5749—2006)的规定",但是整个行政处罚卷宗内仅有一份"现场检查笔录"作为证据,根本没有检测报告及样品采集记录,因此自来水水质不符合国家生活饮用水卫生标准的证据不足,当事人违法事实不清。正确的做法是疾病预防控制中心资质证明、检测报告、采样记录原件或者复印件等材料应当作为认定违法事实的证据放入卷宗,而且应当依据《食品卫生监督程序》、《健康相关产品国家卫生监督抽检规定》的有关规定依法告知当事人检验结果及申请复核的依据和期限。其三,行政处罚程序不合法。本案适用一般程序,在卫生监督人员调查终结后,某县卫生局应当对违法行为的事实、性质、情节以及危害程度进行合议并做好记录,并及时告知当事人作出处罚认定的事实、理由和依据,以及当事人依法享有的权利,经过法定期间之后才能作出行政处罚决定并送达当事人。本案受理记录、立案报告、案件调查终结报告负责人意见栏签署的日期分别为 2014 年 7 月 28 日、2014 年 7 月 28 日、2014 年 8 月 4 日,行政处罚决定及送达日期均为 2014 年 7 月 30 日,可以看出行政处罚决定及其送达均发生于案件调查终结之前,并未进行事先告知并听取当事人的陈述和申辩,严重违反了行政处罚法定步骤和顺序等要求。此外,本案罚款经手人和承办人均为卫生监督员,也违背了行政处罚作出罚款决定的行政机关应当与收缴罚款的机关分离的法律规定。总之,尽管本案法律适用是正确的,但是某县卫生局的监督行为并不符合法律要求。

笔记

法条链接

一、《生活饮用水卫生监督管理办法》

第六条　供水单位供应的饮用水必须符合国家生活饮用水卫生标准。

第七条　集中式供水单位必须取得县级以上地方人民政府卫生行政部门签发的卫生许可证。城市自来水供水企业和自建设施对外供水的企业还必须取得建设行政主管部门颁发的《城市供水企业资质证书》，方可供水。

第二十六条　违反本办法规定，有下列情形之一的，县级以上地方人民政府卫生行政部门应当责令限期改进，并可处以20元以上5000元以下的罚款：（一）在饮用水水源保护区修建危害水源水质卫生的设施或进行有碍水源水质卫生的作业的；（二）新建、改建、扩建的饮用水供水项目未经卫生行政部门参加选址、设计审查和竣工验收而擅自供水的；（三）供水单位未取得卫生许可证而擅自供水的；（四）供水单位供应的饮用水不符合国家规定的生活饮用水卫生标准的；（五）未取得卫生行政部门的卫生许可擅自从事二次供水设施清洗消毒工作的。

二、《中华人民共和国行政处罚法》

第三十条　公民、法人或者其他组织违反行政管理秩序的行为，依法应当给予行政处罚的，行政机关必须查明事实；违法事实不清的，不得给予行政处罚。

第三十一条　行政机关在作出行政处罚决定之前，应当告知当事人作出行政处罚决定的事实、理由及依据，并告知当事人依法享有的权利。

第三十二条　当事人有权进行陈述和申辩。行政机关必须充分听取当事人的意见，对当事人提出的事实、理由和证据，应当进行复核；当事人提出的事实、理由或者证据成立的，行政机关应当采纳。

行政机关不得因当事人申辩而加重处罚。

第三十八条　调查终结，行政机关负责人应当对调查结果进行审查，根据不同情况，分别作出如下决定：

（一）确有应受行政处罚的违法行为的，根据情节轻重及具体情况，作出行政处罚决定；

（二）违法行为轻微，依法可以不予行政处罚的，不予行政处罚；

（三）违法事实不能成立的，不得给予行政处罚；

（四）违法行为已构成犯罪的，移送司法机关。

对情节复杂或者重大违法行为给予较重的行政处罚，行政机关的负责人应当集体讨论决定。

第四十一条　行政机关及其执法人员在作出行政处罚决定之前，不依照本法第三十一条、第三十二条的规定向当事人告知给予行政处罚的事实、理由和依据，或者拒绝听取当事人的陈述、申辩，行政处罚决定不能成立；当事人放弃陈述或者申辩权利的除外。

第四十六条　作出罚款决定的行政机关应当与收缴罚款的机构分离。

　　除依照本法第四十七条、第四十八条的规定当场收缴的罚款外,作出行政处罚决定的行政机关及其执法人员不得自行收缴罚款。

　　当事人应当自收到行政处罚决定书之日起十五日内,到指定的银行缴纳罚款。银行应当收受罚款,并将罚款直接上缴国库。

　　第四十七条　依照本法第三十三条的规定当场作出行政处罚决定,有下列情形之一的,执法人员可以当场收缴罚款:

　　(一)依法给予二十元以下的罚款的;

　　(二)不当场收缴事后难以执行的。

　　第四十八条　在边远、水上、交通不便地区,行政机关及其执法人员依照本法第三十三条、第三十八条的规定作出罚款决定后,当事人向指定的银行缴纳罚款确有困难,经当事人提出,行政机关及其执法人员可以当场收缴罚款。

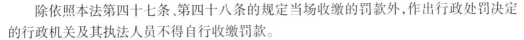

实训项目名称　生活饮用水卫生行政处罚案例分析

一、实训目标

　　1.检验对生活饮用水及涉水产品卫生监督的法律依据、集中式供水卫生监督等本章知识的理解和掌握程度。

　　2.训练查找资料尤其是检索案例分析涉及的有关法律法规并进行分析归纳的能力。

　　3.培养应用相关卫生监督知识和法律规定分析解决实际案例的能力。

二、实训内容与形式

　　要求根据以下材料进行案例分析。

实训材料　××镇水厂供应的饮用水不符合生活饮用水卫生标准行政处罚案

　　2015年6月8日,某区卫生执法监督大队收到区疾病预防控制中心报送的××镇水厂的水质监测检验报告,检验结果为:抽检××镇水厂水样,所测卫生指标中检出总大肠杆菌群和耐热大肠菌群均为8MPN/100ml,不符合《生活饮用水卫生标准》(GB 5749—2006)的规定。2015年6月12日,某区卫生执法监督大队对××镇水厂进行现场检查,检查时发现:(1)水源水水质检验登记表中的检测项目为无余氯检测;(2)水厂使用的水质消毒剂为"顺发牌含氯消毒粉"(许可证编号为川消字〔2009〕第0013号,川卫消证字〔2002〕第074号);(3)××镇水厂出示编号为某疾控(水质)检字第2015-064号监测检验报告书,检验结果为:抽检该水厂水样,所测卫生指标中检出总大肠杆菌群和耐热大肠菌群均为8MPN/100ml,不符合《生活饮用水卫生标准》(GB 5749—2006)的规定;(4)水厂工作人员张某、徐某健康

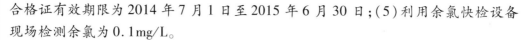

合格证有效期限为2014年7月1日至2015年6月30日;(5)利用余氯快检设备现场检测余氯为0.1mg/L。

某区卫生局经立案调查后认定,××镇水厂供应的饮用水不符合国家规定的生活饮用水卫生标准,违反了《生活饮用水卫生监督管理办法》第六条的规定。××镇水厂在发现水质不符合国家规定的生活饮用水卫生标准后积极整改,完善相关消毒设备设施,更换消毒剂且积极配合调查,尚未造成危害后果且违法情节较轻微,按照当地卫生行政处罚裁量标准应从轻或减轻裁量。为此,依据《生活饮用水卫生监督管理办法》第二十六条的规定,给予××镇水厂罚款人民币500元整的行政处罚。

本案认定有关违法事实的证据为:(1)2015年6月12日对××镇水厂现场检查笔录1份;(2)对××镇水厂工作人员张某的询问笔录1份;(3)调取证据清单1份;(4)卫生监督意见书1份;(5)××镇水厂负责人龚某身份证复印件1份;(6)××镇水厂《卫生许可证》复印件1份;(7)××镇水厂营业执照复印件1份;(8)××镇水厂工作人员张某、徐某健康证复印件1份;(9)××镇水厂水源水水质检验登记表原件1份;(10)某区疾病预防控制中心水质监测检验报告书2份。

问题:

1.本案法律适用是否正确,为什么?

2.某区卫生局的监督行为是否符合法律要求,为什么?

三、实训要领

1.了解案情基本事实。

2.学习和掌握案例分析涉及的本章主要知识。

3.检索并找出案例分析涉及的主要法律法规及其具体规定。

4.根据卫生监督知识以及有关法律制度,分析研究有关问题。

四、成果要求和评分

1.分组或独立完成。如果以分组形式完成,应当对案例分析过程实行任务分解,即分别以1名同学为主分段承担资料查找、案例分析和归纳总结、撰写书面报告等工作。研究过程应当在充分发挥所有成员同学主动性、积极性的基础上实现同学间的互助、交流和协作。

2.提交书面报告。要求:(1)列出作为案例分析依据的主要法律法规的规定;(2)分析部分的字数1000字左右,观点明确、说理清楚,既要讲清楚作为理由和依据的基本知识和法律规定,更要针对案情事实进行分析并得出明确的结论。

3.分组完成的案例分析报告由组长根据小组成员在参与资料查找、小组讨论、案例分析、报告撰写等过程中的贡献度进行初步评分,最后由老师根据评分规则打分。独立完成的案例分析报告由老师根据评分规则打分。

附件:书面作业

实训报告

一、案情

二、法律规定

三、分析和研究

1.本案法律适用是否正确,为什么?

2.某区卫生局的监督行为是否符合法律要求,为什么?

（陈仕学）

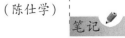

第十八章

健康相关产品卫生监督

学习目标

通过本章案例分析与实训练习：

巩固 健康相关产品的概念,健康相关产品的类型,化妆品、消毒产品、医疗器械卫生监督的基本内容。

培养 正确运用相关法律法规分析健康相关产品案例和实施卫生监督的能力。

扩展 运用现代管理和法治理念分析健康相关产品卫生监督领域存在的现象和问题。

导入案例

案例

某公司违反化妆品卫生监督法规行政处罚案

2007年9月25日,某市卫生监督所接到消费者投诉,称其在本市嘉氏堂商贸有限责任公司购买欣奕抗疤原液和欣奕深层抗疤抚平精华露化妆品,而后将购买的化妆品涂擦于孩子术后(1个月)伤疤,涂擦部位出现红肿、脱皮等过敏反应。经网上查询,无该化妆品名称的卫生许可批号,产品冒用其他普通化妆品批号,宣传对疤痕的治疗效果。市卫生监督所执法人员经过深入调查,确认该化妆品经营单位的行为违反了《化妆品卫生监督条例》的有关规定,按照法定程序,对经营单位依法作出没收违法所得,并给予违法所得2倍罚款的行政处罚。

问题:

1.案例中的化妆品属于健康相关产品吗? 对其实施监督的法律依据是什么?

2.案例中涉及的化妆品的监督机构及其职责是什么? 化妆品的卫生要求有哪些?

3.案例中的化妆品经营单位的违法行为违反了何种法规,应承担何种法律责任?

主要知识点

一、健康相关产品的范围、命名规定、审批程序以及抽检规定

(一)健康相关产品的范围

健康相关产品涉及的范围很广,从卫生监督的角度来说,健康相关产品主要包括食品(保健食品)、生活饮用水、化妆品、消毒产品、血液制品以及医疗器械等与人体健康息

268

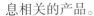

息相关的产品。

（二）健康相关产品的命名法律规定

为保证健康相关产品命名的科学和规范,保护消费者权益,卫生部(现国家卫生和计划生育委员会,简称国家卫生计生委,下同)依据《中华人民共和国食品卫生法》、《化妆品卫生监督条例》、《保健食品管理办法》、《消毒管理办法》、《生活饮用水卫生监督管理办法》等有关法律、法规、规章的规定,于2001年4月发布了《健康相关产品命名规定》。

健康相关产品命名应符合国家法律法规的规定,反映产品的真实属性。名称由商标名、通用名、属性名三部分组成,器械类产品名称还应当有产品型号。命名时禁止使用消费者不易理解的专业术语及地方方言,禁止使用虚假、扩大和绝对化的词语,禁止使用庸俗或带有封建迷信色彩的词语,禁止使用已经批准的药品名,禁止使用外文字母、汉语拼音、符号等。进口健康相关产品的中文名称应尽量与外文名称相对应。

（三）健康相关产品的审批程序

健康相关产品审批工作包括检验、初审、申报与受理、评审、报批和批准、审批结论反馈。

（1）检验:国家卫生计生委认定的健康相关产品检验机构,按国家有关法规规定承担相应的健康相关产品检验工作。

（2）初审:省级卫生行政部门受理健康相关产品申报后,应在法规规定的时限内作出初审结论,并加盖卫生行政部门公章。初审时,应按有关规定对申报资料的合法性、完整性和规范性进行审核。

（3）申报与受理:国家卫生计生委设立的健康相关产品审评机构,承担健康相关产品的申报受理、评审会议有关工作、产品报批、审批结论反馈和档案管理等国家卫生计生委交办的工作。

（4）评审:国家卫生计生委各类健康相关产品评审委员会,按国家有关法规规定承担相应的健康相关产品技术评审工作,完成评审报告。

（5）报批和批准:评审会议结束后,评审机构应按会前提交国家卫生计生委的受理产品清单顺序,根据评审委员会报告,将"建议批准"和"建议不批准"的产品按有关要求报国家卫生计生委。国家卫生计生委收到评审机构上报的健康相关产品报批资料后,作出决定和提出意见。

（6）审批结论反馈:审评机构应于国家卫生计生委批准健康相关产品之日起5个工作日内,完成卫生许可批件或批准证书批件,并通知申报单位领取。

（四）健康相关产品的国家卫生抽检规定

为保障消费者身体健康,规范健康相关产品国家卫生监督抽检工作,卫生部于2005年颁布了《健康相关产品国家卫生监督抽检规定》,被抽检单位应当配合卫生监督员开展样品采集和现场监督抽查工作。国家卫生计生委负责制定国家卫生监督抽检工作计划并组织实施。国家卫生监督抽检计划应当包括抽样的品种及数量、检验项目、检验依据、判定依据和标准及执行单位等内容。

二、化妆品卫生监督

（一）化妆品的概念、分类和作用

根据《化妆品卫生规范》的规定，化妆品是指以涂抹、喷洒或其他类似的方法，散布于人体表面任何部位（皮肤、指甲、口唇、口腔黏膜等），以达到清洁、消除不良气味、护肤、美容和修饰目的的日用化学工业产品。化妆品包括护肤品、护体、护发、彩妆、香氛等一系列从头到脚的产品。

化妆品按用途可以分为特殊用途化妆品和非特殊用途化妆品。特殊用途化妆品是指用于育发、染发、烫发、脱毛、美乳、健美、除臭、祛斑、防晒等的化妆品。按产地可以分为国产化妆品和进口化妆品，我国首次进口的化妆品，国外厂商或者代理商必须向国家食品药品监督管理总局提出申请，获得批准后方可销售。

化妆品的作用可概括为清洁、保养、美化、特殊功效等。

（二）化妆品卫生监督的法律依据

1990 年实施的《化妆品卫生监督条例》是我国化妆品卫生监督的主要法律依据。1990 年发布的《化妆品卫生监督条例实施细则》比较详细地规定了化妆品生产、销售的卫生监督及不良反应的处理措施。2007 年发布的《化妆品卫生规范》和《化妆品生产企业卫生规范》为化妆品卫生监督的主要技术依据。

国家技术监督局和卫生部于 1987 年 5 月联合发布了一系列化妆品卫生标准，包括化妆品卫生标准、化妆品卫生化学标准检验方法、化妆品微生物学标准检验方法、化妆品安全性评价程序和方法等 4 部分 18 项。

（三）化妆品卫生监督机构及其职责

2008 年《国务院机构改革方案》明确将所有化妆品卫生许可、监管的职能全部由卫生部划归国家食品药品监督管理局（现国家食品药品监督管理总局，下同）。国家食品药品监督管理总局负责全国化妆品卫生监督工作。其主要职责是：制定全国化妆品卫生监督工作的方针、政策；组织研究、制定化妆品卫生标准；审查化妆品新原料、特殊用途化妆品、进口化妆品的卫生质量和使用安全；组织对化妆品卫生重大案件的调查处理；依照《化妆品卫生监督条例》及《化妆品卫生监督条例实施细则》决定行政处罚。

（四）化妆品的卫生要求

（1）一般性要求：要保证长期使用化妆品过程中的安全，不能因化妆品而带来健康危害。化妆品要具有良好的微生物学质量。

（2）原料要求：化妆品禁止使用的原料有 496 种，其中中草药类禁用物质有 75 种。

（3）终产品要求：化妆品要保证使用安全。不得对施用部位产生明显损伤刺激，并且无感染性。

（五）法律责任

（1）行政责任：未取得《化妆品生产企业卫生许可证》的企业擅自生产化妆品的，责令该企业停产，没收产品及违法所得，并且可以处违法所得 3 到 5 倍的罚款；进口或者销

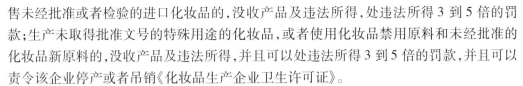

售未经批准或者检验的进口化妆品的,没收产品及违法所得,处违法所得 3 到 5 倍的罚款;生产未取得批准文号的特殊用途的化妆品,或者使用化妆品禁用原料和未经批准的化妆品新原料的,没收产品及违法所得,并且可以处违法所得 3 到 5 倍的罚款,并且可以责令该企业停产或者吊销《化妆品生产企业卫生许可证》。

(2)民事责任:对违反《化妆品卫生监督条例》造成人体损伤或者发生中毒事故的,有直接责任的生产企业和经营单位或者个人应负损害赔偿责任。

(3)刑事责任:对违反《化妆品卫生监督条例》造成人体损伤而导致严重后果,构成犯罪的,由司法机关依法追究刑事责任。

三、消毒产品卫生监督

(一)消毒产品的概念、分类

消毒是指利用温和的物理化学因素抑制病原体繁殖的手段。消毒有物理方法、化学方法及生物方法。根据《消毒管理办法》第四十九条的规定,消毒产品包括消毒剂、消毒器械(含生物指示物、化学指示物和灭菌物品包装物)、卫生用品和一次性使用医疗用品。

消毒产品可以分为:

(1)消毒剂、消毒器械(主要包括医疗卫生用品、瓜果蔬菜、医疗器械、生物指标物、化学指标物、灭菌指标物等的消毒)。

(2)卫生用品:如妇女经期卫生用品、尿布、皮肤黏膜卫生用品、隐形眼镜护理品和其他一次性用品等。

(3)一次性使用医疗用品:主要有输注类、导管类、诊断治疗具类、手术类、护理类等。

(二)消毒产品卫生监督的法律依据

消毒产品卫生监督的法律依据主要有《传染病防治法》及其实施办法、《消毒管理办法》以及一系列配套的技术规范、标准和规定,如《消毒卫生标准》、《消毒产品检验规定》、《消毒技术规范》、《卫生用品和一次性使用医疗用品检验规定》、《消毒产品分类目录》等。

(三)消毒产品卫生监督机构及其职责

根据《消毒管理办法》规定,国家卫生计生委主管全国消毒监督管理工作。铁路、交通卫生主管机构依照本办法负责本系统的消毒监督管理工作。

(1)县级以上卫生行政部门对消毒工作行使下列监督管理职权:对有关机构、场所和物品的消毒工作进行监督检查;对消毒产品生产企业执行《消毒产品生产企业卫生规范》情况进行监督检查;对消毒产品的卫生质量进行监督检查;对消毒服务机构的消毒服务质量进行监督检查;对违反本办法的行为采取行政控制措施;对违反本办法的行为给予行政处罚。

(2)省级以上卫生行政部门可以对已获得卫生许可批件和备案凭证但受到质疑的消毒产品进行重新审查;省级以上卫生行政部门自收到重新审查所需的全部材料后应当

笔记

作出重新审查决定。对有违规情形的,注销产品卫生许可批准文号或备案文号。

(3)消毒产品检验机构职责:经省级以上卫生行政部门认定的检验机构可以从事消毒产品检验工作,出具检验和评价报告。

(四)对医疗卫生机构的卫生监督

(1)医疗卫生机构应当建立消毒管理组织,制定消毒管理制度,执行国家有关规范、标准和规定,定期开展消毒与灭菌效果检测工作。

(2)医疗卫生机构工作人员应当接受消毒技术培训,掌握消毒知识,并按规定严格执行消毒隔离制度。

(3)医疗卫生机构使用的进入人体组织或无菌器官的医疗用品必须达到灭菌要求。医疗卫生机构使用的一次性医疗用品、医疗机构排放的污水、污物应当及时进行无害化处理。

(4)医疗卫生机构的环境、物品应当符合国家有关规范、标准和规定,对相关物品要及时进行消毒。

(五)法律责任

根据《传染病防治法》和《消毒管理办法》的规定,对消毒产品不符合国家卫生标准和卫生规范要求的应给予行政处罚,造成人身、财产损害的依法追究民事责任。消毒产品生产经营单位的消毒产品不符合国家标准和卫生规范的,应依据《传染病防治法》的规定由县级以上地方卫生行政部门责令限期改正,没收违法所得,并处以 5 万元以下的罚款,已取得许可证的可以暂扣或吊销许可证,构成犯罪的依法追究刑事责任。

四、医疗器械卫生监督

(一)医疗器械的概念、分类

根据《医疗器械管理条例》的规定,医疗器械是指单独或者组合使用于人体的仪器、设备、器具、材料或者其他物品,包括所需要的软件。

国家对医疗器械按照风险程度实行分类管理。第一类是风险程度低,实行常规管理可以保证其安全、有效的医疗器械;第二类是具有中度风险,需要严格控制管理以保证其安全、有效的医疗器械;第三类是具有较高风险,需要采取特别措施严格控制管理以保证其安全、有效的医疗器械。评价医疗器械风险程度,应当考虑医疗器械的预期目的、结构特征、使用方法等因素。

(二)医疗器械卫生监督的法律依据

医疗器械卫生监管的法律、法规主要有《医疗器械监督管理条例》、《医疗器械经营企业许可证管理办法》、《医疗器械分类规则》、《医疗器械注册管理办法》、《医疗器械生产企业监督管理办法》、《医疗器械经营企业监督管理办法》等。

为加强医疗器械标准工作,保证医疗器械的安全有效,国家食品药品监督管理局于2001 年特制定了《医疗器械标准管理办法》。医疗器械标准分为国家标准、行业标准和产品注册标准。

笔记

（三）医疗器械的卫生监督机构及其职责

国家食品药品监督管理总局负责全国医疗器械的监督管理工作，其主要职责是负责拟定医疗器械的相关法律法规，拟定相关医疗器械的监管标准，承担注册证、许可证、质量体系认证、医疗器械广告等审批工作。

县级以上食品药品监管部门负责本行政区域的医疗器械监督、查处工作。

（四）法律责任

（1）未取得医疗器械产品生产注册证书进行生产的、医疗器械不符合国家或行业标准的、重复使用一次性医疗器械的、注册提供虚假证明的生产、销售企业应承担一定的行政责任。医疗器械监管人员滥用职权，尚不构成犯罪的依法给予行政处分。

（2）违反《医疗器械监督管理条例》造成一定人身损害的，其直接或间接相关的单位或个人要依法承担相应的民事责任。

（3）违反《医疗器械管理条例》有关规定，情节严重构成犯罪的要依法承担相应的刑事责任。

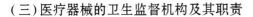

1. 案例中涉及的化妆品与我们的日常生活息息相关。从卫生监督的角度来说，健康相关产品主要包括食品（保健食品）、生活饮用水、化妆品、消毒产品、血液制品以及医疗器械等与人体健康息息相关的产品。因此，案例中的化妆品属于健康相关产品。

案例中所涉及的化妆品危害了人体的健康。我国为保障化妆品市场的良好发展，保障化妆品的安全特颁布了《化妆品卫生监督条例》、《化妆品卫生监督条例实施细则》、《化妆品卫生规范》和《化妆品生产企业卫生规范》等，为化妆品的卫生监督提供了技术依据。

2. 案例发生在 2007 年，当时的化妆品卫生监督工作主要由卫生行政部门的卫生监督所承担。2008 年《国务院机构改革方案》明确将所有化妆品卫生许可、监管的职能全部由卫生部划归国家食品药品监督管理局（现国家食品药品监督管理总局，下同）。因此，目前国家食品药品监督管理总局负责全国化妆品卫生监督工作。其主要职责是：制定全国化妆品卫生监督工作的方针、政策；组织研究、制定化妆品卫生标准；审查化妆品新原料、特殊用途化妆品、进口化妆品的卫生质量和使用安全；组织对化妆品卫生重大案件的调查处理。省级食品药品监督管理局的职责为：主管辖区内化妆品卫生监督工作；发放《化妆品生产企业卫生许可证》；初审特殊用途化妆品的卫生质量，负责非特殊用途化妆品的备案；调查处理化妆品案件。

化妆品卫生要求主要包含一般性要求、原料要求、终产品要求。一般性要求是指保证长期使用化妆品过程中的安全，不能因化妆品而带来健康危害。化妆品要具有良好的微生物学质量。原料要求是指化妆品禁止使用的原料有 496 种，其中中草药类禁用物质有 75 种。终产品要求是指化妆品要保证使用安全，不得对施用部位产生明显损伤刺激，并且无感染性。

3.案例中的嘉氏堂商贸有限责任公司经营无卫生许可批号的化妆品,宣传对疤痕的治疗效果。其行为违反了《化妆品卫生监督条例》第十二条、第十三条、第十四条的规定,按照《化妆品卫生监督条例》第二十八条的规定,当地监督部门按照法定程序,对经营单位依法作出没收违法所得,并给予违法所得2倍罚款的行政处罚。同时根据《化妆品卫生监督条例》第三十一条的规定,对违反规定造成人体损伤或者发生中毒事故的,有直接责任的生产企业和经营单位或者个人应负损害赔偿责任。

法条链接

《化妆品卫生监督条例》

第二条 本条例所称的化妆品,是指以涂抹、喷洒或者其他类似的方法,散布于人体表面任何部位(皮肤、毛发、指甲、口唇等),以达到清洁、消除不良气味、护肤、美容和修饰目的的日用化学工业产品。

第十二条 化妆品标签上应当注明产品名称、厂名,并注明生产企业卫生许可证编号;小包装或者说明书上应当注明生产日期和有效使用期限。特殊用途的化妆品,还应当注明批准文号。对可能引起不良反应的化妆品,说明书上应当注明使用方法、注意事项。

化妆品标签、小包装或者说明书上不得注有适应症,不得宣传疗效,不得使用医疗术语。

第十三条 化妆品经营单位和个人不得销售下列化妆品:

(一)未取得《化妆品生产企业卫生许可证》的企业所生产的化妆品;

(二)无质量合格标记的化妆品;

(三)标签、小包装或者说明书不符合本条例第十二条规定的化妆品;

(四)未取得批准文号的特殊用途化妆品;

(五)超过使用期限的化妆品。

第十四条 化妆品的广告宣传不得有下列内容:

(一)化妆品名称、制法、效用或者性能有虚假夸大的;

(二)使用他人名义保证或以暗示方法使人误解其效用的;

(三)宣传医疗作用的。

第二十八条 对违反本条例其他有关规定的,处以警告,责令限期改进;情节严重的,对生产企业,可以责令该企业停产或者吊销《化妆品生产企业卫生许可证》,对经营单位,可以责令其停止经营,没收违法所得,并且可以处违法所得2到3倍的罚款。

第三十一条 对违反本条例造成人体损伤或者发生中毒事故的,有直接责任的生产企业和经营单位或者个人应负损害赔偿责任。

对造成严重后果,构成犯罪的,由司法机关依法追究刑事责任。

笔记

实训项目名称　撰写文献综述"消毒产品卫生监督管理的现状分析"

一、实训目标

1. 检验对作为健康相关产品的消毒产品的概念,卫生监督的依据、范围、内容等基本知识的理解和掌握程度。
2. 训练文献资料的检索能力,整理、归纳总结的能力,综述的写作能力。
3. 培养分析消毒产品卫生监督中存在的问题和解决问题的能力。

二、实训内容与形式

实训内容:撰写"消毒产品卫生监督管理的现状分析"。

形式:文献综述。可以从卫生监督的法律依据、卫生监督的范围、卫生监督的主要内容、监督中主要存在的问题、建议等方面展开。

三、实训要领

1. 学习和掌握综述涉及的本章主要知识。
2. 学习综述的写作方法。

四、实训要求和评分

1. 独立完成。
2. 提交书面报告。要求:(1)格式规范(标题、摘要、关键词、正文、参考文献),表达流畅,逻辑清晰;(2)用自己的语言总结和评价;(3)资料来源引用标识准确、清晰;(4)字数3000字以上,参考文献8篇以上。
3. 评分:根据要求分成A、B、C、D、E五个等级进行评分。

附件:书面作业

消毒产品卫生监督管理的现状分析

〔摘要〕

笔记

［关键词］

［正文］

［参考文献］

（李宇阳）

学校与托幼机构卫生监督

通过本章案例分析与实训练习：

巩固　学校卫生监督法律依据、学校卫生管理部门及其职责、学校卫生监督主要方式,学校卫生工作任务和要求,托幼机构卫生监督。

培养　运用本章主要知识分析案例和解决实际问题的能力。

扩展　熟悉学校卫生监督工作规范,运用相关法律知识和法律制度分析认识学校与托幼机构卫生监督领域的现象和问题,能较为熟练地开展有关监督工作。

导入案例

案例

某中学甲肝流行案

某中学 2003 年 5 月份出现甲肝疫情暴发流行,从 5 月 4 日县防疫站接到县医院疫情报告至 5 月 30 日,累计出现甲肝患者 147 例。到 6 月 26 日,147 例甲肝患者全部治愈出院。事件发生后,该县成立了甲肝应急防治领导组,组建了应急工作队,开展了流行病学调查、隔离治疗发病学生、环境整治、药物消杀等工作。根据疫情和某中学的实际,特别是该校自备水源被粪便污染、学生食堂卫生管理差等问题,采取了立即切断学校自备水源,全部改为饮用镇自来水,每天进行余氯测定;彻底改造学生食堂,达到《中华人民共和国食品卫生法》要求的基本条件;对学校师生员工进行封闭式管理,防止疫情扩散蔓延;对患病学生全部采取隔离治疗,对其密切接触者进行追访等措施。

另一方面,事发地市卫生局和省卫生厅督办组人员进行了多次现场调查,认定事件主要是由于某中学对学校卫生工作重视不够,领导和监督不力,法律意识不强,应急处理能力差造成的,表现在:自备水源选址不合理,无卫生许可证和任何防护措施,自备水未经处理直接供应学生食堂和 5 处学生寝室,经检测,水源水、二次供水、管网末梢水菌群总数、粪大肠杆菌严重超标;学生食堂未办理卫生许可证,从业人员无健康合格证,食堂布局不合理,周围环境差,紧邻食堂是猪圈和旱厕;学校医务室无疫情登记本和疫情报告记录,校医作为学校专职卫生技术人员,发现疫情后未报告有关部门等。此外,收治患者的当地中心卫生院疫情报告不及时、传染病医疗救治不规范也对事件的演变起了助推作用,主要表现在:5月3日收治几例患甲肝学生后没有引起高度重视;没有以最快的通信方式向当地卫生防疫机构报告疫情;疫情登记本上无疫情记录;收治患者未严格按传染病患者隔离等。为此,市卫生局作出以下处理:

(1)对某中学自备水源选址不合理、无卫生许可证、微生物超标,按照《××省生活饮用水卫生监督管理办法》第二十六条第一、三项的规定,处以20000元罚款;学生食堂及周围环境卫生差,食堂无卫生许可证,按照《中华人民共和国食品卫生法》第四十条、第四十一条的规定,责令整改,并处以28000元罚款;某中学甲肝暴发流行,学校为疫情第一报告人,校医未报告疫情,按照《中华人民共和国传染病防治法实施办法》第七十一条的规定,建议某中学上级有关部门对某中学主管人员和直接责任人给予行政处分。

(2)某县卫生部门在对某中学学校卫生监督监测工作中存在监督不力、监测不到位的问题,应认真总结教训,建议追究相关人员责任。经过调查,某县县委、县政府根据《中华人民共和国传染病防治法》、《中华人民共和国传染病防治法实施办法》、《学校卫生工作条例》以及《中国共产党纪律处分条例(试行)》、《国家公务员暂行条例》等的规定,对在此次事故中涉及的22个责任人分别给予了党纪政纪处分。

问题:

1. 本案卫生监督法律适用是否正确,为什么?

2. 市卫生局能否对在本案卫生监督监测工作中存在监督不力、监测不到位等违法行为的卫生行政部门和机构及其责任人员进行查处,为什么?

主要知识点

一、学校卫生监督概述

(一)学校卫生监督的概念

学校卫生监督是卫生和计划生育行政部门及其卫生监督机构依据有关卫生法律、法规、规章对辖区内学校的卫生工作进行检查指导,督促改进,并对违反相关法律、法规规定的单位和个人依法追究其法律责任的卫生监督执法活动。

(二)学校卫生监督法律依据

学校卫生监督涉及诸多卫生法律、法规和规章。《中华人民共和国义务教育法》、《中华人民共和国未成年人保护法》、《中华人民共和国食品安全法》、《中华人民共和国传染病防治法》、《医疗机构管理条例》、《学校卫生工作条例》、《学校体育工作条例》、《生活饮用水卫生监督管理办法》等都是学校卫生监督的法律依据,其中《学校卫生工作条例》是我国关于学校卫生工作的专门性法规。此外,卫生部印发的《学校卫生监督工作规范》对学校卫生监督工作规范作出了明确规定。

除了有关卫生法律、法规和规章以外,国家还颁布了一系列学校卫生标准,是学校卫生监督的专业技术依据,如《中小学校建筑设计规范》《标准对数视力表》《电视教室座位布

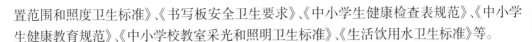

置范围和照度卫生标准》、《书写板安全卫生要求》、《中小学生健康检查表规范》、《中小学生健康教育规范》、《中小学校教室采光和照明卫生标准》、《生活饮用水卫生标准》等。

(三)学校卫生管理部门及其职责

1. 学校卫生管理部门

《学校卫生工作条例》规定:教育行政部门负责学校卫生工作的行政管理,卫生和计划生育行政部门负责对学校卫生工作的监督指导。

2. 学校卫生监督职责

《学校卫生监督工作规范》规定:县级以上卫生和计划生育行政部门实施学校卫生监督指导工作,各级卫生监督机构在同级卫生和计划生育行政部门领导下承担学校卫生监督工作任务。学校卫生监督职责包括:①教学及生活环境卫生监督;②传染病防控工作的卫生监督;③生活饮用水的卫生监督;④学校内设医疗机构和保健室的卫生监督;⑤学校内公共场所的卫生监督;⑥配合相关部门对学校突发公共卫生事件应急处置工作落实情况的卫生监督;⑦根据教育行政部门或学校申请,开展学校校舍新建、改建、扩建项目选址、设计及竣工验收的预防性卫生监督指导工作;⑧上级卫生和计划生育行政部门交办的其他学校卫生监督任务。

(四)学校卫生监督主要方式

根据卫生监督原理,所有卫生监督方式无疑都可以在学校卫生监督工作中使用。实际学校卫生监督中主要使用的卫生监督方式是卫生行政检查、卫生行政奖励和卫生行政处罚。

1. 卫生行政检查

县级以上卫生和计划生育行政部门有权实施学校卫生行政检查。根据有关卫生法律、法规的规定,卫生和计划生育行政部门实施行政检查之后,应当及时将检查情况反馈被检查单位,针对问题及时出具卫生监督意见书,必要时通报当地教育行政部门,督促学校落实整改措施;对存在违法行为的,应当按照相关法律、法规和规章的规定予以查处,并将查处结果通报当地教育行政部门。

2. 卫生行政奖励

对于在学校卫生工作中成绩显著的单位或者个人,各级教育、卫生和计划生育行政部门和学校应当给予精神上的表扬和物质上的奖励。

3. 卫生行政处罚

对于拒绝或者妨碍学校卫生监督员依照《学校卫生工作条例》实施卫生监督和存在其他违反卫生法律、法规和规章的违法行为的,卫生和计划生育行政部门有权对直接责任单位或者个人给予行政处罚。对涉嫌犯罪的,及时移交当地公安或司法机关。

二、学校卫生工作任务和要求

(一)学校卫生工作任务

学校卫生工作的主要任务为:监测学生健康状况;对学生进行健康教育,培养学生良好的卫生习惯;改善学校卫生环境和教学卫生条件;加强对传染病、学生常见病的预防和治疗。

(二)学校卫生工作要求

1. 建立卫生制度

学校应当建立卫生制度,加强对学生个人卫生、环境卫生以及教室、宿舍卫生的管理。

2. 学习时间要求

学校应当合理安排学生的学习时间。学生每日学习时间(包括自习),小学不超过 6 小时,中学不超过 8 小时,大学不超过 10 小时。学校或者教师不得以任何理由和方式,增加授课时间和作业量,加重学生学习负担。

3. 建筑、设备和器械卫生要求

学校教学建筑、环境噪声、室内微小气候、采光、照明等环境质量以及黑板、课桌椅的设置应当符合国家有关标准。新建、改建、扩建校舍,其选址、设计应当符合国家的卫生标准,并取得当地卫生和计划生育行政部门的许可。竣工验收应当有当地卫生和计划生育行政部门参加。

学校应当按照有关规定为学生设置厕所和洗手设施。寄宿制学校应当为学生提供相应的洗漱、洗澡等卫生设施。

学校体育场地和器材应当符合卫生和安全要求。运动项目和运动强度应当适合学生的生理承受能力和体质健康状况,防止发生伤害事故。供学生使用的文具、娱乐器具、保健用品,必须符合国家有关卫生标准。

4. 学生饮食卫生要求

学校应当认真贯彻执行食品安全法律、法规,加强饮食卫生管理,办好学生膳食,加强营养指导。学校应当为学生提供充足的符合卫生标准的饮用水。

5. 学生劳动的卫生要求

学校应当根据学生的年龄,组织学生参加适当的劳动,并对参加劳动的学生进行安全教育,提供必要的安全和卫生防护措施。

普通中小学校组织学生参加劳动,不得让学生接触有毒有害物质或者从事不安全工种的作业,不得让学生参加夜班劳动。普通高等学校、中等专业学校、技工学校、农业中学、职业中学组织学生参加生产劳动,接触有毒有害物质的,按照国家有关规定,提供保健待遇。学校应当定期对他们进行体格检查,加强卫生防护。

学校在安排体育课以及劳动等体力活动时,应当注意女学生的生理特点,给予必要的照顾。

6. 健康教育与健康保健

学校应当把健康教育纳入教学计划。普通中小学必须开设健康教育课,普通高等学校、中等专业学校、技工学校、农业中学、职业中学应当开设健康教育选修课或者讲座。学校应当开展学生健康咨询活动。

学校应当配备可以处理一般伤病事故的医疗用品;积极做好近视眼、弱视、沙眼、龋齿、寄生虫、营养不良、贫血、脊柱弯曲、神经衰弱等学生常见疾病的群体预防和矫治工作;认真贯彻执行传染病防治法律、法规,做好急、慢性传染病的预防和控制管理工作,同时做好地方病的预防和控制管理工作;建立学生健康管理制度,根据条件定期对学生进

笔记

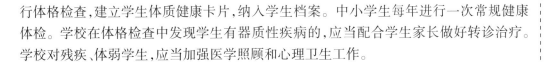

行体格检查,建立学生体质健康卡片,纳入学生档案。中小学生每年进行一次常规健康体检。学校在体格检查中发现学生有器质性疾病的,应当配合学生家长做好转诊治疗。学校对残疾、体弱学生,应当加强医学照顾和心理卫生工作。

三、托幼机构卫生监督

(一)托幼机构卫生监督的概念

托幼机构卫生监督是指县级以上卫生和计划生育行政部门及其卫生监督机构依据国家卫生法律、法规、规章和卫生标准,对托儿所、幼儿园等机构贯彻执行卫生法律、法规的情况进行督促检查,对违反卫生法律、法规的行为追究法律责任的卫生监督执法活动。

(二)托幼机构卫生监督的法律依据

《中华人民共和国母婴保健法》《中华人民共和国传染病防治法》《中华人民共和国食品安全法》《中华人民共和国药品管理法》《中华人民共和国执业医师法》《托儿所幼儿园卫生保健管理办法》《消毒管理办法》《公共场所卫生管理条例》《妇幼卫生工作条例》等卫生法律、法规和规章是托幼机构卫生监督的法律依据,其中《托儿所幼儿园卫生保健管理办法》是托幼机构卫生监督的专门立法,是最重要的法律依据之一。

(三)托幼机构卫生监督的内容

1. 托儿所幼儿园卫生保健管理

县级以上教育行政部门协助卫生和计划生育行政部门检查指导托幼机构的卫生保健工作。县级以上妇幼保健机构负责对辖区内托幼机构卫生保健工作进行业务指导。业务指导的内容包括:膳食营养、体格锻炼、健康检查、卫生消毒、疾病预防等。疾病预防控制机构应当定期为托幼机构提供疾病预防控制咨询服务和指导。

各级教育行政部门应当将卫生保健工作质量纳入托幼机构的分级定类管理。托幼机构的法定代表人或者负责人是本机构卫生保健工作的第一责任人。托幼机构应当根据规模、接收儿童数量等设立相应的卫生室或者保健室,具体负责卫生保健工作。

2. 预防性卫生监督

新设立的托幼机构,招生前应当取得卫生和计划生育行政部门指定的医疗卫生机构出具的符合《托儿所幼儿园卫生保健管理办法》的卫生评价报告。

3. 经常性卫生监督

卫生监督执法机构应当依法对托幼机构的饮用水卫生、传染病预防和控制等工作进行监督检查。托幼机构设有食堂提供餐饮服务的,应当按照《中华人民共和国食品安全法》《中华人民共和国食品安全法实施条例》以及有关规章的要求,认真落实各项食品安全要求。食品药品监督管理部门等负责餐饮服务监督管理的部门应当依法加强对托幼机构食品安全的指导与监督检查。

托幼机构的建筑、设施、设备、环境及提供的食品、饮用水等应当符合国家有关卫生标准、规范的要求。

托幼机构应当组织在岗工作人员每年进行1次健康检查;在岗人员患有传染性疾病的,应当立即离岗治疗,治愈后方可上岗工作。精神病患者、有精神病史者不得在托幼机

笔记

构工作。

4.托幼机构卫生室(保健室)的监督

托幼机构卫生室应当符合医疗机构基本标准,取得卫生和计划生育行政部门颁发的《医疗机构执业许可证》。保健室不得开展诊疗活动,其配置应当符合保健室设置基本要求。托幼机构应当聘用符合国家规定的卫生保健人员。卫生保健人员包括医师、护士和保健员。托幼机构聘用卫生保健人员应当按照托收150名儿童至少设1名专职卫生保健人员的比例配备卫生保健人员。收托150名以下儿童的,应当配备专职或者兼职卫生保健人员。

托幼机构卫生保健人员应当定期接受当地妇幼保健机构组织的卫生保健专业知识培训。托幼机构卫生保健人员应当对机构内的工作人员进行卫生知识宣传教育、疾病预防、卫生消毒、膳食营养、食品安全、饮用水卫生等方面的具体指导。托幼机构工作人员上岗前必须经卫生和计划生育行政部门指定的医疗卫生机构进行健康检查,取得《托幼机构工作人员健康合格证》后方可上岗。

5.托幼机构卫生保健工作情况监督

托幼机构应当严格按照《托儿所幼儿园卫生保健管理办法》开展卫生保健工作。托幼机构卫生保健工作包括以下内容:

(1)根据儿童不同年龄特点,建立科学、合理的一日生活制度,培养儿童良好的卫生习惯。

(2)为儿童提供合理的营养膳食,科学制订食谱,保证膳食平衡。

(3)制订与儿童生理特点相适应的体格锻炼计划,根据儿童年龄特点开展游戏及体育活动,并保证儿童户外活动时间,增进儿童身心健康。

(4)建立健康检查制度,开展儿童定期健康检查工作,建立健康档案。坚持晨检及全日健康观察,做好常见病的预防,发现问题及时处理。

(5)严格执行卫生消毒制度,做好室内外环境及个人卫生。加强饮食卫生管理,保证食品安全。

(6)协助落实国家免疫规划,在儿童入托时应当查验其预防接种证,未按规定接种的儿童要告知其监护人,督促监护人带儿童到当地规定的接种单位补种。

(7)加强日常保育护理工作,对体弱儿进行专案管理。配合妇幼保健机构定期开展儿童眼、耳、口腔保健,开展儿童心理卫生保健。

(8)建立卫生安全管理制度,落实各项卫生安全防护工作,预防伤害事故的发生。

(9)制订健康教育计划,对儿童及其家长开展多种形式的健康教育活动。

(10)做好各项卫生保健工作信息的收集、汇总和报告工作。

(11)托幼机构应当在疾病预防控制机构指导下,做好传染病预防和控制管理工作。托幼机构发现传染病患儿应当及时按照法律、法规和国家卫生和计划生育委员会的规定进行报告,在疾病预防控制机构的指导下,对环境进行严格消毒处理。在传染病流行期间,托幼机构应当加强预防控制措施。

(12)儿童入托幼机构前应当经医疗卫生机构进行健康检查,合格后方可进入托幼机构。

附:学校卫生监督工作规范(卫监督发〔2012〕62 号)

学校卫生监督工作规范

第一章　总　则

第一条　为规范学校卫生监督工作,保障学生身心健康,依据《中华人民共和国传染病防治法》、《学校卫生工作条例》、《医疗机构管理条例》、《生活饮用水卫生监督管理办法》等法律、法规、规章及卫生监督工作职责,制定本规范。

第二条　卫生监督是卫生行政部门及其卫生监督机构依据法律、法规、规章对辖区内学校的卫生工作进行检查指导,督促改进,并对违反相关法律法规规定的单位和个人依法追究其法律责任的卫生行政执法活动。工作经费纳入公共卫生预算管理。

本规范所指的学校是指依法批准设立的普通中小学、中等职业学校和普通高等学校。

第三条　县级以上卫生行政部门实施学校卫生监督指导工作,各级卫生监督机构在同级卫生行政部门领导下承担学校卫生监督工作任务,适用本规范。

第二章　卫生监督职责

第四条　学校卫生监督职责:

(一)教学及生活环境的卫生监督;

(二)传染病防控工作的卫生监督;

(三)生活饮用水的卫生监督;

(四)学校内设医疗机构和保健室的卫生监督;

(五)学校内公共场所的卫生监督;

(六)配合相关部门对学校突发公共卫生事件应急处置工作落实情况的卫生监督;

(七)根据教育行政部门或学校申请,开展学校校舍新建、改建、扩建项目选址、设计及竣工验收的预防性卫生监督指导工作;

(八)上级卫生行政部门交办的其他学校卫生监督任务。

行使学校卫生监督工作职责时,应当根据各级各类学校卫生特点,突出中小学校教学环境、传染病防控、饮用水卫生等监督工作重点,依照法律、法规规定,认真落实本规范要求。

第五条　省级卫生行政部门职责:

(一)制订全省(区、市)学校卫生监督工作制度、规划和年度工作计划并组织实施,根据学校卫生监督综合评价情况,突出重点,确定日常监督内容和监督覆盖率、监督频次;

(二)组织实施全省(区、市)学校卫生监督工作及相关培训,对下级卫生行政部门及监督机构学校卫生监督工作进行指导、督查、稽查和年度考核评估;

(三)开展职责范围内的学校卫生日常监督;

（四）负责全省（区、市）学校卫生监督信息管理及数据汇总、核实、分析及上报卫生行政部门，并通报同级教育行政部门；

（五）组织协调、督办本省学校卫生重大违法案件的查处；

（六）根据教育行政部门或学校的申请，开展职责范围内的学校校舍新建、改建、扩建项目选址、设计及竣工验收的预防性卫生审查工作；

（七）组织协调涉及全省（区、市）学校卫生监督相关工作，承担上级卫生行政部门交办的学校卫生监督任务。

第六条　设区的市级、县级卫生行政部门职责：

（一）根据本省（区、市）学校卫生监督工作规划和年度工作计划，结合实际，制订本行政区域内学校卫生监督工作计划，明确重点监督内容并组织落实；组织开展本行政区域内学校卫生监督培训工作；

（二）组织开展本行政区域内学校的教学及生活环境、传染病防控、生活饮用水、内设医疗机构和保健室、公共场所等卫生监督；配合相关部门开展学校突发公共卫生事件应急处置工作落实情况的卫生监督；

（三）建立本行政区域内学校卫生监督档案，掌握辖区内学校的基本情况及学校卫生工作情况；

（四）组织开展本行政区域内学校卫生违法案件的查处；

（五）负责本行政区域内学校卫生工作监督信息的汇总、核实、分析及上报上级卫生行政部门，并通报同级教育行政部门；

（六）设区的市对区（县）级学校卫生监督工作进行指导、督查和年度考核评估；

（七）根据教育行政部门或学校申请，开展本行政区域学校校舍新建、改建、扩建项目选址、设计及竣工验收的预防性卫生审查工作；

（八）承担上级卫生行政部门交办的学校卫生监督任务。

第七条　省级和设区的市级卫生监督机构应当设立学校卫生监督科（处）室，承担学校卫生监督的具体工作；县级卫生监督机构应当指定科室承担学校卫生监督工作，明确专人承担学校卫生监督工作。

第八条　建立健全卫生监督协管服务工作制度，在乡镇卫生院、社区卫生服务中心配备专（兼）职人员负责有关学校卫生监督协管服务工作，协助卫生监督机构定期开展学校卫生巡查，及时发现并报告问题及隐患；指导学校设立宣传栏，协助开展健康教育及相关培训。

第三章　学校卫生监督内容和方法

第九条　教学、生活环境卫生监督内容：

（一）教室人均面积、环境噪声、室内微小气候、采光、照明等环境卫生质量情况；

（二）黑板、课桌椅等教学设施的设置情况；

（三）学生宿舍、厕所等生活设施卫生情况。

第十条　教学、生活环境卫生监督方法：

（一）测量教室人均面积；检查教室受噪声干扰情况，核实噪声符合卫生标准情况；

检查教室通风状况,测定教室内温度、二氧化碳浓度等,查阅室内空气质量检测报告,核实教室微小气候符合卫生标准情况;检查教室朝向、采光方向和照明设置,测定教室采光系数、窗地比、后(侧)墙反射比、课桌面平均照度和灯桌距离,核实教室采光、照明符合卫生标准情况;

(二)检查课桌椅配置及符合卫生标准情况;检查黑板表面,测量黑板尺寸、黑板下缘与讲台地面的垂直距离、黑板反射比,核实教室黑板符合卫生标准情况;

(三)检查学生厕所、洗手设施和寄宿制学校洗漱、洗澡等设施条件是否符合卫生要求,了解学生宿舍卫生管理制度落实情况,测量学生宿舍人均居住面积。

第十一条　传染病防控工作的卫生监督内容:

(一)传染病防控制度建立及措施落实情况;

(二)学校依法履行传染病疫情报告职责情况;

(三)发生传染病后防控措施落实情况。

第十二条　传染病防控工作的卫生监督方法:

(一)查阅学校传染病防控制度及应急预案等资料;

(二)查阅传染病疫情信息登记报告制度和记录等资料;

(三)查阅学生晨检记录、因病缺勤登记、病愈返校证明、疑似传染病病例及病因排查登记、学生健康体检和教师常规体检记录、新生入学预防接种证查验及补种记录、校内公共活动区域及物品定期清洗消毒记录等资料;

(四)对发现传染病病例的学校,查阅传染病病例登记及报告记录、被污染场所消毒处理记录、使用的消毒产品卫生许可批件等相关资料,核实学校传染病控制措施落实情况。

第十三条　生活饮用水卫生监督内容:

(一)生活饮用水管理制度建立及措施落实情况;

(二)生活饮用水水质情况;

(三)学校内供水设施卫生许可、管理情况;

(四)供、管水人员持有效"健康合格证明"和"卫生培训合格证明"情况;

(五)学校索取涉水产品有效卫生许可批件情况;

(六)学校内供水水源防护情况。

第十四条　生活饮用水卫生监督方法:

(一)查阅生活饮用水卫生管理制度及水污染应急预案;

(二)查阅水质卫生检测资料,检查学校饮用水供应方式,根据实际情况,开展现场水质检测或采样送检;

(三)查阅供水设施卫生许可证,供、管水人员"健康合格证明"和"卫生培训合格证明";

(四)查阅供水设施设备清洗消毒记录;

(五)查阅涉水产品的卫生行政许可批件;

(六)检查学校内供水水源防护设施。

第十五条　学校内设医疗机构或保健室卫生监督内容:

笔记

（一）医疗机构或保健室设置及学校卫生工作开展情况；

（二）医疗机构持有效执业许可证、医护人员持有效执业资质证书情况；

（三）医疗机构传染病疫情报告、消毒隔离、医疗废物处置情况。

第十六条　学校内设医疗机构或保健室卫生监督方法：

（一）检查医疗机构、保健室设置及功能分区，查阅中小学校卫生专业技术人员配置相关资料及卫生专业技术人员或保健教师接受学校卫生专业知识和急救知识技能培训记录以及相应的培训合格证书；

（二）查阅《医疗机构执业许可证》、医护人员执业资质证书，查阅开展学校卫生工作资料；

（三）查阅传染病疫情报告、疫情控制措施、消毒隔离等制度，检查执行情况，核实疫情报告管理部门和专职疫情报告人员及依法履行疫情报告与管理职责的情况；检查医疗废物的收集、运送、贮存、处置等环节，并查阅相关记录；查阅消毒剂的生产企业卫生许可证及消毒产品卫生许可批件复印件。

第十七条　学校内游泳场所的卫生监督内容：

（一）持有卫生许可证的情况，从业人员健康检查和培训考核情况；

（二）卫生管理制度落实及卫生管理人员配备情况；

（三）游泳场所水质净化、消毒情况；

（四）传染病和健康危害事故应急工作情况。

第十八条　学校内游泳场所卫生监督方法：

（一）查阅公共场所卫生许可证及从业人员"健康合格证明"和"卫生培训合格证明"；

（二）查阅卫生管理制度，核实设立有卫生管理部门或者配备专（兼）职卫生管理人员情况；

（三）查阅水质净化、消毒、检测记录及近期水质检测报告，根据实际情况，开展现场检测或采样送检；

（四）检查清洗、消毒、保洁、盥洗等设施设备和公共卫生间卫生状况，查阅卫生设施设备维护制度和检查记录；

（五）查阅传染病和健康危害事故应急预案或者方案。

第十九条　学校预防性卫生监督内容：

根据教育行政部门或学校申请，对新建、改建、扩建校舍的选址、设计监督指导并参与竣工验收。

第二十条　学校预防性卫生监督方法：

（一）查阅建设单位提交的相关材料，核实材料的真实性、完整性和准确性；

（二）查阅相关检测（评价）报告，核实建设项目符合卫生要求情况；

（三）指定 2 名以上卫生监督员进行现场审查，核实学校选址；建筑总体布局；教学环境（教室采光、照明、通风、采暖、黑板、课桌椅设置、噪声）、学生宿舍、厕所及校内游泳场所、公共浴室、医疗机构等符合相关卫生要求情况，以及核查建设单位提交材料与现场实际的吻合情况，并出具相关意见。

笔记

286

第四章　信息管理

第二十一条　各级卫生行政部门应加强学校卫生监督监测信息系统建设,组织分析辖区学校卫生监督监测信息,为制定学校卫生相关政策提供依据。

第二十二条　各级卫生监督机构应当设置专(兼)职人员负责辖区学校卫生监督信息采集、报告任务,通过全国卫生监督信息报告系统及时、准确上报监督检查相关信息,及时更新学校基本情况信息。

各级卫生监督机构应当定期汇总分析学校卫生监督信息,报同级卫生行政部门和上级卫生监督机构,并抄送同级疾病预防控制机构。

第五章　监督情况的处理

第二十三条　县级以上卫生行政部门实施学校卫生监督后,应当及时将检查情况反馈被检查单位,针对问题及时出具卫生监督意见书,必要时通报当地教育行政部门,督促学校落实整改措施;对存在违法行为的,应当按照相关法律、法规和规章的规定,予以查处,并将查处结果通报当地教育行政部门。

第二十四条　县级以上卫生行政部门应当及时将辖区内学校卫生重大违法案件的查处情况逐级向上级卫生行政部门报告,并通报同级教育行政部门。对涉嫌犯罪的,及时移交当地公安机关或司法机关。

第六章　附则

第二十五条　本规范所称保健室是指未取得《医疗机构执业许可证》,在卫生专业人员指导下开展学校预防保健、健康教育、常见病和传染病预防与控制、学校卫生日常检查等工作的学校内设卫生机构。

第二十六条　本规范自发布之日起施行。

导入案例评析

1. 本案卫生监督法律适用基本正确。

本案卫生监督涉及与学校卫生有关的诸多卫生法律、法规和规章的规定,择其要者主要有:(1)《学校卫生工作条例》。第九条规定:学校应当认真贯彻执行食品卫生法律、法规,加强饮食卫生管理,办好学生膳食,加强营养指导。第十七条规定:学校应当认真贯彻执行传染病防治法律、法规,做好急、慢性传染病的预防和控制管理工作,同时做好地方病的预防和控制管理工作。第二十六条规定:各级卫生防疫站,对学校卫生工作承担下列任务:(一)实施学校卫生监测,掌握本地区学生生长发育和健康状况,掌握学生常见病、传染病、地方病动态;(二)制定学生常见病、传染病、地方病的防治计划;(三)对本地区学校卫生工作进行技术指导;(四)开展学校卫生服务。第二十八条第一款规定:县以上卫生行政部门对学校卫生工作行使监督职权。其职责是:(一)对新建、改建、扩建校舍的选址、设计实行卫生监督;(二)对学校内影响学生健康的学习、生活、劳动、环境、食品等方面的卫生和传染病防治工作实行卫生监督;(三)对学生使用的文具、娱乐器具、保健用品实行卫生监督。(2)《中华人民共和国食品卫生法》。第八条第一款第一项规定:食品生产经营过程必须符合下列卫生要求:(一)保持内外环境整洁,采取消除苍蝇、老鼠、蟑螂和其他有害昆虫及其孳生条件的措施,与有毒、有害场所保持规定的距离。第二十七条第一款规定:食品生产经营企业和食品摊贩,必须先取得卫生行政部门发放的卫生许可证方可向工商行政管理部门申请登记。未取得卫生许可证的,不得从事食品生产经营活动。第四十条规定:未取得卫生许可证或者伪造卫生许可证从事食品生产经营活动的,予以取缔,没收违法所得,并处以违法所得一倍以上五倍以下的罚款;没有违法所得的,处以五百元以上三万元以下的罚款。涂改、出借卫生许可证的,收缴卫生许可证,没收违法所得,并处以违法所得一倍以上三倍以下的罚款;没有违法所得的,处以五百元以上一万元以下的罚款。第四十一条规定:食品生产经营过程不符合卫生要求的,责令改正,给予警告,可以处以五千元以下的罚款;拒不改正或者有其他严重情节的,吊销卫生许可证。第五十二条规定:食品卫生监督管理人员滥用职权、玩忽职守、营私舞弊,造成重大事故,构成犯罪的,依法追究刑事责任;不构成犯罪的,依法给予行政处分。(3)《中华人民共和国传染病防治法》(1989年)。第二十一条第一款规定:执行职务的医疗保健人员、卫生防疫人员发现甲类、乙类和监测区域内的丙类传染病病人、病原携带者或者疑似传染病病人,必须按照国务院卫生行政部门规定的时限向当地卫生防疫机构报告疫情。卫生防疫机构发现传染病流行或者接到甲类传染病和乙类传染病中的艾滋病、炭疽中的肺炭疽的疫情报告,应当立即报告当地卫生行政部门,由当地卫生行政部门立即报告当地政府,同时报告上级卫生行政部门和国务院卫生行政部门。第三十九条规定:从事传染病的医疗保健、卫生防疫、监督管理的人员和政府有关主管人员玩忽职守,造成传染病传播或者流行的,给予行政处分;情节严重、构成犯罪的,依照刑法第一百八十七条的规定追究刑事责任。(4)《中华人民共和国传染病防治法实施办法》。第三十四条规定:执行职务的医疗保健人员、卫生防疫人员为责任疫情报告人。责任疫情报告人应当按照本办法第三十五条规定的时限向卫生行政部门指定的卫生防疫机构报告疫情,并做疫情登记。第七十一条第一款规定:执行职务的医疗保健人员、卫生防疫人员和责任单位,不报、漏报、迟报传染病疫情的,由县级以上政府卫生行政部门责令限期改正,对主管人员和直接责任人员由其所在单位或者上级机关根据情节,可以给予行政处分。(5)事件发生地的地方政府规章《××省生活饮用水卫生监督管理办法》。第九条规定:供水单位应建立健全生活饮用水卫生管理制度,配备专兼职生活饮用水卫生管理人员,做好生活饮用水卫生的日常管理工作,保障供给的生活饮用水符合国家生活饮用水卫生标准。第十条规定:供水设施必须定期清洗、排污、消毒和检修。清水池、过滤池、沉淀池内不得有浮游生物、植物生存。清水池应加盖封闭,排水孔要有必要的卫生安全防护措施。供水设施的选址、设计、施工及所使用的与生活饮用水直接接触的产品,应保护生活饮用水不受污染、供水设施应便于清洗和消毒。二次供水的贮水箱(池)不得同其他用途的贮水设施混用。第十九条第一款规定:供

笔记

水单位必须经县级以上卫生行政部门批准,取得卫生许可证,经水行政主管部门批准,取得取水许可证后才能供水。第二十六条规定:有下列行为之一的,由县级以上卫生行政部门给予警告,并可按下列规定处以罚款:(一)供水单位供应的生活饮用水不符合国家规定的生活饮用水卫生标准的,处 20000 元以下罚款;(二)生产、销售或供水单位使用未取得批准文件的涉及生活饮用水卫生安全的产品的,处 30000 元以下罚款;(三)未取得生活饮用水卫生许可证擅自供水的,处 5000 元以下罚款;(四)违反本办法第十一条第一款规定,未取得卫生许可证擅自从事清洗消毒作业的,处 5000 元以下罚款;(五)新建、改建、扩建生活饮用水供水工程项目未经卫生行政部门参加选址、设计审查和竣工验收而擅自供水的,处 5000 元以下罚款;(六)违反本办法第十一条第二款规定,使用未取得健康合格证的人员直接从事供水、管水或清洗消毒作业的,处 1000 元以下罚款;(七)将供水管道与排水设施直接连接的,处 1000 元以下罚款。

本案中,事发地市卫生局和省卫生厅督办组人员进行了多次现场调查,认定事件主要是由于某中学对学校卫生工作重视不够,领导和监督不力,法律意识不强,应急处理能力差造成的,表现在:自备水源选址不合理,无卫生许可证和任何防护措施,自备水未经处理直接供应学生食堂和 5 处学生寝室,经检测水源水、二次供水、管网末梢水菌群总数、粪大肠杆菌严重超标;学生食堂未办理卫生许可证,从业人员无健康合格证,食堂布局不合理,周围环境差,紧邻食堂是猪圈和旱厕;学校医务室无疫情登记本和疫情报告记录,校医作为学校专职卫生技术人员,发现疫情后未报告有关部门等。为此,市卫生局作出以下处理:对某中学自备水源选址不合理、无卫生许可证、微生物超标,按照《××省生活饮用水卫生监督管理办法》第二十六条第一、三项的规定,处以 20000 元罚款;学生食堂及周围环境卫生差,食堂无卫生许可证,按照《中华人民共和国食品卫生法》第四十条、第四十一条的规定,责令整改,并处以 28000 元罚款;某中学甲肝暴发流行,学校为疫情第一报告人,校医未报疫情,按照《中华人民共和国传染病防治法实施办法》第七十一条的规定,建议学校上级有关部门对学校主管人员和直接责任人给予行政处分。需要特别指出的是,虽然对于饮用水卫生我国另有建设部和卫生部联合发布的部门规章《生活饮用水卫生监督管理办法》,但是《××省生活饮用水卫生监督管理办法》作为地方政府规章,与《生活饮用水卫生监督管理办法》具有同等效力,并优先适用于所在行政区域。因此,对照本案事实与上述卫生法律、法规和规章的规定,本案法律适用是基本正确的。

2. 在满足一定条件的前提下,市卫生局可以对在本案卫生监督监测工作中存在监督不力、监测不到位等违法行为的卫生行政部门和机构及其责任人员进行查处。

本案揭示:案中的事件主要是由于某中学对学校卫生工作重视不够、领导和监督不力、法律意识不强、应急处理能力差造成的。某市卫生局除了对某中学作出卫生行政处罚以外,并认定学校为疫情第一报告人,校医未报疫情,按照《中华人民共和国传染病防治法实施办法》第七十一条的规定,建议学校上级有关部门对学校主

笔记

管人员和直接责任人给予行政处分;某县卫生部门在对某中学学校卫生监督监测工作中存在监督不力、监测不到位的问题,应认真总结教训,建议追究相关人员责任。对于卫生行政部门和机构及其责任人员的违法行为及其查处问题,《中华人民共和国食品卫生法》第五十二条规定:食品卫生监督管理人员滥用职权、玩忽职守、徇私舞弊,造成重大事故,构成犯罪的,依法追究刑事责任;不构成犯罪的,依法给予行政处分。《中华人民共和国传染病防治法》(1989年)第三十九条规定:从事传染病的医疗保健、卫生防疫、监督管理的人员和政府有关主管人员玩忽职守,造成传染病传播或者流行的,给予行政处分;情节严重、构成犯罪的,依照刑法传染病防治失职罪的规定追究刑事责任。《国家公务员暂行条例》第三十一条第二项规定:国家公务员必须严格遵守纪律,不得有下列行为:(二)玩忽职守,贻误工作。第三十二条规定:国家公务员有本条例第三十一条所列违纪行为,尚未构成犯罪的,或者虽然构成犯罪但是依法不追究刑事责任的,应当给予行政处分;违纪行为情节轻微,经过批评教育后改正的,也可以免予行政处分。第三十五条规定:给予国家公务员行政处分,依法分别由任免机关或者行政监察机关决定;其中给予开除处分的,应当报上级机关备案。县级以下国家行政机关开除国家公务员,必须报县级人民政府批准。对照案件事实和有关法律、法规的规定,某市卫生局如果对应当受到行政处分的人员享有任免权或人事管理权限,当然可以对在对某中学学校卫生监督监测工作中存在监督不力、监测不到位等违法行为的卫生行政部门和机构及其责任人员进行查处。

法条链接

一、《学校卫生工作条例》

第九条　学校应当认真贯彻执行食品卫生法律、法规,加强饮食卫生管理,办好学生膳食,加强营养指导。

第十七条　学校应当认真贯彻执行传染病防治法律、法规,做好急、慢性传染病的预防和控制管理工作,同时做好地方病的预防和控制管理工作。

第二十六条　各级卫生防疫站,对学校卫生工作承担下列任务:

(一)实施学校卫生监测,掌握本地区学生生长发育和健康状况,掌握学生常见病、传染病、地方病动态;

(二)制定学生常见病、传染病、地方病的防治计划;

(三)对本地区学校卫生工作进行技术指导;

(四)开展学校卫生服务。

第二十八条　县以上卫生行政部门对学校卫生工作行使监督职权。其职责是:

(一)对新建、改建、扩建校舍的选址、设计实行卫生监督;

(二)对学校内影响学生健康的学习、生活、劳动、环境、食品等方面的卫生和传染病防治工作实行卫生监督;

(三)对学生使用的文具、娱乐器具、保健用品实行卫生监督。

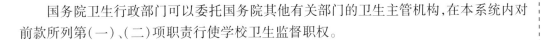

国务院卫生行政部门可以委托国务院其他有关部门的卫生主管机构,在本系统内对前款所列第(一)、(二)项职责行使学校卫生监督职权。

二、《中华人民共和国食品卫生法》

第八条　食品生产经营过程必须符合下列卫生要求:

(一)保持内外环境整洁,采取消除苍蝇、老鼠、蟑螂和其他有害昆虫及其孳生条件的措施,与有毒、有害场所保持规定的距离;

(二)食品生产经营企业应当有与产品品种、数量相适应的食品原料处理、加工、包装、贮存等厂房或者场所;

(三)应当有相应的消毒、更衣、盥洗、采光、照明、通风、防腐、防尘、防蝇、防鼠、洗涤、污水排放、存放垃圾和废弃物的设施;

(四)设备布局和工艺流程应当合理,防止待加工食品与直接入口食品、原料与成品交叉污染,食品不得接触有毒物、不洁物;

(五)餐具、饮具和盛放直接入口食品的容器,使用前必须洗净、消毒,炊具、用具用后必须洗净,保持清洁;

(六)贮存、运输和装卸食品的容器包装、工具、设备和条件必须安全、无害,保持清洁,防止食品污染;

(七)直接入口的食品应当有小包装或者使用无毒、清洁的包装材料;

(八)食品生产经营人员应当经常保持个人卫生,生产、销售食品时,必须将手洗净,穿戴清洁的工作衣、帽;销售直接入口食品时,必须使用售货工具;

(九)用水必须符合国家规定的城乡生活饮用水卫生标准;

(十)使用的洗涤剂、消毒剂应当对人体安全、无害。

对食品摊贩和城乡集市贸易食品经营者在食品生产经营过程中的卫生要求,由省、自治区、直辖市人民代表大会常务委员会根据本法作出具体规定。

第二十七条　食品生产经营企业和食品摊贩,必须先取得卫生行政部门发放的卫生许可证方可向工商行政管理部门申请登记。未取得卫生许可证的,不得从事食品生产经营活动。

食品生产经营者不得伪造、涂改、出借卫生许可证。

卫生许可证的发放管理办法由省、自治区、直辖市人民政府卫生行政部门制定。

第四十条　违反本法规定,未取得卫生许可证或者伪造卫生许可证从事食品生产经营活动的,予以取缔,没收违法所得,并处以违法所得一倍以上五倍以下的罚款;没有违法所得的,处以五百元以上三万元以下的罚款。涂改、出借卫生许可证的,收缴卫生许可证,没收违法所得,并处以违法所得一倍以上三倍以下的罚款;没有违法所得的,处以五百元以上一万元以下的罚款。

第四十一条　违反本法规定,食品生产经营过程不符合卫生要求的,责令改正,给予警告,可以处以五千元以下的罚款;拒不改正或者有其他严重情节的,吊销卫生许可证。

第五十二条　食品卫生监督管理人员滥用职权、玩忽职守、营私舞弊,造成重大事故,构成犯罪的,依法追究刑事责任;不构成犯罪的,依法给予行政处分。

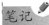
笔记

三、《中华人民共和国传染病防治法》(1989 年)

第二十一条　任何人发现传染病病人或者疑似传染病病人时,都应当及时向附近的医疗保健机构或者卫生防疫机构报告。

执行职务的医疗保健人员、卫生防疫人员发现甲类、乙类和监测区域内的丙类传染病病人、病原携带者或者疑似传染病病人,必须按照国务院卫生行政部门规定的时限向当地卫生防疫机构报告疫情。卫生防疫机构发现传染病流行或者接到甲类传染病和乙类传染病中的艾滋病、炭疽中的肺炭疽的疫情报告,应当立即报告当地卫生行政部门,由当地卫生行政部门立即报告当地政府,同时报告上级卫生行政部门和国务院卫生行政部门。

第三十九条　从事传染病的医疗保健、卫生防疫、监督管理的人员和政府有关主管人员玩忽职守,造成传染病传播或者流行的,给予行政处分;情节严重、构成犯罪的,依照刑法第一百八十七条的规定追究刑事责任。

四、《中华人民共和国传染病防治法实施办法》

第三十四条　执行职务的医疗保健人员、卫生防疫人员为责任疫情报告人。

责任疫情报告人应当按照本办法第三十五条规定的时限向卫生行政部门指定的卫生防疫机构报告疫情,并做疫情登记。

第三十五条　责任疫情报告人发现甲类传染病和乙类传染病中的艾滋病、肺炭疽的病人、病原携带者和疑似传染病病人时,城镇于 6 小时内,农村于 12 小时内,以最快的通讯方式向发病地的卫生防疫机构报告,并同时报出传染病报告卡。

责任疫情报告人发现乙类传染病病人、病原携带者和疑似传染病病人时,城镇于 12 小时内,农村于 24 小时内向发病地的卫生防疫机构报出传染病报告卡。

责任疫情报告人在丙类传染病监测区内发现丙类传染病病人时,应当在 24 小时内向发病地的卫生防疫机构报出传染病报告卡。

第七十一条　执行职务的医疗保健人员、卫生防疫人员和责任单位,不报、漏报、迟报传染病疫情的,由县级以上政府卫生行政部门责令限期改正,对主管人员和直接责任人员由其所在单位或者上级机关根据情节,可以给予行政处分。

个体行医人员在执行职务时,不报、漏报、迟报传染病疫情的,由县级以上政府卫生行政部门责令限期改正,限期内不改的,可以处 100 元以上 500 元以下罚款;对造成传染病传播流行的,可以处 200 元以上 2000 元以下罚款。

五、《国家公务员暂行条例》

第三十一条　国家公务员必须严格遵守纪律,不得有下列行为:

(一)散布有损政府声誉的言论,组织或者参加非法组织,组织或者参加旨在反对政府的集会、游行、示威等活动,组织或者参加罢工;

(二)玩忽职守,贻误工作;

(三)对抗上级决议和命令;

笔记

（四）压制批评,打击报复;

（五）弄虚作假,欺骗领导和群众;

（六）贪污、盗窃、行贿、受贿或者利用职权为自己和他人谋取私利;

（七）挥霍公款,浪费国家资财;

（八）滥用职权,侵犯群众利益,损害政府和人民群众的关系;

（九）泄露国家秘密和工作秘密;

（十）在外事活动中有损国家荣誉和利益;

（十一）参与或者支持色情、吸毒、迷信、赌博等活动;

（十二）违反社会公德,造成不良影响;

（十三）经商、办企业以及参与其他营利性的经营活动;

（十四）其他违反纪律的行为。

第三十二条　国家公务员有本条例第三十一条所列违纪行为,尚未构成犯罪的,或者虽然构成犯罪但是依法不追究刑事责任的,应当给予行政处分;违纪行为情节轻微,经过批评教育后改正的,也可以免予行政处分。

第三十三条　行政处分分为:警告、记过、记大过、降级、撤职、开除。受撤职处分的,同时降低级别和职务工资。受行政处分期间,不得晋升职务和级别;其中除受警告以外的行政处分的,并不得晋升工资档次。

第三十四条　处分国家公务员,必须依照法定程序,在规定的时限内做出处理决定。对国家公务员的行政处分,应当事实清楚、证据确凿、定性准确、处理恰当、手续完备。

第三十五条　给予国家公务员行政处分,依法分别由任免机关或者行政监察机关决定;其中给予开除处分的,应当报上级机关备案。县级以下国家行政机关开除国家公务员,必须报县级人民政府批准。

六、《中华人民共和国立法法》

第九十一条　部门规章之间、部门规章与地方政府规章之间具有同等效力,在各自的权限范围内施行。

第九十五条　地方性法规、规章之间不一致时,由有关机关依照下列规定的权限作出裁决:

（一）同一机关制定的新的一般规定与旧的特别规定不一致时,由制定机关裁决;

（二）地方性法规与部门规章之间对同一事项的规定不一致,不能确定如何适用时,由国务院提出意见,国务院认为应当适用地方性法规的,应当决定在该地方适用地方性法规的规定;认为应当适用部门规章的,应当提请全国人民代表大会常务委员会裁决;

（三）部门规章之间、部门规章与地方政府规章之间对同一事项的规定不一致时,由国务院裁决。

根据授权制定的法规与法律规定不一致,不能确定如何适用时,由全国人民代表大会常务委员会裁决。

笔记

实训与指导

实训项目名称　学校卫生监督检查模拟实训

一、实训目标

1. 检验对学校卫生监督法律依据、学校卫生管理部门及其职责、学校卫生监督主要方式、学校卫生工作任务和要求等本章知识的理解和掌握程度。

2. 训练查找资料尤其是检索实训涉及的有关法律法规和其他规范并进行分析归纳的能力。

3. 培养应用本章基本知识和有关法律规定分析解决实际问题的能力。

二、实训内容与形式

实训材料　对学校图书馆进行模拟卫生监督检查

对所在学校的图书馆进行模拟卫生监督检查,如发现问题请作出相应处理,制作相应的卫生监督文书。

三、实训要领

1. 学习和掌握实训涉及的本章主要知识。

2. 检索并找出实训涉及的主要法律、法规、卫生标准及其具体规定。

3. 制订监督检查计划。

4. 进行模拟监督检查并适时作出相应处理,制作相应的卫生监督文书。

四、成果要求和评分

1. 分组或独立完成。如果以分组形式完成,应当对实训实行任务分解,即分别以 1 名同学为主分段承担资料查找、制订计划、制作现场笔录及其他卫生监督文书等工作,实际监督检查过程应当共同参与。实训过程应当在充分发挥所有成员同学主动性、积极性的基础上实现同学间的互助、交流和协作。

2. 提交书面报告。要求:(1)列出作为实训依据的主要法律、法规的规定;(2)监督检查计划、现场笔录以及针对发现问题的卫生监督文书字数 2000 字左右;(3)监督检查计划具有合法性和可操作性,卫生监督文书既符合法律、法规和卫生标准,也符合实际情况。

3. 分组完成的实训报告由组长根据小组成员在参与资料查找、制订计划、实际监督检查和制作卫生监督文书等过程中的贡献度进行初步评分,最后由老师根据评分规则打分。独立完成的实训报告由老师根据评分规则打分。

附件:书面作业

实训报告

一、法律规定

_____

_____

_____

_____

_____

二、监督检查计划

_____

_____

_____

_____

_____

三、现场笔录

_____

_____

_____

_____

_____

四、对发现问题的处理(含相应的卫生监督文书)

_____

_____

_____

_____

_____

_____

(徐晔珊　陈仕学)

第二十章

公共场所卫生监督

通过本章案例分析与实训练习：

巩固　公共场所的界定、公共场所卫生监督法律依据、公共场所卫生监督主体、公共场所卫生许可、公共场所卫生管理、公共场所卫生监督。

培养　运用公共场所卫生监督法律依据、公共场所卫生监督主体、公共场所卫生管理、公共场所卫生监督等本章知识分析案例和解决实际问题的能力。

扩展　学习其他相关法律知识和法律制度，分析认识公共场所卫生监督领域的现象和问题。

案例

某酒店未办理公共场所卫生许可证擅自营业案

2014年5月20日,某市卫生局2名卫生监督员在某酒店工作人员孟某某的陪同下,对酒店进行卫生监督检查,发现该酒店现场不能出示公共场所卫生许可证;酒店前台价目表、工作电脑齐备;酒店320房间内床上用品、公共用具齐全,有1名工作人员正在对酒店房间进行整理。卫生监督员对相关人员进行了询问:孟某某在询问笔录中承认自己为某酒店投资人,该酒店于2013年11月20日正式营业,至今并未取得公共场所卫生许可证,刘某为某酒店从业人员,所有从业人员均未进行健康检查和卫生知识培训,未取得健康体检合格证;刘某在询问笔录中承认自己在某酒店从事客房服务工作,检查当日她正在该酒店320房间收拾与整理房间,并承认该房间客人刚退房。卫生监督员当场制作了卫生监督意见书,要求某酒店进行整改,3日内申领公共场所卫生许可证,安排从业人员进行健康检查。5月22日,卫生监督员将5月20日现场拍摄的照片打印出来并由孟某某签字确认,同时收集了孟某某、刘某的身份证复印件。孟某某于5月22日向卫生局提供了1份由其签名的整改书。

6月3日,市卫生局3名卫生监督员到某酒店检查改进情况时,发现酒店大堂仍未挂出公共场所卫生许可证,孟某某辩称刚从外地出差回来,将以最快速度办理。经调查取证,某市卫生局认定某酒店未依法取得公共场所卫生许可证擅自营业,当场给予某酒店警告并限期改进的行政处罚,孟某某当场签收了行政处罚决定书。6月13日,某市卫生局再次派出2名卫生监督员到某酒店检查改进情况,发现某酒店

笔记

逾期仍未取得卫生许可证,有 3 名从业人员未取得健康体检合格证。

经立案调查,某市卫生局认定:某酒店未办理公共场所卫生许可证擅自营业的行为违反了《公共场所卫生管理条例实施细则》第二十二条第二款的规定。根据《公共场所卫生管理条例实施细则》第三十五条第一款的规定:"对未依法取得公共场所卫生许可证擅自营业的,由县级以上地方人民政府卫生行政部门责令限期改正,给予警告,并处以五百元以上五千元以下罚款;有下列情形之一的,处以五千元以上三万元以下罚款"的规定,给予某酒店如下处罚:(1)限 10 天内办理卫生许可证和健康证;(2)警告;(3)罚款三千元。

卫生监督员调查收集的证据主要有:(1)现场笔录 3 份。第 1 份记录了 5 月 20 日现场检查情况:某酒店现场不能出示《公共场所卫生许可证》;大堂悬挂价目表;酒店 320 房间中物品摆放情况与正在整理房间的工作人员。其中第 2、3 项有照片为证。第 2 份记录了 6 月 3 日检查情况:某酒店仍未取得公共场所卫生许可证。第 3 份记录了 6 月 13 日检查情况:某酒店逾期仍未取得卫生许可证,有 3 名从业人员未取得健康体检合格证。(2)询问笔录 4 份。第 1 份通过 5 月 20 日对从业人员刘某的询问得知其正在从事什么工作,证明该场所存在经营行为。第 2 份通过 5 月 20 日对酒店负责人孟某某的询问佐证了某酒店未取得许可范围为住宿的《公共场所卫生许可证》。第 3 份通过 6 月 3 日对酒店负责人孟某某的询问佐证某酒店未取得《公共场所卫生许可证》。第 4 份通过 6 月 13 日对酒店负责人孟某某的询问同样佐证某酒店未取得《公共场所卫生许可证》,有 3 名从业人员未取得健康体检合格证。(3)酒店投资人孟某某的身份证复印件 1 份。

问题:

1.某酒店的行为违反了哪些法律规定?

2.某市卫生局的卫生监督行为是否符合法律要求,为什么?

主要知识点

一、公共场所卫生监督概述

(一)公共场所的界定

公共场所是指人群聚集,并供公众从事各种社会生活使用的一切有围护结构的公用建筑物、场所或设施。根据《公共场所卫生管理条例》的规定,公共场所包括供公众从事学习、社交、娱乐、医疗、休息和旅游等活动的 7 类 28 种场所。近年来,随着经济和社会的快速发展,虽然上述公共场所有的已逐渐趋于消失,但是总的来说种类不断增多,并向多功能综合性发展。根据部分省(区、市)的监管实践,公共场所卫生监督的具体范围扩大到了足浴、网吧、婴儿游泳、棋牌室和健身场所等。

公共场所的卫生特征主要有:人员密集,易传播疾病;人员流动性大,环境和物品容易被污染;影响健康的致病因素多、复杂、传播快;从业人员素质可能较低,卫生知识缺乏;建筑和布局合理、卫生设施到位、卫生组织的建立以及卫生制度的健全等是保障公共

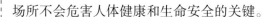

场所不会危害人体健康和生命安全的关键。

（二）公共场所卫生监督的概念

公共场所卫生监督,是指卫生监督主体了解公共场所经营单位履行公共场所卫生法律、法规和规章规定的情况,发现存在的问题,督促其对存在的问题采取改进措施,并对违反公共场所卫生法律、法规和规章的行为进行处罚的行政执法活动。

（三）公共场所卫生监督法律依据

公共场所卫生监督的基本法律依据是《公共场所卫生管理条例》和《公共场所卫生管理条例实施细则》,此外还有《公共场所卫生监督监测要点》、《旅店业卫生标准》、《公共场所集中空调通风系统卫生规范》、《住宿业卫生规范》、《沐浴场所卫生规范》、《美容美发场所卫生规范》等10多项国家卫生标准和规范。

（四）公共场所卫生监督主体

国务院卫生和计划生育行政部门主管全国公共场所卫生监督管理工作。地方卫生和计划生育行政部门负责本行政区域的公共场所卫生监督管理工作。国境口岸及出入境交通工具的卫生监督管理工作由出入境检验检疫机构按照有关法律法规的规定执行。

公共场所卫生监督员执行卫生和计划生育行政部门及其所在卫生监督机构交付的任务,其主要职责是:①对公共场所进行卫生监督监测和卫生技术指导;②宣传卫生知识,指导和协助有关部门对从业人员进行卫生知识培训;③根据有关规定对违反公共场所卫生监督法律、法规的单位和个人提出处罚建议;④参加对新建、扩建、改建的公共场所的选址和设计卫生审查和竣工验收;⑤对公共场所进行现场检查,索取有关资料,包括取证照相、录音、录像等,调查处理公共场所发生的危害健康事故;⑥执行卫生和计划生育行政部门及其所在卫生监督机构交付的其他任务。

二、公共场所卫生许可

公共场所实行卫生许可证管理。公共场所卫生许可证由县级以上卫生和计划生育行政部门发放。

（一）许可程序

公共场所经营者应当按照规定向县级以上卫生和计划生育行政部门申请卫生许可证,提交申请材料。卫生和计划生育行政部门应当按照《中华人民共和国行政许可法》和相关规定,在受理申请后及时指派两名以上卫生监督员按照卫生标准和要求进行审查和现场审核。

（二）许可证发放

卫生和计划生育行政部门经过审查,认为符合规定条件的,作出准予公共场所卫生许可的决定,制作并发给公共场所卫生许可证;对不符合规定条件的,作出不予行政许可的决定并书面说明理由。

（三）许可证有效期

公共场所卫生许可证有效期为4年,每2年复核一次。公共场所卫生许可证应当在经营场所醒目位置公示。

（四）许可证变更、延续与重新申请

公共场所经营者变更单位名称、法定代表人或者负责人的,应当向原发证卫生和计划生育行政部门办理变更手续。公共场所经营者需要延续卫生许可证的,应当依法提出申请。公共场所经营者变更经营项目、经营场所地址的,应当重新申请卫生许可证。

三、公共场所卫生管理

（一）卫生管理责任制度

公共场所的卫生实行责任制管理,公共场所的法定代表人或者负责人是其经营场所卫生安全的第一责任人。公共场所经营者应当设立卫生管理部门或者配备专(兼)职卫生管理人员,具体负责本公共场所的卫生工作,建立健全卫生管理制度和卫生管理档案。

（二）卫生管理档案

各类公共场所卫生管理档案应设置专人管理,管理者承担监督档案制作、整理及保存卫生档案的任务。卫生管理档案应包括以下内容:①卫生管理部门、人员设置情况及卫生管理制度;②空气、微小气候(湿度、温度、风速)、水质、采光、照明、噪声的检测情况;③顾客用品用具的清洗、消毒、更换及检测情况;④卫生设施的使用、维护、检查情况;⑤集中空调通风系统的清洗、消毒情况;⑥安排从业人员健康检查情况和培训考核情况;⑦公共卫生用品进货索证管理情况;⑧公共场所危害健康事故应急预案或者方案;⑨省级卫生和计划生育行政部门要求记录的其他情况。

（三）宣传培训

公共场所的经营者有义务开展卫生知识宣传。宣传对象可以是社会公众,也可以是特定公共场所的顾客。公共场所经营者应当建立卫生培训制度,组织从业人员学习相关卫生法律知识和公共场所卫生知识,并进行考核;对考核不合格的,经营者不得安排其上岗。

（四）健康检查

公共场所经营者应当组织从业人员每年进行健康检查,从业人员在取得有效健康合格证明后方可上岗。

（五）设施设备

公共场所经营者应当根据经营规模、项目设置清洗、消毒、保洁、盥洗等设施设备,还应当配备安全、有效的预防控制蚊、蝇、蟑螂、鼠和其他病媒生物的设施设备及废弃物存放专用设施设备。公共场所经营者应当根据经营规模、项目设置公共卫生间,公共卫生间应当有单独通风排气设施,保持清洁无异味。公共场所经营者应当做好集中空调通风系统的卫生管理工作,建立健全集中空调通风系统的卫生管理制度,定期开展检查、检测和维护,保证本场所集中空调通风系统符合有关卫生规范和标准的要求。

公共场所经营者应当建立卫生设施设备维护制度,定期检查卫生设施设备,确保其正常运行,不得擅自拆除、改造或者挪作他用。

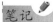

（六）禁烟制度

室内公共场所禁止吸烟。公共场所经营者应当设置醒目的禁止吸烟警语和标志。公共场所不得设置自动售烟机。公共场所经营者应当开展吸烟危害健康的宣传，并配备专（兼）职人员对吸烟者进行劝阻。

（七）公共场所危害健康事故处理和报告

公共场所经营者应当制定公共场所危害健康事故应急预案或者方案，定期检查公共场所各项卫生制度、措施的落实情况，及时消除危害公众健康的隐患。公共场所发生危害健康事故的，经营者应当立即处置，防止危害扩大，并及时向县级卫生和计划生育行政部门报告。

（八）对公共场所的空气、微小气候、水质、采光、照明、噪声、顾客用品用具等的检测

公共场所经营者应当按照卫生标准、规范的要求对公共场所的空气、微小气候、水质、采光、照明、噪声、顾客用品用具等进行卫生检测，检测每年不得少于 1 次；检测结果不符合卫生标准、规范要求的应当及时整改。公共场所经营者不具备检测能力的，可以委托检测。公共场所经营者应当在醒目位置如实公示检测结果。

四、公共场所卫生监督

（一）预防性卫生监督

公共场所进行新建、改建、扩建的，应当符合有关卫生标准和要求，经营者应当按照有关规定办理预防性卫生审查手续。预防性卫生审查程序和具体要求由省级卫生和计划生育行政部门制定。凡受周围不良环境影响或有职业危害以及对周围人群健康有不良影响的大型公共场所建设项目，必须执行建设项目卫生评价报告制度。

（二）经常性卫生监督

1. 经常性卫生监督的主要内容和基本方法

经常性卫生监督的主要内容为：①卫生许可证；②卫生管理制度的监督；③从业人员健康证明、个人卫生知识培训监督；④营业场所、消毒间、公共用品储存间、卫生间的监督；⑤公共用品，健康相关产品，宾馆、旅店为顾客提供的化妆品、卫生用品，公共场所为顾客提供的食品、饮料、瓶装水等的监督。

经常性卫生监督的基本方法为观察现场、询问调查、卫生监测、现场记录、监督指导等。

2. 公共场所量化分级管理制度

（1）量化分级标准。卫生部制定了 4 个公共场所量化分级指南。各地可以根据自身情况制定具体标准，但不得低于卫生部制定的指南确定的标准。

（2）卫生信誉度等级和监督频次的确定。卫生和计划生育行政部门对获得卫生许可证的公共场所进行日常监督检查时，要使用卫生监督量化分级评分表对公共场所的卫生状况进行量化评价。根据量化评价结论确定公共场所卫生信誉度等级和卫生监督频次。

公共场所卫生信誉度等级根据各自得分分别确定为A级、B级、C级;总得分低于60分的,责令限期整改,并依法处理。

等级越高,监督频次应越低。监督频次的基本要求是:A级不少于1次/两年;B级不少于1次/年;C级不少于2次/年。但由于行政任务和处理投诉举报而需要进行监督时不受此频次限制。

(3)关于卫生监督文书和违法行为查处的要求。卫生监督员现场填写公共场所卫生监督量化分级评分表后,可不再另行制作现场检查笔录,但对于违法经营行为的查处仍应严格按照相关执法程序进行。

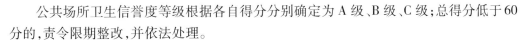

1.某酒店的行为违反了下列法律规定:

(1)《公共场所卫生管理条例》第四条规定:国家对公共场所以及新建、改建、扩建的公共场所的选址和设计实行卫生许可证制度。卫生许可证由县以上卫生行政部门签发。《公共场所卫生管理条例实施细则》第二十二条第一款、第二款规定:国家对公共场所实行卫生许可证管理。公共场所经营者应当按照规定向县级以上地方人民政府卫生行政部门申请卫生许可证。未取得卫生许可证的,不得营业。本案中某酒店未办理公共场所卫生许可证擅自营业的行为违反了上述规定。

(2)《公共场所卫生管理条例》第七条规定:公共场所直接为顾客服务的人员,持有"健康合格证"方能从事本职工作。患有痢疾、伤寒、病毒性肝炎、活动期肺结核、化脓性或者渗出性皮肤病以及其他有碍公共卫生的疾病的,治愈前不得从事直接为顾客服务的工作。第六条规定:经营单位应当负责所经营的公共场所的卫生管理,建立卫生责任制度,对本单位的从业人员进行卫生知识的培训和考核工作。《公共场所卫生管理条例实施细则》第九条规定:公共场所经营者应当建立卫生培训制度,组织从业人员学习相关卫生法律知识和公共场所卫生知识,并进行考核。对考核不合格的,不得安排上岗。第十条第一款规定:公共场所经营者应当组织从业人员每年进行健康检查,从业人员在取得有效健康合格证明后方可上岗。本案中某酒店从业人员均未进行健康检查和卫生知识培训,未取得健康体检合格证的行为违反了上述规定。

2.某市卫生局的卫生监督行为不符合法律要求。

主要表现在以下三个方面:

(1)违法主体认定不清。根据卫生监督法律原理,卫生监督主体对公共场所卫生监督违法行为的主体进行认定时应适用无证经营设置者直接责任人认定原则:不论无证生产经营的公共场所规模是小是大,都只能以组织者(设置者)为责任主体(当事人);无论无证生产经营者以何种名义对外开展生产经营活动,均不得将其未经许可对外开展非法生产经营活动的名义作为责任主体认定,只能以设置者(无论是单位还是个人)作为责任主体。因此,本案的责任主体到底是某酒店的投资人孟某某,还是曾经进行过工商登记的"某酒店",作为卫生监督主体的某市卫生局并没

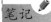

有完全查清楚。此外,就酒店投资人为孟某某的事实认定而言,本案证据中只有对孟某某的询问笔录中反映出她是酒店的投资方,再无其他证明材料,有关证据材料的证明力也存在不足。

（2）对某酒店从业人员没有进行健康检查和卫生知识培训的违法行为没有进行实质性的调查处理。本案中,卫生监督员于2014年5月20日的监督检查结果证实某酒店所有从业人员均未进行健康检查和卫生知识培训,未取得健康体检合格证,为此卫生监督员曾当场制作了卫生监督意见书,要求某酒店进行整改,3日内申领公共场所卫生许可证,安排从业人员进行健康检查。然而《公共场所卫生管理条例实施细则》第三十八条规定:公共场所经营者安排未获得有效健康合格证明的从业人员从事直接为顾客服务工作的,由县级以上地方人民政府卫生行政部门责令限期改正,给予警告,并处以500元以上5000元以下罚款;逾期不改正的,处以5000元以上15000元以下罚款。第三十七条第二项规定:公共场所经营者未按照规定组织从业人员进行相关卫生法律知识和公共场所卫生知识培训,或者安排未经相关卫生法律知识和公共场所卫生知识培训考核的从业人员上岗的,由县级以上地方人民政府卫生行政部门责令限期改正;逾期不改的,给予警告,并处以1000元以上1万元以下罚款;对拒绝监督的,处以1万元以上3万元以下罚款;情节严重的,可以依法责令停业整顿,直至吊销卫生许可证。据此,某市卫生局2014年5月20日的监督检查发现问题之后对某酒店从业人员没有进行健康检查和卫生知识培训的违法行为没有进行实质性的调查处理。如果查证属实,自当依法予以查处。

（3）对违法行为的查处不严,放纵了违法行为。本案中,某市卫生局先后进行了2014年5月20日、6月3日、6月13日共三次监督检查或调查,但实际上早在第1次就发现某酒店存在未取得公共场所卫生许可证、所有从业人员均未进行健康检查和卫生知识培训的违法行为,第2次、第3次检查时发现违法行为继续存在,但是某市卫生局在5月20日监督检查后仅仅要求某酒店进行整改、3日内申领公共场所卫生许可证、安排从业人员进行健康检查。6月3日适用简易程序仅仅针对某酒店未依法取得公共场所卫生许可证擅自营业行为给予某酒店警告并限期改正的行政处罚,直到6月13日检查发现某酒店逾期仍未取得卫生许可证,有3名从业人员仍未取得健康体检合格证才作出实质性的处罚:限10天内办理卫生许可证;警告;罚款3000元。而且处罚并未涉及从业人员没有进行卫生知识培训等其他违法行为,此时距离案发已经过去20多天,某市卫生局的不作为行为无疑放纵了违法行为。

法条链接

一、《公共场所卫生管理条例》

第四条　国家对公共场所以及新建、改建、扩建的公共场所的选址和设计实行"卫生许可证"制度。

"卫生许可证"由县以上卫生行政部门签发。

第六条 经营单位应当负责所经营的公共场所的卫生管理,建立卫生责任制度,对本单位的从业人员进行卫生知识的培训和考核工作。

第七条 公共场所直接为顾客服务的人员,持有"健康合格证"方能从事本职工作。患有痢疾、伤寒、病毒性肝炎、活动期肺结核、化脓性或者渗出性皮肤病以及其他有碍公共卫生的疾病的,治愈前不得从事直接为顾客服务的工作。

第十四条 凡有下列行为之一的单位或者个人,卫生防疫机构可以根据情节轻重,给予警告、罚款、停业整顿、吊销"卫生许可证"的行政处罚:

(一)卫生质量不符合国家卫生标准和要求,而继续营业的;

(二)未获得"健康合格证",而从事直接为顾客服务的;

(三)拒绝卫生监督的;

(四)未取得"卫生许可证",擅自营业的。

罚款一律上交国库。

二、《公共场所卫生管理条例实施细则》

第九条 公共场所经营者应当建立卫生培训制度,组织从业人员学习相关卫生法律知识和公共场所卫生知识,并进行考核。对考核不合格的,不得安排上岗。

第十条 公共场所经营者应当组织从业人员每年进行健康检查,从业人员在取得有效健康合格证明后方可上岗。

患有痢疾、伤寒、甲型病毒性肝炎、戊型病毒性肝炎等消化道传染病的人员,以及患有活动性肺结核、化脓性或者渗出性皮肤病等疾病的人员,治愈前不得从事直接为顾客服务的工作。

第二十二条 国家对公共场所实行卫生许可证管理。

公共场所经营者应当按照规定向县级以上地方人民政府卫生行政部门申请卫生许可证。未取得卫生许可证的,不得营业。

公共场所卫生监督的具体范围由省、自治区、直辖市人民政府卫生行政部门公布。

第三十五条 对未依法取得公共场所卫生许可证擅自营业的,由县级以上地方人民政府卫生行政部门责令限期改正,给予警告,并处以 500 元以上 5000 元以下罚款;有下列情形之一的,处以 5000 元以上 3 万元以下罚款:

(一)擅自营业曾受过卫生行政部门处罚的;

(二)擅自营业时间在 3 个月以上的;

(三)以涂改、转让、倒卖、伪造的卫生许可证擅自营业的。

对涂改、转让、倒卖有效卫生许可证的,由原发证的卫生行政部门予以注销。

第三十七条 公共场所经营者有下列情形之一的,由县级以上地方人民政府卫生行政部门责令限期改正;逾期不改的,给予警告,并处以 1000 元以上 1 万元以下罚款;对拒绝监督的,处以 1 万元以上 3 万元以下罚款;情节严重的,可以依法责令停业整顿,直至吊销卫生许可证:

(一)未按照规定建立卫生管理制度、设立卫生管理部门或者配备专(兼)职卫生管

理人员,或者未建立卫生管理档案的;

(二)未按照规定组织从业人员进行相关卫生法律知识和公共场所卫生知识培训,或者安排未经相关卫生法律知识和公共场所卫生知识培训考核的从业人员上岗的;

(三)未按照规定设置与其经营规模、项目相适应的清洗、消毒、保洁、盥洗等设施设备和公共卫生间,或者擅自停止使用、拆除上述设施设备,或者挪作他用的;

(四)未按照规定配备预防控制鼠、蚊、蝇、蟑螂和其他病媒生物的设施设备以及废弃物存放专用设施设备,或者擅自停止使用、拆除预防控制鼠、蚊、蝇、蟑螂和其他病媒生物的设施设备以及废弃物存放专用设施设备的;

(五)未按照规定索取公共卫生用品检验合格证明和其他相关资料的;

(六)未按照规定对公共场所新建、改建、扩建项目办理预防性卫生审查手续的;

(七)公共场所集中空调通风系统未经卫生检测或者评价不合格而投入使用的;

(八)未按照规定公示公共场所卫生许可证、卫生检测结果和卫生信誉度等级的;

(九)未按照规定办理公共场所卫生许可证复核手续的。

第三十八条 公共场所经营者安排未获得有效健康合格证明的从业人员从事直接为顾客服务工作的,由县级以上地方人民政府卫生行政部门责令限期改正,给予警告,并处以 500 元以上 5000 元以下罚款;逾期不改正的,处以 5000 元以上 1.5 万元以下罚款。

第四十一条 县级以上人民政府卫生行政部门及其工作人员玩忽职守、滥用职权、收取贿赂的,由有关部门对单位负责人、直接负责的主管人员和其他责任人员依法给予行政处分。构成犯罪的,依法追究刑事责任。

实训与指导

实训项目名称 公共场所卫生监督执法遇阻现象法律实训

一、实训目标

1. 检验对公共场所卫生监督法律依据、公共场所卫生监督主体、公共场所卫生管理、公共场所卫生监督等本章知识的理解和掌握程度。

2. 训练查找资料尤其是检索实训涉及的有关法律法规并进行分析归纳的能力。

3. 培养应用法律知识和有关法律规定分析解决实际问题的能力。

二、实训内容与形式

要求根据以下材料进行法律实训。

实训材料 某美容美发店店主撕毁监督文书并辱骂纠缠监督人员案

2010 年 1 月 15 日上午,某县卫生监督所 2 名卫生监督员到县城某美容美发店,出示证件、说明来意后,在该店现场负责人员的陪同下进行了卫生监督检查。卫生

笔记

监督员在经过现场检查发现该店存在一定问题之后,叫该店现场负责人用电话通知店主叶某某来到了现场陪同检查。检查中发现:(1)现场5名从业人员中有4名从业人员不能出示有效健康体检证明且在岗从事直接为顾客服务活动;(2)卫生制度不健全,现场没有见到相关卫生制度;(3)没有设顾客用具、床上用品消毒专用间,也没有见到其他消毒设施。卫生监督员就上述问题当场制作了《现场检查笔录》和《卫生监督意见书》各1份。卫生监督员当面宣读了文书内容,并将文书递与叶某某,要求对方看后签字,叶某某抓过文书,说"我不识字,我签不来,我没有要改的,我不知道什么是法,你们一天饭吃多了,就是想来整我们",并将文书撕得粉碎丢入垃圾桶。当卫生监督员上前制止时,叶某某开始辱骂卫生监督员,继而双方发生争吵。卫生监督员在无奈之下只好向卫生监督所领导求援,大约10分钟后陈姓副所长和另一名卫生监督员赶到了美容美发店。陈副所长向叶某某了解情况时,叶某某拒不配合,蛮横地说:"我没有错,我没什么应该说的,你的人说我撕了你们的纸,有什么不得了?我给你们下跪可以不?难道你们还要叫我去坐牢吗?"并反复说卫生监督员先骂了她,把她骂伤心了她才撕碎文书,要卫生监督所的领导给她做主,要卫生监督员向她赔礼道歉,不说清楚不行。理发店的5名从业人员也异口同声地说是卫生监督员先骂了她们。陈副所长见现场不能解决问题,要叶某某一起到监督所了解情况,叶某某拒绝前往。事后卫生监督所多次通知叶某某到监督所配合了解情况,叶某某始终不到,反而变本加厉地遇到相关卫生监督员就谩骂。

2010年4月2日,叶某某来到某县卫生监督所,见正在召开职工会议,叶某某在门外喊道:"散会了,散会了,有什么说不完的。"正在讲话的卫生监督所所长回答:"你不像样,你居然管起我开会来了。"叶某某见此边骂边冲进会场,用手指头指戳所长,并用身体撞击陈副所长,说"你们骂我、你们打我嘛,我看你敢打我不",唾沫横飞,骂得相当疯狂,在场卫生监督所职工劝解均告无效,并且谁劝就与谁过不去,会议就此中断。后来叶某某被强行拉开后,还骂声不断,反复说卫生监督所所长把她骂狠了,并尾随所长到办公室继续进行纠缠。

要求:

1.分析某县卫生局对某美容美发店和叶某某能否立案查处并说明理由。

2.结合事件发生背景和有关法律规定,研究事件的成因,为某县卫生监督所提供解决有关问题的对策。

三、实训要领

1.了解案情涉及的社会背景和基本事实。

2.学习和掌握实训涉及的本章主要知识。

3.检索并找出实训涉及的主要法律法规及其具体规定。

4.查找文献资料,必要时进行调查研究,结合事件发生背景和有关法律规定,研究事件的成因,为某县卫生监督所提供解决有关问题的对策。

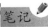

四、成果要求和评分

1.分组或独立完成。如果以分组形式完成,应当对实训过程实行任务分解,即分别以1名同学为主分段承担资料查找、分析研究和归纳总结、撰写书面报告等工作。研究过程应当在充分发挥所有成员同学主动性、积极性的基础上实现同学间的互助、交流和协作。

2.提交书面报告。要求:(1)列出作为实训依据的主要法律法规的规定;(2)分析研究部分的字数1000字左右,观点明确、说理清楚,既要讲清楚作为理由和依据的基本知识和法律规定,更要针对案情事实进行分析并得出明确的结论。

3.分组完成的实训报告由组长根据小组成员在参与资料查找、小组讨论、报告撰写等过程中的贡献度进行初步评分,最后由老师根据评分规则打分。独立完成的实训报告由老师根据评分规则打分。

附件:书面作业

实训报告

一、案情

_____

_____

_____

_____

_____

_____

_____

_____

二、法律规定

_____

_____

_____

_____

_____

_____

_____

三、分析和研究

1.某县卫生局对某美容美发店和叶某某能否立案查处,为什么?

2.事件的成因和某县卫生监督所解决有关问题的对策。

（陈仕学）

参 考 文 献

[1] 樊立华. 卫生监督学[M]. 2 版. 北京:人民卫生出版社,2013.

[2] 杨解君. 行政法学[M]. 2 版. 北京:中国方正出版社,2004.

[3] 沃中东. 卫生法学[M]. 杭州:浙江教育出版社,2009.

[4] 吴崇其. 中国卫生法学[M]. 2 版. 北京:中国协和医科大学出版社,2005.

[5] 应松年. 行政法与行政诉讼法学[M]. 2 版. 北京:法律出版社,2009.

[6] 陈仕学. 基于社会失范治理的中国食品安全监管研究[M]. 贵阳:贵州人民出版社,2016.

[7] 董恒进. 卫生监督与服务实践技能教程[M]. 杭州:浙江大学出版社,2013.

[8] 丁勇. 药事法[M]. 杭州:浙江科学技术出版社,2007.

[9] 王岳. 医事法[M]. 北京:对外经济贸易大学出版社,2010.

[10] 张玮,李兆婷. 一起食品卫生行政诉讼案例的分析与思考[J]. 中国卫生法制,2008(2):45-46.

[11] 办公室"超越职权"行政　湖北患者告赢省卫生厅[EB/OL]. (2005-12-16)[2016-02-13]. http://www. chinacourt. org/article/detail/2005/12/id/190213. shtml.

[12] 医生自爆回扣潜规则:相同疗效高回扣药受青睐[N/OL]. 半岛都市报. (2013-12-26)[2016-02-13]. http://news. bandao. cn/news _ html/201312/20131226/news _ 20131226_2336383. shtml.

[13] 耐心推进执法程序　历时半年终于结案[EB/OL]. (2015-09-01)[2016-02-19]. http://iptvlm. zjol. com. cn/05iptvlm/system/2015/09/01/020814342. shtml.

[14] 浙江医药"回扣门"调查逐步深入　百余医生被查[EB/OL]. (2011-08-29)[2016-02-19]. http://www. chinanews. com/jk/2011/08-29/3291026. shtml.

[15] 一年又一年　谁在制造食品安全事件的"连续剧"[EB/OL]. (2006-12-13)[2016-02-19]. http://news. xinhuanet. com/society/2006-12/13/content_5478014. htm.

[16] 京津冀地沟油机械化规模生产　专家称难以检测[EB/OL]. (2011-06-29)[2016-01-20]. http://news. qq. com/a/20110629/000112. htm.

[17] 3·15 在行动:虚假诊疗的背后(一)[EB/OL]. (2012-03-20)[2016-02-19]. http://jingji. cntv. cn/20120320/115872. shtml.

[18] 关于央视《经济半小时》反映"西安民营医院虚假诊疗"有关问题的核查结果[EB/OL]. (2012-04-17)[2016-02-19]. http://www. shaanxi. gov. cn/0/1/6/527/120124. htm.

[19] 3·15 在行动:蜜饯竟然如此加工![EB/OL]. (2012-04-24)[2016-02-21]. http://tv. cntv. cn/video/C10224/c8bec2156c924157b4e3c3f046481bfe.

[20] 杭州卫生部门责令肯德基整改　近期作出行政处罚[EB/OL]. (2012-06-01)[2016-

02-15］．http：∥www．chinanews．com/jk/2012/06-01/3933212．shtml．

［21］焦点访谈：药单背后的秘密［EB/OL］．（2013-01-11）［2016-01-25］．http：∥news．cntv．cn/2013/01/11/VIDE1357906511769791．shtml．

［22］广东高州市人民医院回扣事件责任人被严肃处理［EB/OL］．（2013-07-23）［2016-01-25］．http：∥www．gov．cn/jrzg/2013-07/23/content_2453864．htm．

［23］非法行医耍"老赖" 行政处罚强执行［EB/OL］．（2015-09-10）［2016-01-26］．http：∥iptvlm．zjol．com．cn/05iptvlm/system/2015/09/10/020827197．shtml．

［24］XX 县人民医院未按照规定保证接触放射线的工作人员佩戴个人剂量计案［EB/OL］．（2013-12-16）［2016-01-31］．http：∥www．scwsjd．com/ws/news_getContent．action？imodel＝2&newsId＝4028814842f2e5ae0142f951d5f50012．

［25］暗访虹桥医院！ 曝光杭州非公医院黑幕［N/OL］．法制日报．（2005-11-10）［2016-02-02］．http：∥www．zj315．org/xxzz/detail．cgi？id＝11721．

［26］某医院使用未取得处方权的医师开具处方及伪造病历资料案［EB/OL］．（2012-11-28）［2016-01-31］．http：∥www．scwsjd．com/ws/news_getContent．action？preview＝news_list&imodel＝2&newsId＝26022．

［27］黑龙江北安艾滋病事件真相：非法采供血是祸根［EB/OL］．（2006-03-01）［2016-01-01］．http：∥news．163．com/06/0301/18/2B5ACNM70001124S．html．

［28］北京地坛医院救命仪器无人愿运 辗转 10 小时到位［EB/OL］．（2003-04-29）［2016-01-02］．http：∥hn．rednet．cn/c/2003/04/29/413261．htm．

［29］一起职业卫生行政处罚案例分析［EB/OL］．（2010-12-08）［2016-02-21］．http：∥www．hnsaqscw．gov．cn/sitegroup/root/html/5a9c28de27942e3a012794ab721c0001/2010120808193141．html．

［30］"苹果"有毒？环保组织指责苹果无视产业链有毒［EB/OL］．（2011-02-10）［2015-12-25］．http：∥news．xinhuanet．com/fortune/2011-02/10/c_121061556．htm．

［31］亳州一中 18 名学生集体中毒 6 名学生已出院餐馆被查封［EB/OL］．（2011-03-10）［2016-02-05］．http：∥news．ixiaoma．com/bendi/content/201103/12281．html．

［32］王晓磊，王晓明．我国药品监管行政执法的完善［J］．法制博览，2014（1）：263．

［33］何渊，陈颖．"齐二药"事件法律责任分析［J］．学习月刊，2006（13）：24-25．

［34］中江县某自来水厂未取得地下室供水处生活饮用水卫生许可证擅自供应生活饮用水案［EB/OL］．（2014-12-05）［2016-01-25］．http：∥www．scwsjd．com/ws/news_getContent．action？imodel＝2&newsId＝f6fb26454a10ca64014a14b46a51003c．

［35］顾健．中国消毒产品的卫生监督管理［J］．中国卫生监督杂志，2007（4）：264-268．

［36］富顺光第中学甲肝流行案［EB/OL］．（2003-11-20）［2016-01-25］．http：∥www．scwsjd．com/ws/news_getContent．action？imodel＝2&newsId＝390．

［37］黄某未办理公共场所卫生许可证擅自营业案［EB/OL］．（2015-10-14）［2016-02-21］．http：∥www．dywsjd．gov．cn/anli/2015/10-14/dywsjd_6278．html．

［38］从一起撕毁监督文书辱骂纠缠监督员案谈卫生行政执法［J］．枣庄卫生，2007（12）：26-27．

后 记

　　《卫生监督学案例与实训教程》以全国高等医药教材建设研究会规划、第二届全国高等学校卫生管理专业教材评审委员会审定的全国高等学校卫生管理专业第二轮规划教材《卫生监督学》的章节和知识体系为主要基础,参考其他同类教材和本教程编撰者研究成果编写而成,是教程主编和其他编委多年实际教学经验的总结与结晶。鉴于法学教材重在解释法律且法条应用性极强的特点,本教程体例在本系列案例与实训精品规划教程编审委员会所制定的教程编写体例基础上有所变化,改为【学习目标】→【导入案例】→【主要知识点】→【导入案例评析】→【法条链接】→【实训与指导】六大部分,其中多了【法条链接】,少了【能力和知识拓展】。

　　虽然本教程主要作为全国高等学校卫生管理专业第二轮规划教材《卫生监督学》的配套教材使用,但是由于法律的时效性极强,教程【主要知识点】的内容但凡涉及法律、法规,基本上都是编写时的最新立法和规定,【导入案例评析】则立足于案例实际发生的时间和真实的法律适用情况,适用当时当地生效的法律、法规进行分析说明。与此相对应,如果教程出版后读者利用本教程知识分析案例和解决实际问题,请同时密切关注相关卫生法律、法规可能发生的最新变化。

　　此外,由于本教程包括【主要知识点】在内主要是解释和对照引用法律条文,以案例分析与实训项目为内容设计,专著、论文等参考文献比较少,所以没有在各章之后分别列出参考文献,而是在教程最后按照先教材和专著、后论文和其他的分类,依照章节参考顺序列出所有参考文献。

　　最后,感谢全体编委的共同努力,使得本教程最终得以编撰完成。

陈仕学

2016 年 5 月

图书在版编目（CIP）数据

卫生监督学案例与实训教程／陈仕学主编. —杭州：
浙江大学出版社,2016.11
ISBN 978-7-308-16198-5

Ⅰ.①卫…　Ⅱ.①陈…　Ⅲ.①医药卫生管理—高等学
校—教材　Ⅳ.①R19

中国版本图书馆 CIP 数据核字（2016）第 214543 号

卫生监督学案例与实训教程

陈仕学　主编

策划编辑	张　鸽
责任编辑	阮海潮（ruanhc@ zju. edu. cn）
责任校对	潘晶晶　金　蕾
封面设计	续设计
出版发行	浙江大学出版社
	（杭州市天目山路 148 号　邮政编码 310007）
	（网址：http://www. zjupress. com）
排　　版	杭州星云光电图文制作有限公司
印　　刷	杭州日报报业集团盛元印务有限公司
开　　本	787mm×1092mm　1/16
印　　张	20.5
字　　数	499 千
版印次	2016 年 11 月第 1 版　2016 年 11 月第 1 次印刷
书　　号	ISBN 978-7-308-16198-5
定　　价	49.00 元